最新 DNA鑑定

その能力と限界

勝又義直 【著】
Yoshinao Katsumata

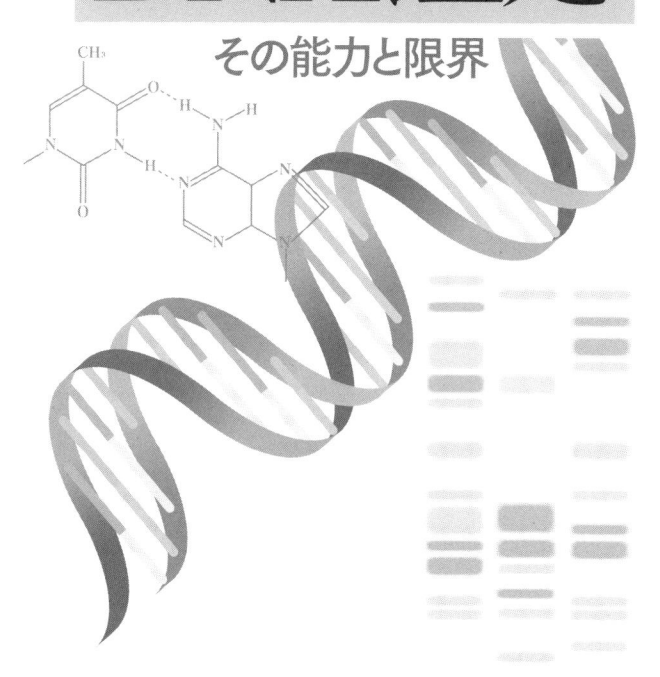

名古屋大学出版会

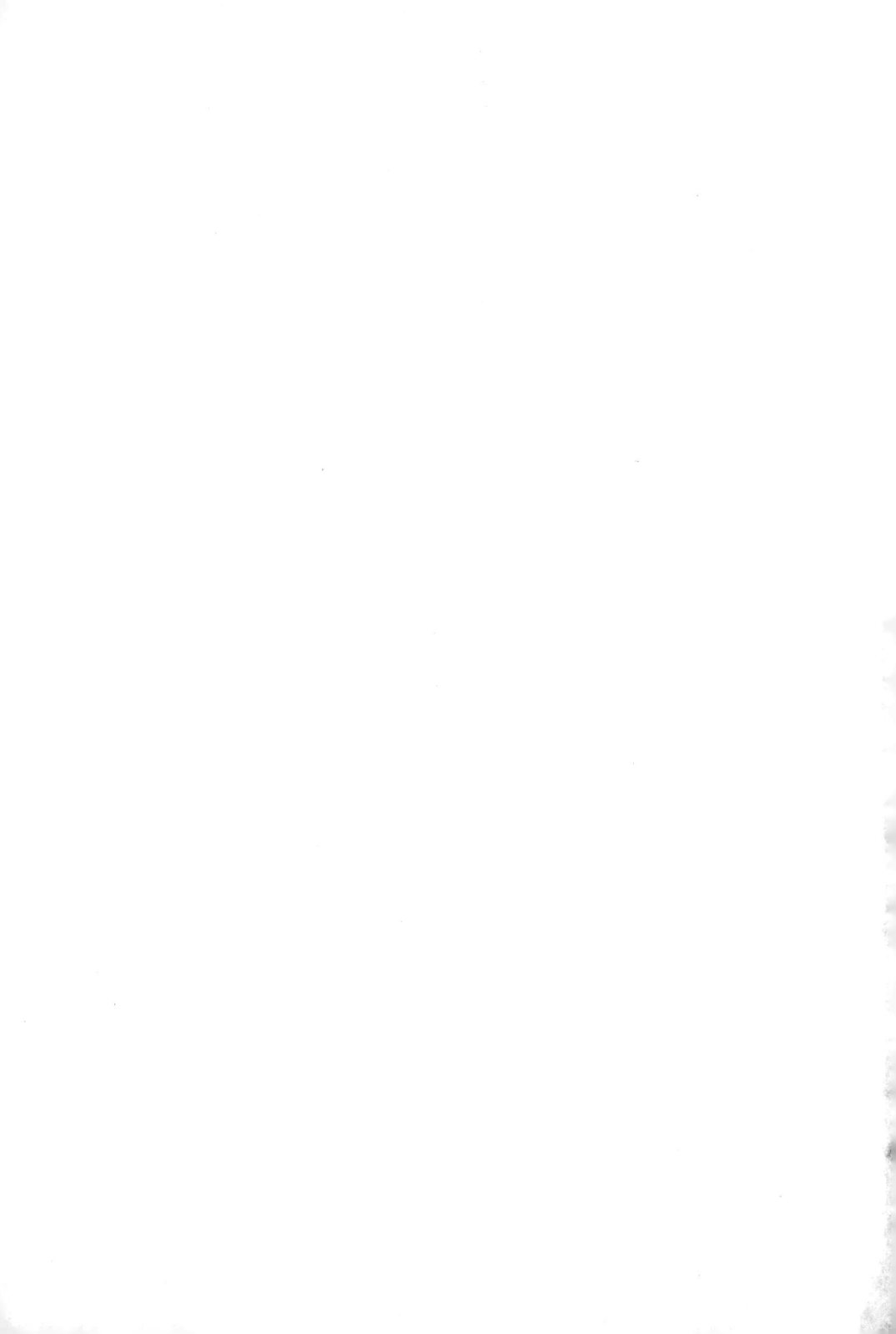

はじめに

　近年，**DNA 鑑定**という言葉をよく耳にするようになっており，新聞記事にもしばしば取り上げられている．米国では，1995 年に O. J. シンプソン事件という，プロフットボールの選手が妻とその友人の男性を殺したとされる事件の公判があって，DNA 鑑定が茶の間の大きな関心事となった．その事件では，死亡した妻の葬式の翌日である 1994 年 6 月 17 日に，逮捕の際，シンプソン選手が高速道路を車で逃げ，警察が追いかけるシーンが長時間テレビで放映され，多くの米国人が，まるでテレビドラマを見る感じで事件に引き込まれていった．

　シンプソン選手が逮捕され，舞台は法廷に持ち込まれたが，そこで証拠のひとつとして取り上げられたのが，シンプソン選手の手袋に付着した血痕の DNA 鑑定であった．当時の技術の粋を集めた DNA 鑑定の手法の解説が詳しく報道され，世間の注目を集めた．

　当時の手法は，現在主に用いられているものではなかったが，それまでの米国科学アカデミーのガイドライン制定などの努力もあり，DNA 鑑定の原理が科学的に信頼できるものであることがほぼ固まった時期であった．そして，この事件については特別に複数の機関に鑑定を依頼するなど，DNA 鑑定の実施に当たっても十分な配慮がなされた．鑑定の結果は，依頼したすべての機関において一致し，問題の手袋に付着した血痕は高い確率で被害者のものであることが認められた．しかしながら，刑事事件における判決は意外にも無罪となった．

　このことは，DNA 鑑定の有効性と限界を雄弁に示すものであった．手袋に付着した血痕は，捜査に当たった警官が故意に付着させた可能性が指摘され，決定的な証拠とはならなかったのである．この背景には，米国のアキレス腱とも言える人種問題が絡んでいた．

シンプソンは黒人であり，妻とその友人とされる男性は白人であった。そして，裁判では，捜査に当たった警官の人種差別的言動と，証拠となる血痕の捏造（現場の血痕を付着させるなど）を示唆する発言があったことが問題とされた。刑事事件におけるDNA鑑定は，あくまで押収された証拠物件について行われるものであり，いくら正確な鑑定を行っても，その証拠物件が捏造された可能性があれば，その結果の信頼性は著しく低下する。

　この例のように，DNA鑑定は，刑事事件での利用が注目されることが多いが，民事的な問題の解決にも広く用いられている。民事的なDNA鑑定として多いのは遺産相続や子供の認知などに関わるいわゆる親子鑑定である。日本ではDNA鑑定と総称されているが，実際には刑事事件での鑑定と民事事件での鑑定では用いる手法や試料がかなり異なってくる。

　刑事事件では，基本的には血痕などのヒトの遺留物が誰のものかを特定する個人識別が主体となる。一方，民事事件では，基本的には親子関係などの血縁関係を確認することとなり，代表して親子鑑定と総称されることが多い。刑事鑑定では現場の血痕，体液斑，あせや垢，毛髪，骨，などの古くて傷んだ資料が多いが，民事鑑定では血液や頬粘膜細胞など新鮮な資料が用いられることの多い点が，もうひとつの特徴である。

　そのため，本書では，DNA鑑定に共通する基本的な事柄を説明した後，具体的な説明は，刑事鑑定で主となる個人識別と，民事事件で主に扱われる親子鑑定とに分けて記載している。ただ，もちろんのこと，刑事鑑定でも親子鑑定が必要になる場合があり，民事鑑定でも個人識別が求められることもないわけではない。また，親子鑑定でも亡くなった人の古い骨や病理組織標本が資料になることもある。

　なお，同じ事件が殺人などの刑事処分として問題になるほか，損害賠償という民事的処理として問題になることがある。冒頭で挙げたO. J. シンプソン事件は，その1例である。

　刑事事件で無罪となった後に行われた民事事件，すなわち被害者側からシンプソン選手に求められた損害賠償ないし慰謝料の請求事件では，一転してシンプソン選手に責任が認められ，損害に対する賠償金支払いが命じられた。

この事件は，DNA鑑定の有効性と限界のほか，刑事事件と民事事件の判断の違いについても明確に示していると言えよう。刑事事件では，「疑わしきは罰せず」の考え方で対処されるのはよく知られている。すなわち，被告人を刑事罰に処す場合，検察側には，有罪として当然であるとの明確な根拠を示すことが厳しく問われる。冤罪の悲劇を考えた場合，当然の配慮と言えるであろう。一方，民事事件では，証拠の妥当性判断については共通であるべきとはいうものの，原告に立証責任を厳しく問うわけではなく，一般人が当然そのように考えるであろうと言える程度の根拠を示せれば事実認定できるとされている。つまり，生じた損害を誰に負担させるのが妥当か，との観点で判断される。結局は，事実認定における立証の厳しさにおいて，刑事鑑定と民事鑑定では観点が少し違うと言えるであろう。

このようにO. J. シンプソン事件では，DNA鑑定は，前段階の資料採取における事実認定が問題となり，本来の鑑定そのものは問題とはならなかった。もし，DNA鑑定そのものを検証することになったら，刑事事件と民事事件で何か違いがあるであろうか。

DNA鑑定では，結論が確率で表わされることが一般的である。その場合，刑事事件においては，確率を計算する場合に，被告人に不当に不利にならないような配慮が求められる。一方，民事鑑定では，一方に有利な取扱いは，むしろ避けなければならない。このような配慮の違いは確率を計算する際に，それぞれで対応することが可能であり，本書でも個別の項で触れる。実際には，DNA鑑定で否定されない場合，一般に極めて高い確率となるので，刑事鑑定において控えめに計算をしても確率の値の意味合いはあまり影響を受けないことが多いが，手続きとしては重要な問題とも言える。

DNA鑑定の社会的な利用では，これまで述べてきた刑事鑑定や民事鑑定という法的な利用を念頭に置いたもののほか，発見された遺体や遺体の一部の身元確認がある。この利用は，法的な問題の解決を前提にしていることもあるが，そうでないことも多いので，後に述べるユネスコのDNAデータについての国際宣言では，刑事目的や民事目的の鑑定と区別して，法医学目的の検査としている。

このいわば法医学鑑定は，2001年9月11日に起こったニューヨークの世界貿易センターの大規模なテロ事件（世界貿易センターの頭文字をとってWTC事件と呼ばれる）における約2,800人の行方不明者について行われたものが有名であるが，現在はさまざまな事例で利用されている。法医学鑑定では，基本的には個人識別となるが，対照となるDNA試料が残されていない場合が多く，血縁者との親子鑑定となることも多い。

　なお，DNAは過去の遺伝の歴史を伝えていることから，日本人の起源など人類遺伝学の研究のほか，生物の進化を研究する進化遺伝学などの研究にも広く用いられ，それぞれの分野において革命的とも言える発展に貢献している。

　本書は，基本的には，法的な取扱いが問題となるDNA鑑定，すなわち刑事鑑定と親子鑑定について現状と問題点を解説していくが，その他の利用についても適宜触れていくこととする。

　刑事鑑定においては，DNA鑑定は，それまでABO式血液型判定くらいしかできなかった血痕などの個人識別の精度を，ほとんど指紋と同程度に高めたため，早い時期から実際例に応用された。最初は，技術が難しかったことや，マニュアルが整っていなかったこともあり，法廷で結果が否定される例もあったが，その後，さまざまな技術革新を経て，微量で低分子化したDNA試料など困難な試料の問題は別として，標準的な方法を用いる限り技術的にはほぼ問題がなくなってきている。本書の旧版にあたる前著『DNA鑑定』は，市販のキットを用いた標準的な方法の信頼性が刑事鑑定でようやく認められつつあった2005年に出版された。そのため，標準的な方法の解説を中心としており，困難な試料の問題にはあまり踏み込んだ解説はしていなかった。

　DNA鑑定にあたっては，試料のDNAの型を判定することがポイントとなる。標準的な方法によれば，十分に再現性をもって型判定ができる試料については信頼性の高い結果を得ることができるが，再現性が悪かったり，一部の型判定ができないような試料については，判定不能とする取扱いになる。しかしながら，多くのDNA鑑定が行われるようになるにつれ，一部の型のみ再現性が悪かったり型判定ができないものの，他の大部分は型判定ができるような試料も増え，それらすべてを判定不能とすることへの疑問も持たれるようになっ

てきた．また，二人以上の試料が混合したと思われるケースの鑑定が求められることも多くなった．これらの困難な試料についてのDNA鑑定の研究も進み，機械やキットの改良も進められてきており，従来の鑑定の限界に挑戦する試みもなされつつある．前著の改訂版にあたる本書では，このような困難な試料についてのDNA鑑定の現状についても随所で積極的に紹介し，新たに項目も立てて解説している．

　前著刊行後に刑事裁判で起こった別な種類の大きな変化として，2009年に導入された裁判員制度が挙げられる．さまざまなバックグラウンドを持つ裁判員の方々に，DNA鑑定を原理を含めて説明することが一審で求められることになった．その点を踏まえ，前著以上にわかりやすい記述を全体に心がけた．

　一方，民事鑑定でも，DNA鑑定は，圧倒的な識別能力によって次第に血液型による親子鑑定に取って代わるようになり，技術革新もあいまって簡便で確実な方法として定着していった．DNAは，すべての細胞に含まれているため，親子鑑定に用いられる資料も，血液から綿棒などで採取する頬粘膜という，誰でも簡単に採取できるものに代わっていった．このことは，郵送するだけで簡便にDNAによる親子鑑定を行う会社が1997年に日本で誕生する引き金にもなった．このDNA鑑定会社は，新聞やテレビで紹介され，現在では多数の会社がインターネットで宣伝している状況となっている．

　実は，DNA鑑定というヒトの究極のプライバシーに触れる作業は，世界的にはきわめて抑制的に用いられており，わが国のように郵送による簡便なDNA鑑定を売り物にしている会社が，特別の規制がなく営業できる状況は他にほとんど例を見なかった．ただ，欧州諸国では現在も抑制的であるものの，米国では最近になって家でできる鑑定を宣伝する会社が次々と出現してきており，今後ますます増えていくと思われる．日本で生まれたビジネスモデルが米国に輸出された形であるが，倫理的な観点からは感心できる話ではない．血縁関係の解明が中心である民事鑑定での品質管理を米国で担ってきた米国血液銀行協会（AABB）は，2010年の年次報告で，「残念ながら多くの検査機関が品質管理事業に協力しなくなってきた」と述べている．AABBの品質管理体制が揺らいできたことがうかがわれ，民間の検査機関に依存している米国の現状に

今後は目が離せない状況になってきている。

　わが国では，2003年に個人情報保護法が成立し，2005年4月から施行された。そして，関係各省庁で個人情報保護法に関連した規則などの整備が進められた。ヒトの個人遺伝情報は，個人情報の中でもとりわけ慎重な扱いが求められる情報であり，会社の営業活動で行われるDNA鑑定については経済産業省で検討がなされた。このような倫理的な面も本書で解説する。

　その他改訂にあたっては，わが国を含めた各国の現状の情報など，刑事民事を問わず必要に応じて随所でアップデートを加えている。

　DNA鑑定は，現在では，技術的に高精度で確実な方法がほぼ確立し，法廷でも十分に信頼されるものになった。ただ，その社会的な利用についてはさまざまな問題点を抱えている。本書は，このようなDNA鑑定について，その技術的な展開の解説を基本とするものの，さまざまな観点から総合的に現状を分析し，合わせてわが国での適正なあり方についても考えてみたい。

　読者の皆様には，本書を通じてDNA鑑定のすばらしい能力をぜひ知っていただきたいと願っている。それと同時に，ヒトの究極のプライバシーに触れるという点を常に念頭に置いて，適正な社会的利用にも関心を持っていただき，わが国における健全なさらなる発展を見守っていただきたいと願っている。

目　次

はじめに　i

第 1 章　DNA 鑑定とは

1―1　DNA 鑑定のはじまり ……………………………………3

　1　DNA 指紋の発表…3／2　DNA 指紋の確率計算…4／3　DNA 指紋法の鑑定への応用…6／4　従来の血液型，とくに ABO 式血液型について…8／5　メンデルの遺伝の法則に基づいた親子の鑑定…10／6　DNA の構造の安定性…12／7　DNA 指紋法の利点と欠点…14／8　DNA 断片の増幅法の開発…14／9　PCR を利用した法医学用検査キットの発売…16／10　DNA 検査の新しい研究への応用について…18

1―2　DNA が語る生命の流れ ………………………………24

　1　ヒトの遺伝情報を担う DNA の構造…24／2　塩基の相補結合と DNA の複製…28／3　遺伝情報をもとにしたタンパク合成…30／4　遺伝情報の子孫への受け渡し…33／5　ヒトゲノム計画の完了…36／6　DNA の多型現象…37／7　遺伝暗号はすべての生物に共通…40

1―3　DNA 鑑定手法とその進歩 ……………………………42

　1　DNA 指紋法の実際…42／2　シングルローカスプローブ法…46／3　Polymerase Chain Reaction 法の DNA 鑑定への導入…47／4　短いミニサテライトローカスの PCR 分析…48／5　アンプリタイプ DQα キットとアンプリタイプ PM キットの発売…50／6　STR の導入…50／7　蛍光標識プライマーを用いた自動型判定キットの登場…51／8　Y

染色体 STR の DNA 鑑定への応用…55／9　ミトコンドリア DNA の DNA 鑑定への応用…58／10　Single Nucleotide Polymorphysm の DNA 鑑定への応用…62／11　MVR-PCR の DNA 鑑定への応用…63／12　DNA の定量について…65

1—4　確率計算のためのサンプル集団の信頼性 …………………67

1　サンプル集団の必要性…67／2　H-W 平衡について…69／3　H-W 平衡にあることの証明…71／4　χ^2 検定法による H-W 平衡の証明…71／5　χ^2 検定を適用する条件…73／6　グオとトンプソンの exact test による H-W 平衡の証明…74／7　homozygosity test による H-W 平衡の証明…75／8　常染色体 STR についての H-W 平衡検定の例…76／9　常染色体 STR 以外のローカスの日本人サンプル集団データ…76

第 2 章　個人識別

2—1　個人識別と刑事鑑定 ……………………………………………81

1　個人識別の特徴…81／2　犯罪捜査における個人識別に必要な試料の量…84／3　壊れた DNA の型判定…85／4　刑事事件における資料の採取…88／5　刑事事件資料からの DNA の抽出…89／6　刑事事件における試料 DNA の性状と保管…91

2—2　刑事鑑定における確率計算 ……………………………………95

1　遺伝子型の存在確率の計算…95／2　刑事鑑定で用いられる STR ローカス…97／3　稀なアリールの取り扱い…99／4　subpopulation について…101／5　日本における刑事鑑定の確率計算用のデータの考え方…104／6　多くのローカスからの総合確率の計算…105／7　市販キットにおける常染色体 STR の日本人サンプル集団のデータ…105／8　異なった集団における遺伝子型の頻度について…106／9　市販キット以外の常染色体 STR ローカスの利用について…108／10　mtDNA 検査の注意事項…110／11　Y 染色体 STR の注意事項…113

2—3　個人識別の落とし穴 …………………………………………… 116

1　ミニサテライトの型判定…116／2　MCT118 ローカスの型判定…118／3　MCT118 の集団頻度データの信頼性について…120／4　不規則アリールを含む複雑な STR の型判定で問題となった事例…121／5　STR のスタッターバンド…123／6　混合斑痕への対応…125／7　鑑定作業の環境整備とコンタミネーションの防止…126／8　アリールの内部構造の違いについて…128／9　新しい STR キットにおける型判定について…130／10　微量試料における型判定についての論争…131

2—4　指針や法による規制 ……………………………………………… 135

1　DNA 鑑定の刑事事件への利用のはじまり…135／2　欧米での指針制定や法律による規制の動き…137／3　犯罪者 DNA 検査における確率計算の指針…139／4　DNA 鑑定を行うこと自体についての法的問題…141／5　有罪後 DNA テストによる冤罪の証明…142／6　DNA そのものに対する起訴…143／7　日本における DNA 鑑定…144／8　DNA 多型学会の指針…147／9　再鑑定の保証…149

2—5　犯罪者 DNA データベース ……………………………………… 151

1　犯罪者 DNA データベースのはじまり…151／2　イギリスにおける犯罪者 DNA データベース…151／3　米国における犯罪者 DNA データベース…153／4　フランスにおける犯罪者 DNA データベース…154／5　カナダにおける犯罪者 DNA データベース…155／6　オランダにおける犯罪者 DNA データベース…156／7　スイスにおける犯罪者 DNA データベース…156／8　国際間のデータ交換の試み…157／9　犯罪者 DNA データベースにおける DNA 資料の保存と利用…157／10　米国巡回裁判所での DNA 強制採取違憲判決…159／11　日本における犯罪者 DNA データベース…160

2—6　想定事例に基づいた鑑定の概要 ………………………………… 163

1　血痕の個人識別例…163／2　組織標本の個人識別例…168

第3章　親子鑑定

3—1　親子鑑定の考え方 … 175

1　親子鑑定では何を求められるか…175／2　父権肯定確率の考え方…177／3　父権肯定確率の値の解釈…179／4　父権否定確率の考え方…180／5　血縁関係の分類…182／6　血液型による検査の時代からDNA鑑定の時代へ…183／7　mtDNAおよびY染色体STRをどう用いるか…186

3—2　親子鑑定における確率計算 … 187

1　母と子と擬父の組み合わせにおける父である確率の従来の計算方法…187／2　グローバルに用いられているPIによるトリオの計算方法…189／3　父権肯定確率やPIの計算…190／4　複数のローカスを用いた場合の父権肯定確率の計算…192／5　トリオにおける父権否定確率の求め方…193／6　親子鑑定に用いるローカスの選定について…194／7　母親資料のない場合の父子鑑定…196／8　父親が確定している場合の母子鑑定…197／9　母子結合が不明の場合の両親鑑定…198／10　同胞および半同胞鑑定の考え方…200／11　STRにおいて鑑定例に新しいアリールが出現した時の扱いについて…202／12　Y染色体STRとmtDNAについて…202

3—3　親子鑑定の落とし穴 … 204

1　血液型における矛盾例について…204／2　DNA鑑定における突然変異の判定について…204／3　DNA鑑定における突然変異…206／4　プライマー結合部位のSNPによる見かけ上の突然変異…206／5　突然変異を計算に加える方法…207／6　実際の鑑定での突然変異の扱い…209／7　鑑定についての関係者の法的カウンセリング…210／8　資料提供者の確認…210／9　親子以外の血縁関係についての尤度比と確率の考え方…211／10　研究への残余試料の転用…212／11　鑑定における状況の不確実性…213

3—4 DNA 鑑定の倫理 …………………………………………………… 214

1 家族は生物学でのみ規定されるか…214／2 米国における親子鑑定の基準づくりの歴史…216／3 わが国におけるDNA鑑定会社の出現…218／4 親子鑑定における関係者の同意…220／5 親子鑑定のガイドラインの策定…223／6 米国におけるHome Paternity Testの出現…224／7 ヒトゲノム解析研究に関する倫理的指針…226／8 鑑定は研究か…227／9 経済産業省による個人遺伝情報に関するガイドライン制定…228／10 DNAについての倫理的，法的，社会的諸問題について…230／11 母体血を用いた父子鑑定について…232

3—5 想定事例に基づいた親子鑑定の概要 …………………………… 233

1 トリオの肯定例…233／2 父子鑑定肯定例…238／3 同胞の鑑定例…240

おわりに　243
引用文献　249

付　録 …………………………………………………………………… 257

付録1　用語集　257
付録2　日本人集団における各STRのアリールの出現頻度　267
付録3　資料　273

　付3-1　日本DNA多型学会によるDNA鑑定についての指針　273
　付3-2　日本DNA多型学会の鑑定指針決定に至る経過　281
　付3-3　日本DNA多型学会有志による親子鑑定についての声明　283
　付3-4　日本法医学会による親子鑑定についての指針　285
　付3-5　米国DNA鑑定法　289
　付3-6　経済産業省による個人遺伝情報保護ガイドライン　296

索　引　307

第 1 章

DNA 鑑定とは

1―1
DNA 鑑定のはじまり

1 DNA 指紋の発表

 1985 年に，英国レスター大学の若い遺伝学者であったジェフリーズが **DNA 指紋** の手法を有名な科学雑誌ネイチャーに発表した[1]。この手法は，DNA 部分の個人個人の差異を個人識別[2]や親子鑑定[3]に用いることを可能とし，直ちにその応用例がやはりネイチャーにそれぞれ報告された。
 DNA 指紋というネーミングが示すとおり，この手法は指紋に匹敵する識別能力を持っているため，大変な話題となり，わが国でも新聞報道された。共同研究で筆者の研究室に滞在していた英国の研究者と共に筆者が東京の科学警察研究所（科警研）を訪問していた日にたまたま新聞報道があったため，科警研の法科学部門がマスコミ対応に追われていたのをよく憶えている。
 DNA 指紋法では，放射線を出すラジオアイソトープを結合させた試薬（標識試薬）を用い，個人の DNA に作用させて個人に特有のバーコード状のバンドパターンとして検出する（図 1-1）。DNA を既知の部分で切って断片化すると，個人に特有の長さの断片が生ずる領域があり，それらの断片を寒天（アガロース）ゲル内で **電気泳動** する。つまり，電気の力でゲル内を泳動させると，断片の長さにより泳動距離が違ってくるので，違った位置にバンド（帯）が並ぶことになる。それらのバンドに標識された放射線を写真フィルムに感光させて検出する。図に示すように，1 つの試薬で 20〜30 本のバンドパターンが検出される。その試薬を 2 種類用いれば 40 本から 60 本のバンドのパターンで個人が表現される。しかも，個々のバンドは **メンデルの遺伝の法則** に従うので，個人はバンドの半分は母親から，半分は父親から受け継ぎ，理論上は親とはそれぞれ 50% のバンドを共有することになる。一方，他人との共有は最大でも

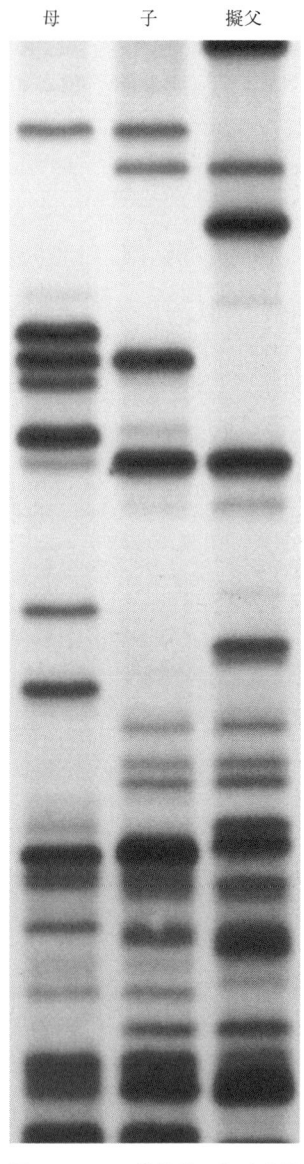

図 1-1 DNA 指紋法における電気泳動像（株式会社ティーエスエル提供）

25％で，通常ははるかに低く（日本人でのデータでは平均11％を共有することが後に報告された），個人識別はもちろんのこと，血縁関係も判定できるというわけである。

2 DNA 指紋の確率計算

その当時は，筆者は血液型の研究をしていたものの，DNA レベルの分析は経験がなく，報道されている識別能力の高さに驚いた。DNA 指紋の識別能力をどのように数値化するかは意外に難しく，その後に論争を呼んだが，とりあえずジェフリーズが示した個人識別能力の数値は，$(0.25)^n$ という値であった。血縁関係にない他人の2人のバンドを比較して共有するバンドの数を調べると，最大でも25％のバンドしか共有しない。したがって，互いにバンドが一致した場合に，その最大値である25％を一致した確率と置くことにし，バンドの数を n とすると $(0.25)^n$ となるわけである。ケイウッドによれば，2種類の試薬を用いて検出できるバンドの数は平均で35本なので，2人の他人で偶然にすべてのバンドが一致する確率は $(0.25)^{35}$，すなわち 10^{21} 人に1人としている[4]。まさに指紋に匹敵する能力と言える。

実際には，DNA 指紋の検査は，熟練を要し，しかも，再現性を正確にコントロールすることが難しいので，犯罪捜査における個人

識別に広く用いられるには至らなかった。そして，刑事鑑定には新たに開発された別の手法が用いられるようになり，DNA指紋による個人識別の確率計算の論争は深まらない中で事実上収束した。

一方，DNA指紋を親子鑑定へ応用する場合の確率計算は，個人識別とは別の考え方となる。実際には，血縁関係のないヒト同士での共有バンドの数の分布をしらべ，その分布から親子など50％を共有するはずのヒト同士で共有バンドがどの程度出現するかを計算する。日本で唯一DNA指紋の特許をクリアーして実際に鑑定に用いているティーエスエル社（現在はエスアールエル社）では，日本人における非血縁者間の平均一致率を11％と報告しており，理論的には50％共有する親子では55.5％としている。その上で実際のバンドの共有％を測定し，理論値との差から確率計算をし，親子である場合と，非血縁者である場合の値を比較し，どちらが何倍確からしいかを示している。

DNA鑑定は，確率計算により定量的評価ができるので，親子関係のように50％DNAを共有する**第1度血縁関係**（182ページ）や，叔父—姪のように25％DNAを共有する第2度血縁関係の推定もある程度可能である。ただ，もちろんのこと，第2度血縁関係は，他人同士のバンドの共有確率（日本人で11％）に近くなり，結果としてその確率は第1度血縁関係の確率に比べ，かなり低くなる。

実は，後で述べるが，現在普及しているDNA鑑定法は，再現性と正確性が高く，個人の識別能力も十分高くなっているものの，血縁関係の鑑定では，DNA指紋法にはまだ及ばない。その理由は，結局は他人との識別力の違いになる。現在の方法は，再現性と正確性を追い求め，刑事事件にも十分耐えうる確実な手法であるが，まだ識別力を高めることは必ずしも成功しているとは言えない。この点が今後の課題でもあろう。

したがって，DNA指紋法は，第2度血縁関係の有無が問題となるような特殊な親子鑑定では，まだまだ信頼性が高い方法として現在でも用いられている。

3 DNA 指紋法の鑑定への応用

DNA 指紋は，その高い個人識別能力を生かして，犯罪捜査における血痕や精液斑の個人識別にまず応用された。精液斑における精子では，DNA は通常の細胞の核におけるヒストンと違って特殊な核タンパクであるプロタミンによって強固に保護されている。そのため，安定であることに加え，ある種のタンパク分解酵素でも分解されない性質も持っている。したがって，性犯罪のような場合には，被害者の体液と混合した精液から，精子の核 DNA だけを取り出すことが可能である[5]。

精液斑の DNA 鑑定によって DNA 指紋の威力を見せつける鑑定が，1986 年に英国で行われた。**ピッチフォーク・ケリー事件**と呼ばれることになった連続婦女強姦殺人事件である[6]。この事件によって，ジェフリーズは現代のシャーロック・ホームズとして学会ばかりでなく一般市民に広く知られるようになった。そして，遺伝学における功績などにより，ジェフリーズはエリザベス女王からサーの称号を授与され，貴族に列されている。

ピッチフォーク・ケリー事件

英国の片田舎であるレスターシャーで，3 年間に 2 件の強姦殺人事件が発生し，ある男性が逮捕された。しかし，現場に残された精液斑と，この男性から採取された血液についてジェフリーズが DNA 鑑定を行ったところ，一致しなかった。

そこで，警察は，付近の 3 つの村の住人のうち，16 歳から 34 歳までの男性すべてに血液の提供を求め，血液型により，対象者を 496 人に絞り込んだ。ジェフリーズが再び DNA 鑑定を行ったところ，現場の精液斑と一致するものはなかった。

ところが，数ヵ月後に，被疑者の一人であるピッチフォークが，友人のケリーに頼んで，ケリーの血液を自分の血液と偽って提出していたことが判明し，両人が逮捕された。そして，あらためてピッチフォークから採血された血液で DNA 鑑定を行ったところ，現場の精液斑と一致した。これ

をもとにピッチフォークを追及したところ，彼は犯行を自供した．

　鑑定結果として示された血液と精液のDNAの出現頻度は，738兆分の1であった．

　ここでは，後になって盛んに議論された，いくつかの問題点がすでに見出される．1つは，途方もなく低い出現確率の信頼性の問題である．また，刑事事件において無作為に住人の血液の提供を求めることが妥当かという問題や，血液提出時の本人確認の手続きについての問題もある．

　DNA指紋を用いた親子鑑定は，早速，英国の移民問題の解決にも応用された．英国では，発展途上国などからの移民希望者が多いが，法的には，英国民の子供など，直接の血縁関係がないと英国籍を認めない規制がある．そこで，この子はこの英国人の血縁者であるので英国籍を認めてほしいという申請が多く，判断に苦労していたので，DNA指紋法を取り入れたわけである．

　このような社会的なニーズがあることから，1987年に，英国のインペリアル・ケミカル・インダストリー社（ICI）は，ジェフリーズが開発した方法について世界の特許権を得て，セルマーク・ダイアグノスティック社を設立し，個人識別や親子鑑定を引き受ける世界的な規模の事業を開始した．

　DNA指紋法はある程度の熟練者による操作と結果の判定が必要なことから，セルマーク社は，この方法を用いて鑑定する場合は，同社での技術研修を義務付け，その研修修了者に鑑定実施を限定することとした．また，修了者には定期的に未知の試料を送り，判定させるなどして同社のDNA鑑定についての品質を保証した．そのため，同社の認定を受け，かなり高額の費用を負担しなければ，同社が特許を持つDNA指紋法を鑑定に用いることはできなくなったわけである．

　ただ，ジェフリーズの開発した方法を応用すれば，別の試薬で似たような方法によるDNA検査を開発することができないわけではない．詳細は後で述べるが，ジェフリーズのDNA指紋法は，**ミニサテライト**と呼ばれる数十塩基（後述のように，DNAの長さはそれを構成する塩基の数で示す）の**反復単位（リピートユニット）**が何十，何百とつながった反復配列について，個人による反

復数の違いを，それらに共通性の高い十数塩基の共通配列をもとにしたラジオアイソトープ標識試薬（**プローブ**と言う）で検出するものである。ジェフリーズは，この原理や方法をネイチャーの論文[1]で詳しく報告している。

したがって，論文に示されたデータを用いて少し違ったプローブをつくれば類似の方法ができることになる。特許侵害の危険性はあるが，実際にそのようなプローブが別途開発され，利用されたり，市販されたりした。

それでも特許の関係もあり，一時期は，セルマーク社は，この面ではほとんど独占企業の感があった。しかしながら，DNA 指紋法は，新しい手法，とりわけ微量の DNA を増幅して利用する方法に DNA 鑑定の主役を譲るようになって，現在は，前述のとおりやや特殊な親子鑑定に限定的に用いられている状況である。

4　従来の血液型，とくに ABO 式血液型について

ここで，DNA 鑑定が使われるようになる前の個人識別や親子鑑定の主役であった ABO 式血液型について見ておこう。まず刑事事件で問題となる個人識別で言えば，それまでは，新鮮な血液以外の資料，例えば血痕や唾液斑，精液斑，白骨などの資料では ABO 式血液型以外の血液型検査は困難であった。

血液型そのものは ABO 式血液型から始まり，Rh 式血液型，MN 式血液型などの赤血球の型のほか，白血球の型として HLA 型，血清タンパクの型，赤血球内の酵素の型など多数の血液型が見つけられている。しかしながら，ABO 式血液型以外の血液型の多くはタンパク分子の性状の違いを判定するもので，タンパク分子は不安定ですぐに壊れてしまう（変性と言う）ため，採取したばかりの血液で判定する必要がある。血痕となるとほとんどの血液型が役に立たない。それに，血液以外の組織や唾液などの体液に型物質が多量に存在しているのもほぼ ABO 式血液型に限られる。

ABO 式血液型は，1900 年にオーストリアの病理学者のランドスタイナーが発見したもので，この発見によって血液型という概念がはじめて確立された。ランドスタイナーは，その後さらに Rh 式血液型も発見し，ノーベル賞を受賞

している。ABO式血液型発見に際して，ランドスタイナーは，教室員の血液を血漿と血球に分離し，それぞれを混ぜ合わせると，凝集を起こす組み合わせと凝集を起こさない組み合わせがあることを見出した。この発見により，出産後の大出血などの大量出血時に救命する輸血がほぼ安全に行えるようになった。それまでは，輸血は奇跡的に救命できることもあるが，直後に急死することもあるという治療法であり，とても安全には用いられなかったのである。

ABO式血液型は，**ヒト多型現象**の原点となったものである。多型とはある手法で明確に区別される複数の性質を持ち，後に述べるメンデルの遺伝の法則に従ってその性質が遺伝するものを言う。ミニサテライトも多型の1つであるが，多型として研究されたのはまず血液型である。ABO式血液型は，現在数十以上見出されている血液型の中で，きわめて特殊な血液型である。すなわち，この血液型は，出産や輸血などにより自分以外の抗原が血液中に入って感作されて産生される通常の抗体と違い，自然に産生されている抗体すなわち自然抗体が見られるのである。A型のヒトは抗B，B型のヒトは抗A，O型のヒトは抗Aと抗B両方を持ち，そしてAB型のヒトは抗Aも抗Bも持っていない。この関係を利用して，臨床的にABO式血液型の判定を行っている。すなわち型判定用の標準品の抗A血清と抗B血清及びA型血球とB型血球（輸血を間違えると大変なので厳しく検定された上で市販されている）を用い，被験者の血液から分離された血球と血漿とを組み合わせて凝集するか否かで検査する（表1-1）。

ABO式血液型は自然抗体を持っているために見つけることができたとも言える。他の血液型は，自然抗体を持たないので，出産の際に胎児の血液に感作された経産婦や，輸血後のヒトの血清などで稀に見出された感作抗体から発見されたものが多い。そのような血液型は，通常は血管内で強い凝集は起こさない。したがって，輸血ではほとんど無視できるので，現在でも輸血で最も注意を要するのはABO式血液型である。ただ，Rh式血液型は，日本人で200人に1人いるRh（−）型のヒトにRh（＋）の血球を輸血するとかなり強い抗体が産生されることがあり，次回以降の輸血時に不適合の副作用を起こすことがあるので，現在，輸血に当たっては，ABO式血液型とともに検査される（図

表 1-1 ABO 式血液型の判定法

| オモテ検査 ||ウラ検査||血液型|
抗A血清	抗B血清	A型血球	B型血球	
+	−	−	+	A
−	+	+	−	B
−	−	+	+	O
+	+	−	−	AB

+は凝集を表わす。

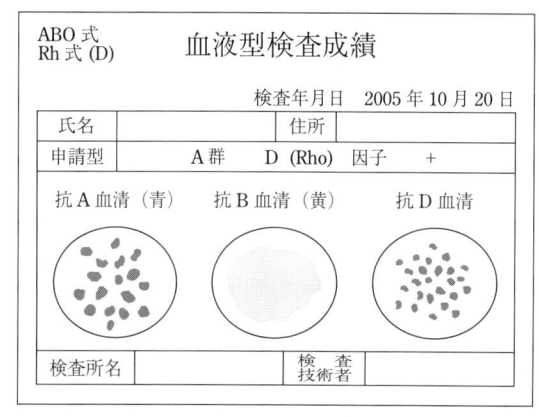

図 1-2 ABO 式血液型のカルテ添付紙

1-2)。

　実際の輸血に当たっては，念のために，交差試験と言って，輸血を受けるヒトの血球と輸血する血液の血漿，輸血を受けるヒトの血漿と輸血する血液の血球を混ぜ合わせて凝集が起こらないかを検査した上で行うことになっている。なお，緊急時でも，ABO 式血液型のオモテ試験，すなわち，検査する血球と標準の抗A血清と坑B血清との反応は確認することになっている。ただし，どうしても確認する時間がないような超緊急時にはO型の血液を輸血することはやむをえないとされている[7]。このように，ABO 式血液型は，自然抗体を持っているために，輸血では，最も注意されている。

5　メンデルの遺伝の法則に基づいた親子の鑑定

　ここで，メンデルの法則について簡単に説明する。オーストリアの修道士であったメンデルは，庭にエンドウを栽培し，エンドウのはっきりした形質（豆が丸いかシワがよっているか，莢が黄色か緑色かなど）を目印にかけ合わせ，それに続く数世代で，これらの形質の分布がどのようになるかを観察した。そし

て有名な「メンデルの法則」を1885年に学会に報告し、翌年その内容を出版した[8]。

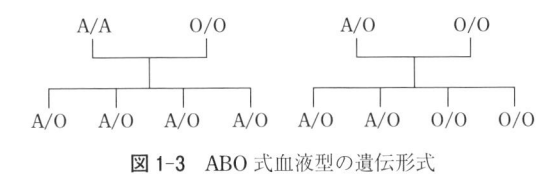

```
  A/A     O/O           A/O     O/O
   └──┬──┘                └──┬──┘
A/O A/O A/O A/O      A/O A/O O/O O/O
```

図 1-3 ABO 式血液型の遺伝形式

メンデルは形質を決定する因子を仮定することで、彼の観察結果を説明した。この因子が、今日われわれが遺伝子と呼ぶものである。そして、かけ合わせた後も、それらの因子が分離し、独立して遺伝していくことを子孫でいくつかの形質が現われる（発現と言う）状態から理論的に考察し、法則としてまとめた。子供の世代で消えたはずの形質が孫の世代でまた現われる現象を、一方の因子が他方の優性因子に隠されてしまう遺伝（劣性遺伝と言う）を考えることで、みごとに数学的に説明した。もっとも、メンデルの法則は、メンデル存命中はあまり高く評価されず、20世紀になってから再評価された。

ABO 式血液型を例にとって、メンデル遺伝の仕組みを簡単に説明する。図 1-3 に示すように、われわれは母からの遺伝子と父からの遺伝子の2つの**対立遺伝子**を持っている。対立遺伝子とは文字通り対になった遺伝子のことである。ヒトは母から1セット、父から1セットの対になった遺伝情報を受け継いでいる**2倍体生物**であり、遺伝情報を担う染色体も基本的に対になっている（後述図 1-13）。そして、対になった染色体上の同じ場所（遺伝子座）に対となる遺伝子を持っている。生殖細胞である卵子と精子はそれぞれ1セットしか持っておらず、受精によって合体して新しい2セットを持つ個体となる。ABO 式血液型の対となる遺伝子座は第9染色体上にある。対立遺伝子は受精においてランダムに組み合わされるので、AA 型と OO 型の子供はすべて AO 型となる（図 1-3 左）。AO 型と OO 型の子供は AO 型と OO 型が1：1の割合で生ずる（図 1-3 右）。ABO 式血液型遺伝子のように同じ遺伝子座にある遺伝子が性質の違ういくつかのタイプ（型）を持つものを**多型**と言う。なお、ここで、母からと父からと同じ対立遺伝子を受け継いだ AA 型、BB 型、OO 型を**ホモ接合体**、違う対立遺伝子を受け継いだ AO 型や AB 型などを**ヘテロ接合体**と言う。ABO 式血液型では、A 遺伝子と B 遺伝子が共に優性であるのに対し、

O遺伝子が劣性を示すというやや複雑な性質を持っている。ここで優性，劣性というのは，遺伝子として性質を発現する際の関係を言う。劣性遺伝子は優性遺伝子があると性質を発現できず，劣性遺伝子のみ（ここではOO型）で初めて性質を現わす。一方，優性遺伝子は常にその性質を現わすことができる遺伝子である。すなわち，AO型はAA型と共にA型となり，BO型はBB型と共にB型となる。一方，AB型は共に優性で両方の性質を示し，AB型となる。このように劣性遺伝子を含む血液型では，AA型とAO型が共にA型となるように遺伝子型がそのまま血液型となっていない。このような場合にはA型，B型，O型，AB型などを**表現型**と言い，遺伝子型と区別している。

図1-3に示した2つの例はメンデルの法則によれば，いずれの場合もA型かO型の子供しか生まれないはずで，もしB型やAB型が生まれたとすると親子として矛盾することになる。母親と子供は親子であることを前提にすると，父親と思われた男性が実際には父親としては矛盾することになる。一方，親子として矛盾しない場合でも，実際には血縁関係がないヒトが偶然に矛盾しない場合があるので，どの程度偶然に矛盾しないかは確率として計算しておく必要がある。そして，ABO式血液型は通常の赤血球凝集反応では，劣性のO型を含むために確率計算が大変複雑になる。最近ではABO式血液型についてもDNA鑑定が可能になったが，通常のDNA検査と同じか，あるいはもっと手間が必要な割には識別力の低い型判定であるので，現在では，DNA鑑定にはABO式血液型検査は含まないことが普通である。

6　DNAの構造の安定性

ABO式血液型は，型を決定している部分が糖タンパクや糖脂質の末端の糖である。そして，通常のABO式血液型判定で用いられている抗血清は，末端の糖を識別する。したがって，型物質が立体構造を保っていなくても問題なく判定できる上，糖鎖結合はタンパクのペプチド結合に比べ非常に安定である。

A型遺伝子はNアセチルガラクトサミンを糖末端に付加する酵素，B型遺伝子はガラクトースを付加する酵素，O型遺伝子はいずれも付加しないタン

パクをつくる。また，ABO型物質は，他の血液型物質と違い，ほとんどの細胞に発現しているので，血痕や体液斑などでも型判定できるわけである。ABO型物質はヒト以外の動物にも広く存在しており，シベリアの凍土から発見されたマンモスの体毛からA型物質が検出されたとの報告もある。

　しかしながら，ABO式血液型のような糖鎖を抗原としているものと違い，大部分の血液型ではタンパク分子の折りたたまれた立体構造の違いが抗原となる。そのため，特異的な抗血清との結合が違ってくるので型が区別され判定される。したがって，タンパク分子が立体構造を保っていなければ型判定ができなくなる。だから，新鮮な血液では問題なく型判定されても，血痕のように乾燥したり，時間がたってタンパクの立体構造が壊れてくると判定ができないわけである。

　DNA鑑定では後で述べるように塩基配列が保存されていればよく，立体構造が保存されている必要がない。DNAは酸には弱いがアルカリには強く，塩基配列構造は安定に保存されやすい。なにしろ，地球上の生物が遺伝暗号に選んだ物質だけあって，抜群の安定度を持っている。

　また，ヒトをはじめとする生物は，1つ1つの細胞にすべての遺伝暗号を持っているので，ヒトの細胞がある程度の分量あればDNA鑑定が可能となる。

　ただ，細菌はDNA分解酵素を豊富に持っており，どんどん細胞を溶かしてしまい，DNAもばらばらに切断される。したがって，DNA鑑定では，腐敗した組織などはまず用いることができない。DNAは紫外線でも切断される。したがって，長期間光を浴びた組織も良い試料ではない。

　しかしながら，いったん乾燥して腐敗から免れ，紫外線にもあまりさらされないと，DNAは本来の安定性を発揮する。長期保存では酸素による酸化作用で次第に断片化するが，酸素のない嫌気的な状態で化石になると長期間の保存が期待できる。実際に考古学分野では，最近は化石からDNAの分析を行うことは珍しくない。

7 DNA 指紋法の利点と欠点

ジェフリーズの考案した DNA 指紋法は，これまで述べてきたように極めて識別力に富み，現在でも叔父—姪などの第2度血縁関係のような難しい鑑定では最も信頼性が高いとされている。

ただ，この手法にも問題点がある。まず，手技が繁雑で安定した結果を出すにはかなりの熟練が必要とされることである。事実，DNA 指紋の特許を持っているセルマーク社は，この手法についてはライセンス制をとり，その会社で一定期間訓練した技術者が行うことと，毎年数回の**ブラインドテスト**による品質管理の基準をパスしていることで結果を保証しているのは先に述べたとおりである。

まずはできるだけ再現性の良いバンドパターンを検出しなくてはならない。そして，隣り合わせに流した2つの試料でのバンドが一致しているかを確実に判定しなければならない。一般的には，バンドを正確に写し取り，バンドの中心線に線を引き，その線のズレが 0.5 mm 以内に収まっていれば一致しているとみなす。前述のように現在，日本でこの認定を受けているのはエスアールエル社のみである。

もう1つの問題点は数千から数万塩基のかなり長い DNA 断片がやや多量必要とされる点であり，微量で陳旧な資料には使えないことである。血液で言えばなるべく新鮮な血液ができれば数 ml 欲しい。死後あるいは生体から分離後数日から数ヶ月以上経過している陳旧な血液，血痕，組織などの資料では，いくら大量に DNA があってもかなり断片化しているので，数千から数万塩基の壊れていない塩基配列を分析する DNA 指紋による分析は困難である。

8 DNA 断片の増幅法の開発

実は DNA 指紋法が発表された 1985 年には，分子生物学上および法医学上極めて重要なもう1つの手法の発表もあった。それは **Polymerase Chain Reaction（PCR）**というもので，100 から 1000 塩基の特定の DNA 断片を 10

1—1 DNA鑑定のはじまり　15

　　　　　　　　　　　　　　　　　　　　　増幅前のDNA

　　　　　　　サイクル1
　　　　　　　　　　　　　　　　　　　　　熱変性とプライマーの
　　　　　　　　　　　　　　　　　　　　　アニーリング

　　　　　　　　　　　　　　　　　　　　　DNA合成酵素による
　　　　　　　　　　　　　　　　　　　　　相補鎖の合成

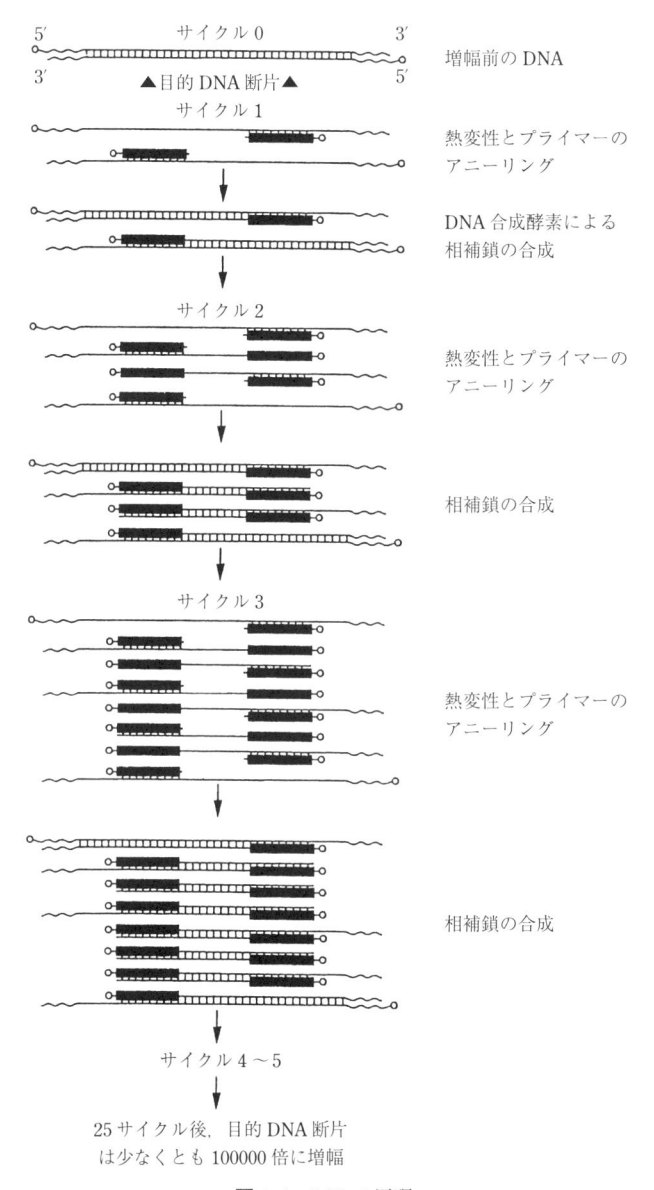

　　　　　　　サイクル2
　　　　　　　　　　　　　　　　　　　　　熱変性とプライマーの
　　　　　　　　　　　　　　　　　　　　　アニーリング

　　　　　　　　　　　　　　　　　　　　　相補鎖の合成

　　　　　　　サイクル3
　　　　　　　　　　　　　　　　　　　　　熱変性とプライマーの
　　　　　　　　　　　　　　　　　　　　　アニーリング

　　　　　　　　　　　　　　　　　　　　　相補鎖の合成

　　　　　　　サイクル4〜5

25サイクル後，目的DNA断片
は少なくとも100000倍に増幅

図1-4　PCRの原理

万倍から100万倍に試験管内で増幅する技術であり，ベンチャー企業のシータス社の技術者マリスにより1985年に考案された[9]。PCRは，瞬く間に分子生物学の基本手技となり，1993年にはマリスにノーベル化学賞が授与された。

PCRは，高温の温泉で生息している高熱菌のDNA合成酵素と，**プライマー**と呼ばれる特定のDNA断片（20塩基前後）を用いるところがポイントである。プライマーは増幅させたい部位の両端の塩基配列となるよう設計されている。DNAは1—2で詳しく述べるように二重鎖の構造を持ち，複製（コピー）する際には二重鎖を解離して，それぞれの鎖を鋳型として相補鎖を合成し，2本の二重鎖とする。このコピーの作業は，DNA合成酵素を用いて行われ，合成は端から順番に，しかも特定の方向（$5'$から$3'$の方向）にのみ行われる。PCRは，このDNAのコピーの仕組みを利用して，試験管の中で目的とするDNAを合成する手技である。生体内でのコピーは細胞全体のコピー作製の一環であるので，ヒトの遺伝情報のすべてをコピーして倍にする作業である。一方，PCRでは，1000塩基程度までの特定の部位を2箇所のプライマーで挟み，その間の塩基配列を何回もコピーして増幅する（図1-4）。試験管内に試料のDNAと上記の耐熱性DNA合成酵素および2種のプライマーを入れ，95℃程度に温度を上げて二重鎖を解離させ，次いで70℃程度に温度を下げるとプライマーが相補的塩基配列を持つ部位と結合し（アニーリング），そこを起点にコピーが行われる。耐熱性酵素のため，再度95℃程度に熱してDNAの二重鎖を一旦解離しても酵素タンパクのはたらきは失われず，再び70℃程度に温度を下げると再度プライマーが結合し，次の合成サイクルが始まる。従って，単に温度の上げ下げを繰り返すだけで目的のDNA断片が倍々ゲームのように自動的に増幅されるのである。n回の上げ下げで理論的には2^n倍に増幅されるので20回で100万倍となる。ただ，実際の試料，特に鑑定試料では種々の要因で増幅効率が低下し，28回で10〜100万倍程度となる。

9　PCRを利用した法医学用検査キットの発売

PCRの威力が認識されてくるに伴って，その法医学分野への応用が模索さ

れた。PCR は，前述の DNA 指紋の問題点を克服できる可能性を秘めていた。すなわち，操作が簡単で，短い DNA 断片を増幅できることから，資料 DNA が断片化している陳旧で微量な資料も分析が可能と考えられた。現在では，特殊な親子鑑定を除いて，PCR を利用しない DNA 鑑定はほとんど見られないほどになっている。次節以下で DNA 鑑定における PCR の関わりを具体的に説明していくが，ここでは PCR が DNA 鑑定に応用されていった流れを概観しておこう。

　PCR は，百から千塩基の分析，とりわけ数百塩基の DNA 断片の分析に適している。DNA 指紋で用いられたミニサテライトは多くが数千から数万塩基の DNA 断片となるので，PCR 分析には適していない。そこでシータス社がまず法医学応用のキットとして売り出したのは HLADQA1 型判定キットである。骨髄移植や腎移植などの臓器移植では，ABO 式血液型にも増して白血球の血液型である HLA 型を合致させることが重要とされている。HLA 型は複雑な型であるが，その中で HLADQA1 型は比較的単純な構造になっており，240 塩基程度の DNA 断片を PCR で増幅し，その塩基配列の違いを分析すれば合計で 21 の遺伝子の型に分類され，合計で 4 の血液型である ABO 式血液型とは比較にならない程強力であった。この検査キットは，ドットブロット・ハイブリダイゼーションという方法を用いていた。この方法は，試料 DNA と発色試薬を結合させたプローブとの反応を見るものである[10]。さらにシータス社は，同じ手法によるポリマーカー（PM）と称する別のキットも市販した。ただ，これらは，検査の手間の割には識別力が高くなく，次第に新しい手法にとって代わられてきた。

　現在主として用いられている検査は，**マイクロサテライト**と呼ばれる反復配列を用いたものである。マイクロサテライトは，ミニサテライトと同様の連続する縦列反復配列であるが，リピートユニットが数塩基と短いものであり，**Short Tandem Repeat（STR）**とも呼ばれている。そして，このリピートユニットの反復数に多型があるので，全体のローカスの長さに多型が見られることになる。この点はマイクロサテライトより長いリピートユニットのミニサテライトも同様である。マイクロサテライト（STR）は，全体の長さが 100 塩基

から400塩基程度と短くなり，PCRに適しているとともに，長さの決定が正確にできるという利点があることから急速に発展してきた。以後は，マイクロサテライトについてはSTRと呼ぶ。なお，血液型やミニサテライト，STRなど，ヒトDNAの中でのあるまとまった領域で血液型の遺伝子座にあたるような領域を**ローカス**と言う。また，多型を示すローカスの中で観察される違ったタイプのDNA領域を**アリール**と言う。1つのローカスではヒトは母からと父からの2つのアリールを持つことになる。

技術の進展としては，蛍光色素標識試薬を用いることで管理が厄介なラジオアイソトープ標識試薬を用いなくてすむようになったこと，高分子ポリマーを充填したキャピラリー電気泳動装置により電気泳動の自動化と安定化がもたらされたこと，多くのローカスを一度に増幅して分析できる**マルチプレックス法**が開発されたこと，型判定を自動的に行うソフトウェアが整備されたことなどが特筆される。

1回のPCRにより15ローカスのSTRと男女識別を行うローカスの合計16ローカスを自動的に型判定できるキットなどが広く使われてきた。最近，新たにSTR 7ローカスを追加し，STRを合計22ローカスとしたキットに切り替わりつつある。

10　DNA検査の新しい研究への応用について

ヒトのDNA鑑定技術は，まもなく他の動物や植物に応用されるようになってきた。たとえば，ジェフリーズが開発したヒトのためのDNA指紋の検査法は，そのままイネの品種識別に応用できることが報告された[10]。動物で言えば，優秀な血統の牛の精液，競走馬，犬や猫などの血統についての争いにはきわめて有効な手段となりうる。今日では，各種生物についてさまざまな手法が研究され，実用に供されつつある。

農林水産省は，新品種を育成した人の権利を保護するために，DNA鑑定を取り入れると2003年に発表し，大きな波紋を呼んだ[11]。せっかく新しい品種を開発しても，その品種を勝手に売り出す業者がいて，開発者の権利を侵害す

る事案が見られ，近年では外国から大量に新品種が無断で輸入される事件も起こっている．そこで，DNA 鑑定により，登録した新品種であることがわかれば，直ちに対策が取れるというわけである．ただ，植物は，ヒトと違い，多種多様である上，新品種は従来の品種にわずかな遺伝子上の改変を加えているのみであり，DNA 検査で識別するのは容易ではない．問題の多い植物の品種のいくつかは識別法が工夫されているので，そこから始めて，順次研究を続けて次第に識別できる植物の品種を増やしていく方針を表明したものであった．以後，この領域の研究が広汎に進められ，2014 年 4 月現在，独立行政法人種苗管理センターではいちご，サクランボ，白いんげんまめ，茶，ニホンナシ，小豆，いぐさの「ひのみどり」の登録品種の DNA 分析を請け負うようになっている[12]．さらに，他の機関でも果樹，稲などの多くの品種保護のための検査が行われている．そして，DNA 鑑定技術についての調査，研究を行い，その妥当性，標準化，認証方法などを学術的に検証し，わが国の食及び環境の安全ならびにその信頼の増進に寄与することを目的とする特定非営利活動法人である「DNA 鑑定学会」が 2008 年 1 月 7 日に発足し，活発に活動を展開している[13]．

また，微量な DNA を増幅して検査できる PCR の開発により，化石などの考古学的試料にも利用が可能となり，絶滅した動物の剝製や化石の DNA 分析は，種の進化や人類の起源などの生物の進化や人類遺伝の研究において欠くことのできない手段となってきつつある．

人類の起源について言えば，数十万年前から数万年前まで主としてヨーロッパに住んでいたと言われるネアンデルタール人はヨーロッパの白人となり，ジャワ原人などアジアに住んでいた古い人類はアジア人に進化したとする多地域進化説と，これらの古い人類は絶滅した傍系であって，現代人の直接の先祖はすべて 10 万年から 20 万年前の間氷期にアフリカから他大陸に進出したアフリカ人由来であるとするアフリカ由来説があって，長く対立してきた．もともと現在の人類は，黒人，白人，モンゴロイド（日本人が含まれる黄色人種）のいずれも遺伝的に極めて近縁である．その中で黒人は種々の多型において多型性が高く，アフリカ由来説に有利なデータが集まってきていた[14〜17]．最近のネアンデルタール人化石について，後述のミトコンドリア DNA を分析した結

果，ドイツのペーボらは，ネアンデルタール人は現代人からは遠くチンパンジーとの中間にあることを示し，現代人が分かれるずっと以前の間氷期にアフリカを脱出した傍系の人類であることの直接的な証拠を示し，現代人のアフリカ由来説がますます有力となっている[18]。最近になって，ネアンデルタール人のゲノム分析が試みられ，その試みの一部が有名な科学雑誌のサイエンスに発表された[19]。それによると，ユーラシアの現代人はアフリカの現代人に比べてより多くの遺伝変異を共有していることが示され，アフリカから出たユーラシア現代人の祖先がネアンデルタール人とわずかながら遺伝的交流があったことを示唆しているとされる。

　種々のヒトの集団のDNA多型の特徴を，多数のヒトにつき多くのローカスで分析することにより近縁性や遺伝的交流を統計学的に詳細に分析し，人類の起源や日本人の由来を研究する人類遺伝学の学問領域も大きく発展してきている[20]。また，変わったアプローチとしては，縄文時代のクリのDNA分析から，当時のクリは栽培されていたとの考えも出され[21]，文化人類学の分野でもDNA検査の活躍が始まった。

　なお，化石のように古い試料になると通常の細胞核にあるDNA（ゲノムDNAと言う）の分析は困難となり，ほとんどが細胞内小器官であるミトコンドリア中に存在する**ミトコンドリアDNA（mtDNA）**の分析に頼ることになる。mtDNAは全体でも一万数千塩基の短い環状のDNAであり，1つの細胞内に数百から数千コピー存在している。従って，1つの細胞に母由来と父由来の1組しか存在しないゲノムDNAに比べ，すでに千倍程度増幅されていることになり，断片化を免れる機会が増えるわけである。DNAの安定な性質もあり，mtDNAは数万年前の化石でも分析は可能とされている。とりわけ，松脂の化石である琥珀の中に閉じ込められた古代の昆虫のDNAは安定に保存されていることが期待でき，数千万年以上昔の古生代のDNA分析もまったくの夢物語ではないと考えられてきた。映画や本になった「ジュラシックパーク」は，琥珀の中の蚊から回収された恐竜のDNAから恐竜を現代に甦らせるストーリーで有名であるが，実際に，恐竜の骨の化石から直接DNAが分析できたとの研究結果が科学雑誌サイエンスに発表されている[22]。しかしながら，今

では，このデータは試料に混入した現代のヒトDNAの混入物を誤って分析したと考えられており[23]，この種の壊れたDNAの検査の難しさを示すものとなった。このように本来の資料よりも混入したDNAを増幅してしまうことを**コンタミネーション**と言う。今では，これらの考古学的試料のDNA分析は，条件がよいものでも数万年前がせいぜいであり，最大でも10～20万年前が限度であろうと考えられている。

　筆者らの研究室では1990年ころからDNA検査の研究を始め，当初は白血球の血液型であるHLA型のDNA型判定の研究を行っていた。そして，毛髪のような壊れたDNAからの型判定の研究の過程で，HLA型についての極めて高感度の検査法を開発した。そのときに，たまたま伊達家3代の藩主である政宗公，忠宗公，綱宗公の親子鑑定の依頼を受けた。試料は墓所改修の際に回収保存された毛髪で，忠宗公のみが変性した肺組織であった。350年前から300年前の試料である。紹介者は種々の化石でmtDNAの検査から進化の研究をしている名古屋大学理学部の小澤智生教授（当時）であったが，この鑑定については，資料の提供者であり，伊達家の子孫である伊達家伯記念會伊達泰宗氏の許可をいただいた。また，この本への引用も承諾いただいた。厚くお礼申し上げる。

　残念ながら，高感度のmtDNAは母から子にのみ伝わるためにこの鑑定で必要な父から子への遺伝鑑定には使用できず，ゲノムDNAで検査するしかなかった。そのため，当時，ゲノムDNAのHLA型のDNA型判定を行っていた筆者らの研究室への依頼となったものである。

　当時は，新しい毛髪でも毛幹部では通常の感度のPCRでは2割程度の成功率であったので[24]，正直言って成功はおぼつかないと思っていた。現代のDNAの混入に最大限の努力を払いつつ，思い切って高感度法を適用してみると，予想外にいずれの試料からもDNA断片が増幅され，HLADQA1とHLADPB1の型が判定でき，それぞれの父子関係が遺伝的に確認された[25]（図1-5）。後にこの高感度法での毛髪毛幹部の成功率を確認したところ，ほぼ全例で型判定が可能であることが分かり[26]，高感度法の威力を実感した。この研究では350年前の歴史を直接体験する感があり，シビアなケースが多いDNA鑑

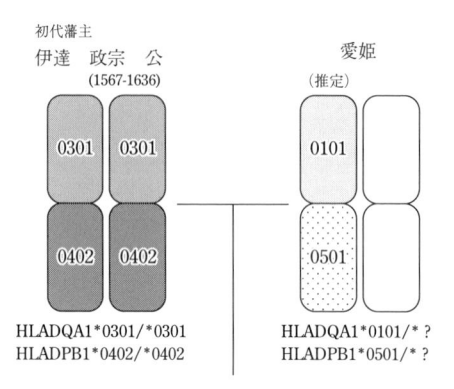

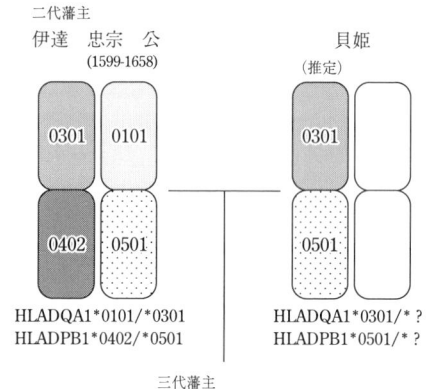

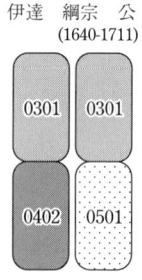

22　第1章　DNA鑑定とは

初代藩主
伊達　政宗　公
(1567-1636)

0301 | 0301
0402 | 0402

HLADQA1*0301/*0301
HLADPB1*0402/*0402

愛姫
（推定）

0101 |
0501 |

HLADQA1*0101/*?
HLADPB1*0501/*?

二代藩主
伊達　忠宗　公
(1599-1658)

0301 | 0101
0402 | 0501

HLADQA1*0101/*0301
HLADPB1*0402/*0501

貝姫
（推定）

0301 |
0501 |

HLADQA1*0301/*?
HLADPB1*0501/*?

三代藩主
伊達　綱宗　公
(1640-1711)

0301 | 0301
0402 | 0501

HLADQA1*0301/*0301
HLADPB1*0402/*0501

図1-5　伊達家三藩主の親子鑑定

伊達政宗公から忠宗公，忠宗公から綱宗公への特定のハプロタイプの遺伝が認められた．また，忠宗公の生母である愛姫，綱宗公の生母である貝姫の一方のハプロタイプも推定できた．

定の中では大変楽しいものであった．また，DNA検査を歴史研究に応用する可能性を示すものであったと思う．

　この方面でのDNA分析技術の進歩は目ざましく，2010年には，エジプトの学者がツタンカーメンとその近縁と思われるミイラの骨のDNAを分析し，それまで議論があったアメンホテップ3世から3代にわたるファラオの血縁関係をほぼ解明したとの論文が米国医師会雑誌に掲載された[27]．ミイラによる保存がよかったこともあったのであろうが，約3,300年前の親子鑑定も可能であることが示されたわけである．

　ただ，本書の随所で触れられるが，高感度であることは，わずかな混入DNAを増幅してしまうことにもなる．このような混入は，現在のような高性能なクリーンベンチが導入されていない時期でも種々の注意でかなり防ぐことが可能であった[28]が，完全に防ぐ方法はない．現在のところ，このようなコンタミネーションに対するもっとも確実な対処は，多少の混入DNAは検出できないように感度を落とす，すなわち高感度法を使わないこととなっており，筆者らも研究は別として，通常の鑑定には高感度法は用いていない．

　PCRの利点は陳旧で微量な資料に適用可能な点のみではない．生きている人々を対象にする親子鑑定でも，前述のように従来の血液型検査に比べ，格段に識別精度を高めた以外にも利点が多く，最近は親子鑑定でもPCRによるDNA検査が主流となっている．利点としては，例えば，頰粘膜を綿棒等で拭うだけで十分な資料を入手でき，痛みやリスクのある採血を避けられる点で，資料提供者，鑑定人ともに福音となっている．とりわけ，親子鑑定で対象となることの多い小児では，しばしば採血が困難であったので，小児科の専門医の応援を依頼しても，親や鑑定人の心理的負担は大きかった．

　もっとも，この資料採取による容易さは，郵送資料による安易なDNA鑑定をも可能にし，別の倫理的問題を生ずることになるが，その点は後述する．

1—2
DNA が語る生命の流れ

1　ヒトの遺伝情報を担う DNA の構造

　メンデルが遺伝の法則を発見したのと同じ頃の 1869 年に，スイスの生化学者ミーシェルが，膿から未知の物質を分離・抽出することに成功した。膿は，細菌と戦って壊れた白血球細胞が多く含まれており，細胞核を多く含んでいた。さらにその物質には，タンパクとは別に，有機塩基とリン酸を含む物質があることがわかり核酸と名付けられた。

　その後，核酸には糖も含まれることがわかり，リボースという糖を含むリボ核酸と，デオキシリボースという糖を含むデオキシリボ核酸の 2 種類があることがわかった。1929 年のことである。このデオキシリボ核酸は，英語では deoxyribonucleic acid となり，略して DNA と言うようになった。同様に，リボ核酸は RNA と言っている。ミーシェルの発見から 60 年が経過して，ようやく DNA の存在が明らかとなった。

　DNA は，糖であるデオキシリボース，リン酸，そして塩基が 1 個ずつ結合したヌクレオチドが最小単位になっている（図 1-6A）。DNA では，塩基はアデニン（A），グアニン（G），シトシン（C），チミン（T）の 4 種類であるが（図 1-6B），いずれも塩基性（アルカリ性）は弱く，リン酸の強い酸性を中和しきれないので，核酸は全体として酸性を示す。

　なお，RNA は，糖がリボースになっており，塩基の 1 つのチミンがウラシルに代わっているほかは，基本構造は DNA と同じである。ヒトの遺伝情報を直接担っているのは DNA であるが，RNA は，DNA の情報を読み取ってタンパクを合成し，構造を形作ったり，機能を発現するために大切な働きをしている。

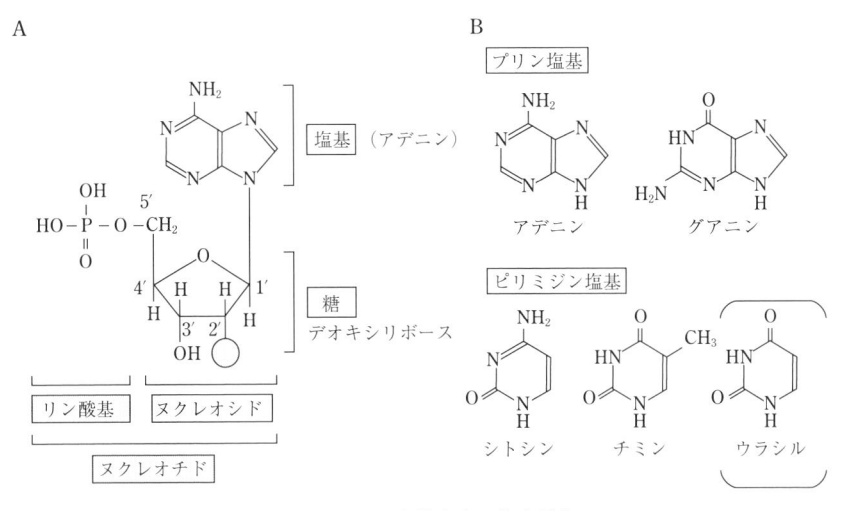

図1-6　DNAを構成する基本単位
A：DNAの基本構造（ヌクレオチド）
B：DNAの塩基の種類

　DNAの存在が確認された頃，肺炎双球菌を用いた実験で，この菌の病原性を担っている物質がDNAであることが明らかにされ，ついに遺伝子の本体がDNAであることがつきとめられた。

　ここで，DNAの構造をもう少し詳しく見ておこう。まず，4種類の塩基であるが，構造上からは，プリン環を持つアデニンとグアニン，ピリミジン環を持つチミンとシトシンに分類される（図1-6B）。一方，側鎖の形からは，アミノ基と呼ばれるNH_2が付いているアデニンとシトシン，酸素Oが付いているグアニンとチミンに分けることもできる。

　次いで，ヌクレオチドが互いに連結して巨大なDNA分子をつくっていく仕組みを確認しておこう。5個の炭素を持つデオキシリボースの炭素には図1-6Aに示すように，1′から5′まで番号が付けられている。このうち塩基と結合するのは1′の位置にある炭素であり，リン酸と結合するのは3′の位置にある炭素と5′の位置にある炭素の2箇所である。結局，デオキシリボースからはリン酸と結合できる手が2本あることになる。ヌクレオチドとしてのデオキシリボースとリン酸の結合は5′の位置の炭素の結合である。そしてデオキシ

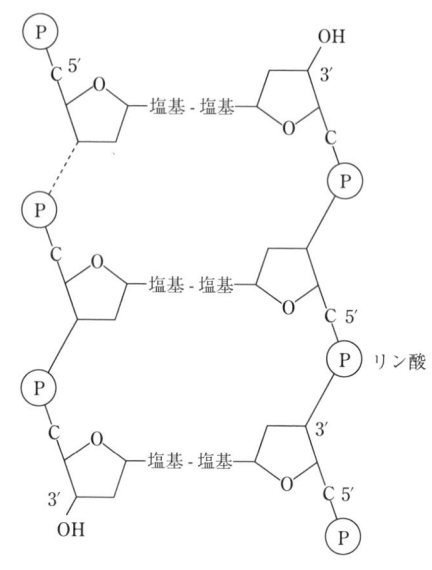

図1-7 DNAの塩基のはしご構造

リボースの3'の炭素の位置で別のヌクレオチドのリン酸と結合していくことでヌクレオチドが連続して結合し，鎖状に長い巨大なDNA分子がつくられる。結合部はデオキシリボースの5'炭素―リン酸―デオキシリボースの3'炭素となる。

上記の通り，DNAで鎖状に連結するのはデオキシリボースとリン酸であり，各ヌクレオチドの塩基が鎖から突き出した構造になることがわかる（図1-7）。そして，鎖状につながる塩基の配列が遺伝情報となっている。なお，塩基配列をAGCTなどの配列で示す場合には，左から右へ5'から3'になるように並べることが約束になっている。DNAの長さは，それを構成する塩基ないし塩基対（後述）の数で示される。

DNAが遺伝子の本体であり，ヌクレオチドの基本構造がわかってきたので，研究の次の段階として，遺伝の仕組みを担うDNAの立体構造を解明することが焦点となってきた。DNAの構造に関する重要な観察結果として，シャルガフの経験則がある。コロンビア大学の生化学者シャルガフは，多くの生物のDNAに含まれる各塩基の量を詳細に測定したところ，生物の種類によってA，G，C，Tの量にかなりの違いが認められるが，いずれの生物においても「DNAの中でAとTの量は等しく，GとCの量も等しい」ことを発見した。この時点では，この経験則がどのような意味を持つかはわからなかったが，後にワトソンとクリックによるDNA二重らせん構造の解明の重要な鍵となった。

1953年に，当時20代のワトソンと30代のクリックという若い2人の研究者が，X線回折という手法で解析したDNAの構造分析結果と，シャルガフの

経験則を組み合わせ，原子模型を種々作成して研究し，DNA 構造モデルをネイチャーに発表した[29]。この二重らせん構造モデルの概要は以下のとおりである（図1-8）。

- DNA は，2 本の鎖が互いにねじれあった二重らせん構造をしている。
- らせんのねじれは右上がりに巻いている。
- 糖とリン酸でできた鎖は，らせんの外側にあり塩基は内側にある。
- 向かい合った塩基が結合することで2本の鎖が結ばれている。
- 塩基は，アデニンはチミンとのみ，グアニンはシトシンとのみ結合する。

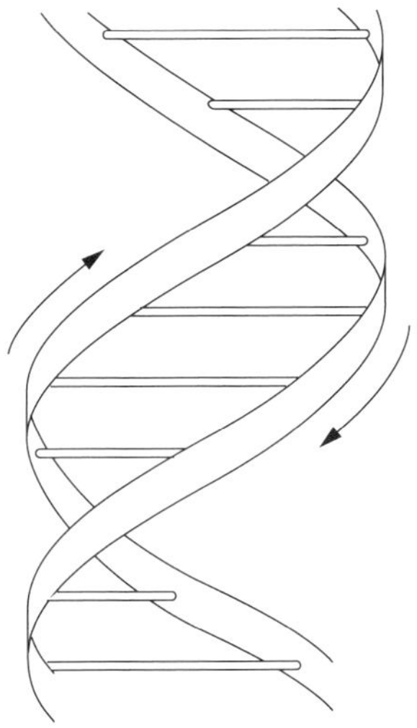

図 1-8 DNA 二重らせん構造モデル

この DNA 構造モデルは，その合理性と美しさにより，発表当初から熱烈な支持を得た。そして，この DNA 構造解明以降，生命科学は急速な発展を遂げることとなった。

この段階で，ヒトから DNA に至る構造の仕組みを確認しておこう。当初は1個の受精卵から出発したヒトは，分裂を繰り返して通常の成人では約60兆個の細胞で構成されている。それぞれの細胞には核が存在しているが，この核の中にヒトの遺伝情報となる DNA が収まっている。DNA は引き伸ばすと約2 m となる長い分子であるが，ヒストンという核タンパクに巻きつき，さらに折りたたまれてコンパクトになり数十 μm という小さな細胞の中の核に存在している。そして，細胞分裂の際に見えるようになる23対の染色体に分かれてまとめられている。この核の DNA は，どの細胞も受精卵の核 DNA がそのままコピーされたもので，基本的にすべての遺伝情報が含まれている。それぞれの細胞は核に含まれるすべての遺伝情報の中からそれぞれに必要な一部の情報を引き出すことで心臓，肝臓，皮膚などの細胞に分化してヒトを構成している。この関係を大まかに示すと図1-9となる。

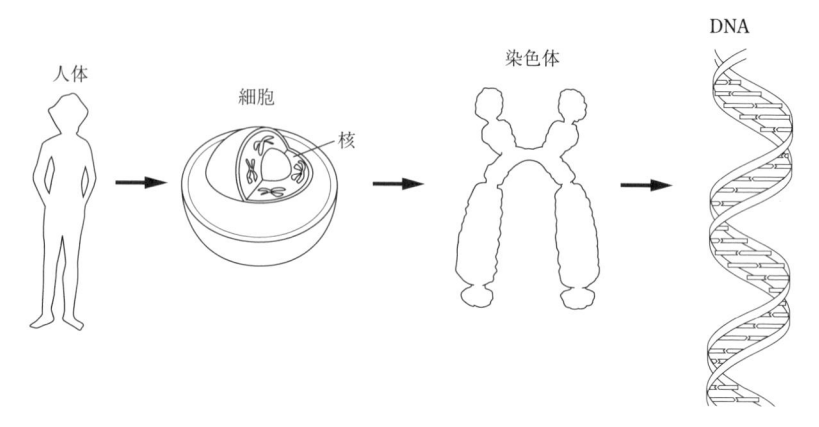

図1-9　ヒト個体からDNAに至る構成

2　塩基の相補結合とDNAの複製

　DNA高分子の二重らせん構造の最大の特徴は，2本の鎖が，AとT，GとCとのペアで結合する点である。AとT，GとCとのペアは，**塩基対**（base pair：bp）と呼ばれ，相補性を示す。

　この相補性のため，一方の鎖の塩基の配列が決まると，もう一方の鎖の塩基配列も自動的に決まることになる。塩基の相補性が意味するところは，一方の鎖がもう一方の鎖の鋳型になることである。したがって，DNAは，二重らせんをほどきながら，それぞれの鎖が鋳型になることで簡単に自己複製できるわけである。

　AとT，GとCとの結合は，いずれも水素結合と呼ばれる化学結合で結ばれ，AとTでは2個，GとCでは3個の水素結合がある（図1-10）。水素結合は，塩基と糖，糖とリン酸を結び付けている化学結合に比べ弱い結合であり，高温，強いアルカリ，特殊なタンパクなどで切断される。この水素結合が切断されると，二重鎖のDNAが1本ずつのDNAに解離する。解離した1本鎖のDNAに，新たに相補対となるように新しいヌクレオチドが結合していき，それぞれ二重鎖のDNAとなる。新しくつくられた2本の二重鎖DNAでは，そ

図 1-10　塩基相補対における水素結合

れぞれの1本が元のDNAに由来するので，新しく合成されたDNAは半分になる。このような複製は**半保存複製**と呼ばれている。

DNAは，半保存複製の仕組みにより，正確に同じ塩基配列を複製できることで遺伝物質としての役割を果たしているのである（図1-11）。

遺伝物質として，もう1つ重要な性質は，DNAの1本鎖の塩基配列に明確な向きが存在していることである。この向きを決めているのがデオ

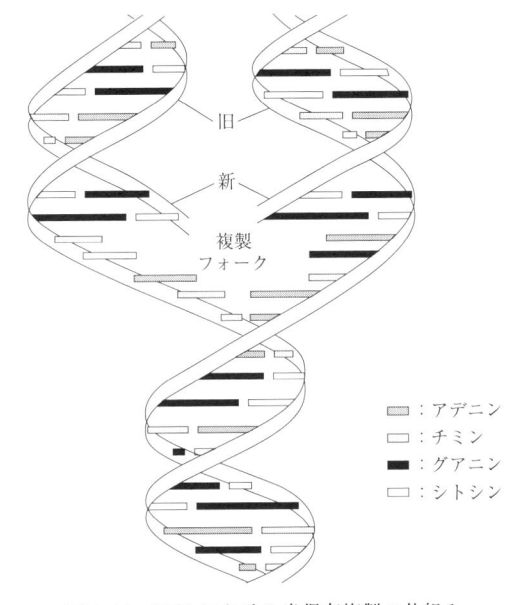

図 1-11　DNAにおける半保存複製の仕組み

キシリボースとリン酸との結合の方向である。一方の鎖の塩基配列がAATGCCであるとすると，相補対でそのまま対応させて示すとTTACGGとなる。ただし，二重鎖において一方が5′→3′の方向だとすると，それと相補的な鎖は逆の3′→5′の方向で結合している（図1-7参照）。したがって，この相補対の塩基配列を書くときは，先に述べたように正式には5′から3′に向けて左から表記するので，逆向きにGGCATTと書かれることになる。

DNA の 5′ から 3′ に向けた塩基配列が，遺伝情報となっているわけである。複製時の合成も，基本的に 5′ から 3′ の方向へと順番に進んでいく。

3 遺伝情報をもとにしたタンパク合成

4 種類の塩基からなる塩基配列には，どのような情報が書き込まれているのであろうか。答えはタンパクをつくる情報である。タンパクは 20 種類のアミノ酸がさまざまな順に連結してできる高分子を言う。タンパクは，我々の体を形作り，機能を発現させ，生きていく上で絶対に必要な物質である。つまり，遺伝情報はタンパクの設計図である。

タンパクは，20 種類のアミノ酸が数十から 1 万以上まで，さまざまな長さに連結した高分子で，極めて多種類存在している。ヒトの 30 億塩基対の遺伝情報に含まれる数万と言われる遺伝子は，それぞれ個々のタンパクの「どのアミノ酸をどの順番でいくつなげていくか」，つまりアミノ酸の配列に関する情報なのである。

DNA の塩基配列がどのようにアミノ酸の配列として読み取られるかの仕組みについて見ておこう。

DNA の 4 種類の塩基だけでどのように 20 種類のアミノ酸を指定しているかは，暗号の解読の問題であり，まもなく 3 つの塩基の並びが 1 つのアミノ酸を意味していることが突き止められた。4 種類の塩基が 3 つ連続する場合の組み合わせは 4×4×4 で 64 通りあるので，20 種類のアミノ酸を決定するのには十分なわけである。

すなわち，A，G，C，T の 4 つの塩基のそれぞれを 1 文字とすると，3 文字で 1 つのアミノ酸を示す暗号になっている。この 3 文字の暗号を**コドン**と呼んでいる。

たとえば，遺伝子の「CTTGATGGC」という塩基配列をコドンで分けると「CTT」「GAT」「GGC」となる。それぞれのコドンは「ロイシン」「アスパラギン酸」「グリシン」を指定（コード）しているので，この順にアミノ酸がつなげられていくわけである。

表 1-2　コドンの暗号表

1番目の塩基	2番目の塩基				3番目の塩基
	T	C	A	G	
T	フェニルアラニン	セリン	タイロシン	システイン	T
	〃	〃	〃	〃	C
	ロイシン	〃	停止	停止	A
	〃	〃	〃	トリプトファン	G
C	ロイシン	プロリン	ヒスチジン	アルギニン	T
	〃	〃	〃	〃	C
	〃	〃	グルタミン	〃	A
	〃	〃	〃	〃	G
A	イソロイシン	スレオニン	アスパラギン	セリン	T
	〃	〃	〃	〃	C
	〃	〃	リジン	アルギニン	A
	メチオニン/開始	〃	〃	〃	G
G	バリン	アラニン	アスパラギン酸	グリシン	T
	〃	〃	〃	〃	C
	〃	〃	グルタミン酸	〃	A
	〃	〃	〃	〃	G

　コドンの暗号を表にまとめたものを表 1-2 に示す。コドンは 64 通りあるが，そのうち 61 種類が個々のアミノ酸を指定している。アミノ酸は全部で 20 種類なので，1 つのアミノ酸にそれぞれ複数のコドンが対応しているが，例外的にメチオニンとトリプトファンだけが 1 つのコドンしかない。その中で「ATG」はメチオニンを意味すると同時に，遺伝情報の「読み始め」も意味する特別のコドンである。そして，残りの 3 種類は，アミノ酸を指定せず「読み終わり」を意味している。

　遺伝子はきわめて正確に複製されるが，それでもまれには間違いが起こる。これを**突然変異**と言う。もし，突然変異がコドンに起こったら，指定するアミノ酸が変わってしまう可能性がある。コード配列のたった 1 箇所が変化するだけでも，重要なタンパクであれば生物の体に影響が現れ，極端な場合は死に至る。

　もちろん，コドンの突然変異といっても，同じアミノ酸を示すコドンに変わった場合は影響がない。また，アミノ酸が変化してもあまり機能に影響がな

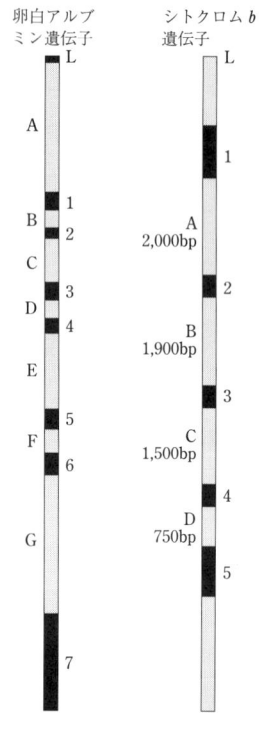

図1-12　ヒトの遺伝子の構造
イントロン（A〜G）とエクソン（L, 1〜7）に分かれている。

く，血液型のように集団の中で多型として共存するものもある。

塩基配列から実際にタンパクを合成する仕組みは，RNAが活躍する場であり，生命科学の中心的な領域であるが，本書の範囲を超えるので割愛する。

この項では，最後に，ヒトの遺伝情報である30億塩基対のうち，遺伝子としてアミノ酸配列を示している領域（コード配列）は実は2%程度で，大部分の領域はタンパクを作るという遺伝情報としては働いていないことに触れておこう。

コード配列の前後には，コード配列を正しく読み取るための制御配列があるが，それらを入れた遺伝子領域の間には広大な，遺伝情報としては意味の無い領域（**非コード領域**）が存在している。

さらに，核を持つ細胞からなる真核生物（ヒトも無論この仲間である）では，1つの遺伝子がいくつかに分割され，その間にやはり意味の無い塩基配列が入り込んでいる分割遺伝子となっているのが普通である。

分割遺伝子では，1つのタンパクを表すアミノ酸の配列がいくつかに分断されてコード化されている。これらのコード領域を**エクソン**，そしてエクソン間に介在している意味の無い配列を**イントロン**と呼ぶ（図1-12）。

遺伝子と遺伝子の間の領域やイントロンなどの非コード領域が，DNAの98%を占めている。これら意味を持たない領域には，過去に遺伝子として働いてきた残骸，遺伝子になりそこなった領域など過去の進化の歴史を示すものもあるが，同じ配列を繰り返しているなど存在理由がはっきりしない領域も多く，多くの研究者をひきつける研究領域になっている。

4　遺伝情報の子孫への受け渡し

　ヒトは約60兆個の細胞からなるが，それら細胞には核があり，その中に遺伝情報を担うDNAがある。DNAに書き込まれたヒトの遺伝情報は，母からと父からのと合わせると約60億塩基対にのぼり，半分は母親から，半分は父親から由来する。DNAは，細胞分裂時に観察されるようになる46本の染色体にまとめられている（図1-13）。なお，染色体は分裂時に中央近くで結合するセントロメアを境に長い方を長腕，短い方を短腕と称する部分に分かれ，ローカスの位置を表わす区分となっている。

　染色体は性に関わる1対の性染色体（X, Y）と22対の相同な常染色体がある。常染色体は基本的に大きさの順に1番から22番と名付けられている。ヒトは，母親から22対の常染色体の片方と性染色体の（X, X）の片方のXを受け継ぎ，父親からやはり常染色体の片方と性染色体の（X, Y）の片方のXかYを受け継ぐ。このように，ヒトは染色体が対になっており，基本単位の遺伝情報も対になっているので2倍体生物（$2n$）と呼ばれる。なお，ヒトの遺伝情報の基本単位は，2倍体の一方ということになり，$2n$のうちのnとなるが，性染色体は2種類あるので，**相同染色体**の各1本計22本と性染色体のXとYの合計24本の染色体の約30億塩基対となる。この基本単位を**ヒトゲノム**と呼んでいる。

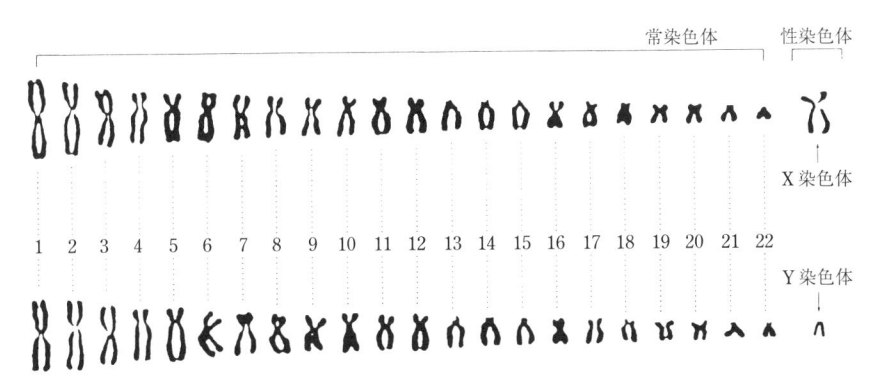

図1-13　ヒトの46本の染色体

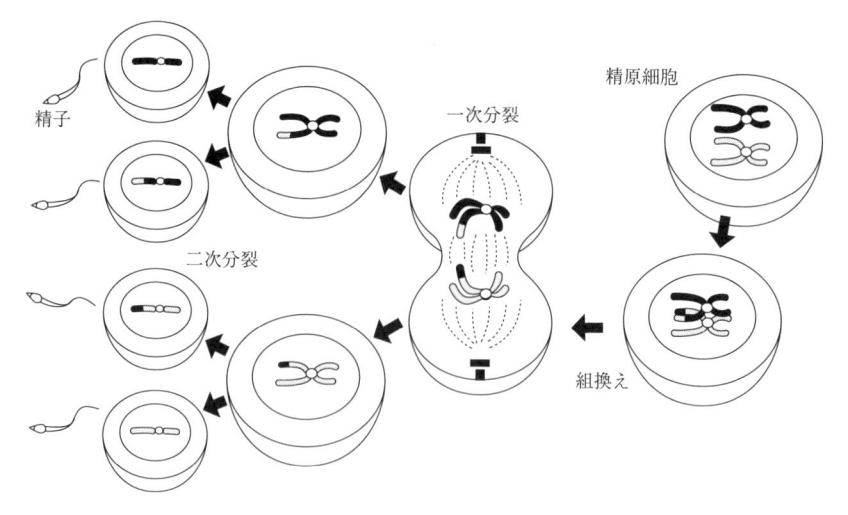

図 1-14　減数分裂

　通常の細胞分裂では，$2n$ の DNA がそのままコピーされ，同じ $2n$ の細胞が 2 個つくられる。これを体細胞分裂と言う。一方，生殖細胞である卵子や精子は通常の細胞の半分の遺伝情報（n）しか持っていないが，これらの生殖細胞は，$2n$ から n に半減する減数分裂によって作られる（図1-14）。そして，卵子と精子が合体（受精）することで新たなヒトが誕生する。

　体細胞分裂における DNA のコピーは，対になっている $2n$ の二重鎖 DNA をコピーして 2 組の対（$4n$）をつくるという比較的単純な作業であり，作業ミスとも言える突然変異は極めて稀である。一方，減数分裂における DNA のコピーは，対になっている相同染色体同士が近接して互いの情報をやり取りする「組換え」と呼ばれる現象を伴うなど複雑であり，突然変異も体細胞分裂に比べ 1000 倍も起こりやすい。

　受精により生じた受精卵は，分裂を繰り返して最終的には約 60 兆個の細胞からなる個体を形成する。これらすべての細胞が（極めてまれな突然変異を無視すれば）同一の DNA を持つことになる。DNA 鑑定の個人識別はこの性質を利用している。

　1 個の受精卵から出発する体細胞分裂は限界があり，どんなに条件を整えて

も約50回分裂するとそれ以上は分裂せず，やがて死滅していくことをヘイフリックが見出し，ヘイフリック限界と言われるようになった[30]。ヒトは細胞単位でも寿命があることが示されたわけである。

この説の理論的根拠となりうるものとして，テロメアと言う各染色体の末端構造がある。テロメアは，各染色体の両端の部分にある領域で，一般にTが数個Gが数個の基本配列（ヒトではTTAGGG）が多数繰り返している構造をしている。この部分は，それぞれの染色体のDNAがほどけたり，ほかの染色体とくっついたりするのを防いでいる重要な構造である。一方，体細胞分裂ではDNAコピーの仕組みから，両端のテロメアを完全にはコピーできず，ちょうど回数券を端から切り離していくように，テロメアのリピート領域がコピーのたびに短くなっていく。このテロメア構造を再生する酵素がテロメラーゼであるが，通常の細胞は持っていないので，分裂のたびにテロメアが短くなり，染色体構造の不安定化が起こり，細胞の死が引き起こされるというわけである。

実際に，ヒトの細胞で，テロメアの長さと細胞分裂回数との間に逆相関が観察されており，老人から得た細胞は，若いヒトから得た細胞に比べテロメアの長さが短いことも示されている[31]。一方，がん細胞のようにいつまでも増殖できる細胞はテロメラーゼを持っており，テロメアを合成できる[32]。

生殖細胞をつくる減数分裂では，相同染色体同士の組換えや十分な長さのテロメアなど，細胞をリフレッシュする作業が行われる。そして，膨大な数の多様な組み合わせを持つ生殖細胞（とくに精子）がつくられ，卵子と精子の偶然の組み合わせによる受精から新しい生命が誕生する。この点がバクテリアのような単純な分裂による複製と決定的に違う有性生殖の特徴である。

一方で，減数分裂では，体細胞分裂とは比較にならない高率で突然変異が生ずる。これらの突然変異は，進化の原動力となっており，また個人の個性を形づくるものであるが，重要な遺伝子に突然変異が生ずれば，生まれる前の胎児の段階で死亡して流産となったり，仮に生まれても重い遺伝病を生ずることもある。このような遺伝病は，われわれ人類が生まれてきた進化の過程で必然的に生ずるもので，人類はこのことも含めてわれわれの存在を引き受けねばならない。

5 ヒトゲノム計画の完了

すでに1980年代中ごろから,科学者は,ヒトゲノムの全塩基配列を決定するという巨大プロジェクトを論じ始めており,米国エネルギー省では1987年に初めての予算措置が認められた。1989年に米国の国立衛生研究所(NIH)のヒトゲノム研究センター所長だったワトソン(DNA二重らせん構造の発見者)が連邦議会にプロジェクト予算の一部を後述のように(230ページ),「倫理的,法的,社会的諸問題」に当てると宣言し,大規模な予算を獲得した。

その後,各国の協力体制が組織され,次第にデータが蓄積されてきた1996年に科学者がバミューダで会合を開き,後にバミューダ原則と呼ばれる公的データベースの規則が合意された。これには,決定配列を公的データベースに提供することが含まれていた。

一方,科学者の一人であるベンターが1998年にセレラ社を設立し,3年以内にヒトゲノム配列を決定する方針を発表した。ただ,そのデータ公表の方針はバミューダ原則には合わないものであった。

ベンターの挑戦を受けた形になった公的プロジェクトは,ゲノム概要配列を2000年までにつくると応じ,1999年12月に,ヒト染色体で初めて完全な塩基配列が22番染色体について発表された。

そして,2000年6月26日に,米国エネルギー省の仲介で,公的プロジェクト代表とセレラ社の代表が,ヒトゲノム概要配列作成の完了をそろって発表した。この概要はヒトゲノムの約90%の塩基配列を決定したもので,結果は公的プロジェクトはネイチャー2001年2月15日号[33]に,セレラ社の結果はサイエンス2001年2月16日号[34]に発表された。計画当初は2005年ごろ完了すると予測されていたが,技術の急速な進展により大幅に早められたわけである。

さらに,2003年にはヒトゲノムプロジェクトの完了版が99%のヒトゲノムの塩基配列とともに発表された。これらのデータは,コンピュータに登録され公開されている。これにより,個々の研究者が追求してきた新規遺伝子の塩基配列決定の作業が簡略化され,生命科学の発展に大きく貢献していくこと

なった。

　その後，遺伝子解析装置の読み取り速度が格段に高まり，さまざまな生物種の全ゲノムの解析が進んだ。さらに，コストも下がり，2012年の段階で，最新の機器を用いれば，ゲノム1人分の解読費用は1000ドル（当時で約8万円），所要日数も1日以内となったという[35]。このようなシークエンス革命とも言える時代となり，個人が安価にゲノム情報を手にすることができる時代が来つつある。

6　DNAの多型現象

　ヒト集団の中で，明らかに識別できるタイプが何種類か混在し，メンデルの遺伝の法則に従って遺伝するものがある。そのうち最も多いタイプ以外のタイプの合計が1%以上のものを多型と言う。多型としてよく知られているものはABO式血液型をはじめとする各種の血液型である。これらの血液型は，遺伝子産物であるタンパクの性状の違いを識別しているものであり，結局は遺伝子の塩基配列の多型を見ていることになる。

　ヒトゲノムにおいては，タンパクを発現していない部分でも多型を示すローカスが多く見られる。これらのDNAの多型は1つの塩基の置換によるものが多いが，反復配列の繰り返し数の違いによるものも少なくない。

　ヒトゲノムの解読で明らかになったことは，従来10万個程度と見積もられていた遺伝子の数が約2万2千個と少ないことと，反復配列の多さである。

　もともとヒトゲノムでは，遺伝子としてタンパクを発現している部分は2%程度と少なく，98%はタンパク発現とは関係しない部分（非コード領域）と考えられてきた。そして，その非コード領域には反復配列が多い。ヒトゲノムの少なくとも半分以上は反復配列なのである。

　反復配列には，いくつかの種類があるが，DNA鑑定で用いられるのは単純反復配列と呼ばれるものである。これは特定の塩基配列が縦列に何度も繰り返しているものであり，ヒトゲノムの約3%を占めている[36]。繰り返される単位をリピートユニットと呼び，そして，短いリピートユニット（1〜10塩基程度）

のものをSTR，より長いリピートユニットのものをミニサテライトと呼んでいる。これらの反復配列では複製，とりわけ減数分裂での複製において，反復数の多型が起こりやすい。

STRは，「ATATAT…」のようなリピートユニットが2塩基のものが最も多く，リピートユニットの塩基数が増えるほど少なくなる。これらの単純反復配列，とりわけ2塩基のリピートユニットのものは，ヒトゲノムの研究において，遺伝標識部位として広く用いられてきた。

DNA鑑定でもSTRが現在DNA鑑定の主流として用いられている。ただ，2塩基のリピートユニットのSTRは，後述のように各アリールの判別（型判定）が難しいので，DNA鑑定では型判定が容易な4塩基のリピートユニットのSTRが主に使われ，一部に5塩基のリピートユニットのSTRが使われている。

前述のように，縦列反復配列のうち，リピートユニットが十数塩基から数百塩基のものがミニサテライトである。最初にDNA鑑定に用いられたDNA指紋は，リピートユニットが16塩基のミニサテライトである。

ヒトゲノム中には，ミニサテライトが数千ローカスあり，STRは2万ローカスほどあると推定されている[37]。

ヒトゲノムに見られる別の多型として，塩基置換多型（SNP：Single Nucleotide Polymorphism）がある。SNPは，ヒトゲノムのある特定の塩基が別の塩基に置き換わっているものであり，それらが集団の中で共存している現象を言う。血液型多型は，遺伝子内のSNPによるものがほとんどである。SNPはヒトゲノム上で平均すると千塩基に1個程度見られる。

SNPは，非コード領域でもコード領域でも存在している。ヒトゲノムで圧倒的に多い非コード領域では，突然変異が起こってある特定の塩基が別の塩基に変わってしまってもその個体の生存や生殖には関係が無く，子孫に受け継がれやすい。一方，コード領域でのSNPはコドンを変化させ，アミノ酸の変化が起こる可能性がある。

コード領域に存在するSNPでタンパクのアミノ酸の違いを生じ，遺伝病の原因となっている例として，黒人の中で見られる鎌状赤血球貧血が挙げられる。この疾患は，ヒトの赤血球の中にあるヘモグロビンという酸素を運搬する

重要なタンパクが変異を起こし，通常は円盤状の赤血球が鎌状の形になり，壊れやすくなるため重症の貧血を生ずるものである。

この疾患は，正常なヘモグロビン（Hb^A）のβ鎖6番目のグルタミン酸がバリンに変わったヘモグロビン（Hb^S）となっている。酸性のアミノ酸が塩基性のアミノ酸に変化したため，ヘモグロビンの立体構造に異常が起こり，赤血球を鎌状に変形させる。そして変形した赤血球は脾臓で捕らえられ，破壊されて貧血を生ずるわけである。

この病気では，母からと父からの遺伝子の双方が異常であるホモ接合体の赤血球は常時鎌状となり，きわめて重症の貧血となり早期に死亡する。一方，両親からの遺伝子の片方のみが異常であるヘテロ接合体は，酸素濃度が低くなるとHb^{S}が重合して赤血球が鎌状となるもので，貧血気味であっても早期に死亡することはなく，マラリアに対して抵抗性を持っている。マラリア原虫はHb^{S}が入った赤血球の中では生きていけないのである。逆に言えば，マラリアに有利なヘテロ接合体があるために，本来は淘汰されてしまうようなHb^{S}遺伝子がマラリア流行地に残っているとも言えよう。このことは，現在もマラリア流行地である中央アフリカでのHb^{S}遺伝子頻度が9％であるのに対し，マラリアの危険がないアメリカの黒人でのそれが4％と急激に減少していることからもわかる[38]。このことは遺伝子の優秀さといった優生学での価値判断が単純にはいかないことを雄弁に物語っている。

ヒトゲノムプロジェクトが完了し，2万2千とされる遺伝子の機能の特定やそれらの相互作用の解明と共に，SNPを始めとする多型現象が機能とどう関連するかも重要な研究対象になってきている。すでに，遺伝子内に存在するSTR多型が病態に関連する一群の疾患が見出されており，従来不明だった疾患の病態が明らかになってきている。このタイプの遺伝子疾患で最初に見つかったのは脆弱X症候群であった。よく知られているハンチントン病もこの仲間である。

これら一群の疾患は，主としてグルタミンを指定するCAGの3塩基をリピートユニットとするSTRが遺伝子のコード領域ないしその近傍に存在し，そのSTRが何らかのきっかけで異常に伸張して生ずる病態である。3塩基の

リピートユニットから成るリピート領域の異常伸長が原因のため，トリプレットリピート病と呼ばれている[39]。それらは難治性の神経疾患を示し，例えばハンチントン病は，40歳程度になってから発症する不随意運動（踊るように見えるので舞踏病とも言う）と進行性痴呆が特徴の致死的疾患である。

　本書の主題であるDNA鑑定は，タンパクを発現している遺伝子を直接扱うことはあまりない。さまざまな多型を生ずる突然変異はコード領域でも非コード領域でも同様に生ずると考えられているが，コード領域はタンパクを発現するため，疾病に結びついたり，機能を失うことで致死性となることもあり，子孫にその変異が伝えられないことも多い。重要な遺伝子ほど突然変異は疾病を起こしたり，致死性となり易く，突然変異が子孫に伝わりにくいことになる。他方，非コード領域では突然変異は生命活動に関わりなく，そのまま子孫に伝えられ，多彩な多型を形成する。

　また，遺伝子の異常を伴うコード領域の多型は，大なり小なりそのヒトの形質に関わり，差別の問題を生じやすい。従って，個人個人の違いや血縁関係の違いを見る目的のDNA鑑定には，多彩な多型が見られ，差別の心配が少ない非コード領域が適しているわけである。

7　遺伝暗号はすべての生物に共通

　ヒトゲノム解読と並行して多くの代表的な生物のゲノム解読が進められ，大腸菌，酵母，シロイヌナズナ，イネ，マウスなど次々と全ゲノム配列が解読されてきている。もともと，地球上の生物はDNAレベルでは驚くほどの類似性があり，共通の原始生命体から分岐し，進化してきたことが示されていた。ヒトのDNA指紋で用いたものとまったく同じ方法でイネの異同識別ができることは前に述べたとおりである。

　例えば，遺伝暗号解読のカギとされた塩基とアミノ酸の対応は，ごく一部の例外を除き，細菌，植物からヒトに至る全生物に共通であることがわかっている。20種のアミノ酸のそれぞれを示すため，ほぼすべての生物が同じ特定の3塩基の配列を用いている。「人類みな兄弟」と言うが，コドンから見ると，植

物も含めて「生物みな兄弟」と言うべきかもしれない。各生物のゲノムプロジェクトが進められているので，今後は相互のDNAレベルの詳細な比較が可能となり，生命の基盤や進化の仕組みの研究が飛躍的に進歩することが期待される。

　地球上の生命のほとんどが，DNAの遺伝情報をタンパクのアミノ酸配列に翻訳するために同じ暗号（コドン）を使っていることは，生命科学の発展に好都合であった。すなわち，必要なヒトタンパクをバクテリアに造らせることが可能なのである。

　その1例がヒト型インスリンである。糖尿病の治療薬であるインスリンは，はじめはブタのすい臓から抽出して使用していたが，ブタ型インスリンを異物と認識して抗体をつくるヒトが出現し，ヒト型のインスリンを使うことが必要になった。その際，ヒトのインスリン遺伝子をバクテリアに組み込めば，ヒト型のインスリンをバクテリアに大量に造らせることができる。このヒト型インスリン合成が，遺伝子工学による治療薬合成の出発点になった。

　その後，さまざまな治療薬の合成に，遺伝子工学が用いられ，医学の発展に貢献してきた。また，遺伝子工学は，生命科学研究の基本的な手技として用いられている。

1—3
DNA鑑定手法とその進歩

1 DNA指紋法の実際

A. 手法の概要

　DNAをヒトの個人識別や親子鑑定に応用する端緒となったのは，1—1で述べたように英国レスター大学のジェフリーズが1985年に発表した「DNA指紋」の研究である[1]。彼はヒトのDNAを研究している際に，1人のヒトを20〜30本のバーコード状のバンドのパターンとして表わす方法を発見した。

　この方法は，ミニサテライトと呼ばれる十から数十塩基程度の配列を1単位（リピートユニット）とし，縦列に数十から数百繰り返している領域を利用している。ヒトゲノムでは，このようなミニサテライトが数千箇所あることがわかっている。このようなミニサテライト部位は，DNAの複製の際に反復数を間違えるタイプの突然変異を起こして反復数の多型が生じている。突然変異が多いといっても，親子の遺伝で生ずることはめったにないので，鑑定に利用できるわけである。

　ミニサテライトは，それぞれのローカスで母からと父からとの2種類の反復配列が受け継がれる。ミニサテライトでは，リピートユニットの塩基配列が似通ったものが多い。互いに似通ったリピートユニットについて，共通性の高い配列（シークエンス）を**コアシークエンス**と言っている。このコアシークエンスをプローブに用いれば，1つのプローブで十数個のローカスのミニサテライトを一度に分析できることになる。1つのローカスで通常2本のバンドがあるので，「DNA指紋」は1つのプローブで十から十数個のローカスを分析していることになる。そのためDNA指紋法をMultilocus Probe（**MLP**）法とも言う。

　ここで「DNA指紋」の検査法の概要を説明する（図1-15）。まず試料となる

1—3 DNA鑑定手法とその進歩　43

①血液サンプル
②細胞からのDNAの抽出
③DNAの制限酵素処理
④DNA断片のゲル電気泳動
⑤サザン・ブロッティング
⑥ハイブリダイゼーション（DNA断片と標識プローブの結合）
⑦X線フィルムによる化学発光検知
⑧X線フィルム上に「DNA指紋」出現

ナイロン膜
ゲル

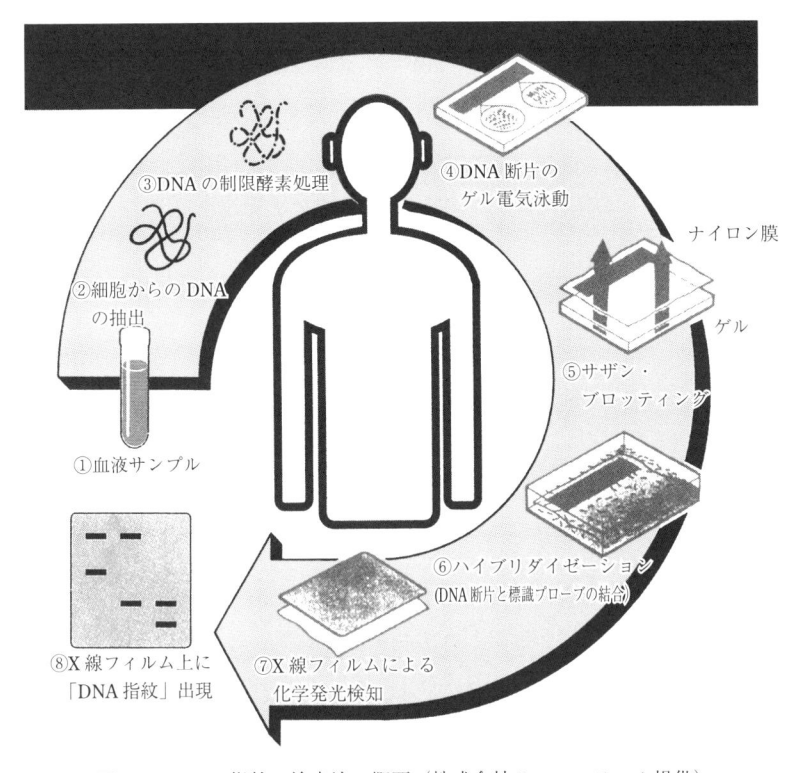

図1-15　DNA指紋の検査法の概要（株式会社ティーエスエル提供）

血液などからDNAを分離する。次いでDNAを**制限酵素**で多数の断片に分解する。これらのDNA断片を寒天（アガロース）ゲルの薄膜の上端に置いて電気を通ずると，DNA断片は電荷を帯びているためかけられた電圧に応じて移動する。短いDNA断片は速くアガロースゲル内を移動し，長いDNA断片は遅く移動することでアガロースゲル内に分散して分布する。これを電気泳動と言う。「DNA指紋」では，数千塩基から2万塩基程度までのDNA断片を分析する。そして電気泳動したDNAを丈夫なナイロン膜に移し取る。通常はナイロン膜を密着させ重しを置くことで移し取ることができる。この操作は，その後の検出操作を容易にする大事な作業であり，開発者の名前をとって**サザン・ブロッティング**と言う。このナイロン膜に分布しているDNAを，特定の塩基

配列と特異的に結合して相補対となるDNA断片にラジオアイソトープなどで標識したプローブと結合させる。この操作をハイブリダイゼーションと言う。そして，プローブで標識されたナイロン膜にX線フィルムを密着させ，フィルム上にバンドとして検出する。このようにして特定の制限酵素とプローブを組み合わせ，ヒトDNAから20～30本のバンドを検出する方法が「DNA指紋」である。

B. 試料からのDNA抽出

DNA抽出では，一般的にはフェノール/クロロホルム法を用いる[40]。フェノールと水の混合液で試料を処理すると，タンパクが変性してDNAが水層に移行する。この水層を集め，溶存する少量のフェノールをクロロホルムで除去し，次いでエタノールでDNAを沈殿させて集め，少量のバッファーに溶かしてDNAを回収する。

フェノール/クロロホルム法によって抽出されたDNAは，そのままDNA鑑定を行うことができる。「DNA指紋」では抽出されたDNAを増幅せずにそのまま分析する。プローブに用いたコアシークエンスと似ているが少し違ったリピートユニットについては弱くしか反応しないので，できるだけ多くのバンドを検出するためにはかなりの量のDNAを用いる必要がある。「DNA指紋」では，通常数μg（マイクログラム：10^{-6}グラム）のDNAが必要となる。

C. 制限酵素によるDNAの分解

実際の検査では，長いヒモ状のDNAを制限酵素という塩基の特定配列の部分のみを切断する酵素で切って多くのDNA断片とする。リピート領域には含まれず，その両端部に共に含まれる塩基配列を認識する制限酵素を選択すると，反復数の違いの多型を反映した長さの違うDNA断片を得ることができる。

制限酵素は，細菌が外来DNAを破壊するために使う酵素であり，外来DNAのある特定の塩基配列を見分けて分解するものである。これらの酵素は通常4～10塩基対の配列を認識して特定部位で切断する。もちろん，それらの細菌も同じ塩基配列を持っているが，それぞれの制限酵素が認識する自己の塩基配列をメチル化することによって保護している。この制限酵素は，DNAを

特定の部位で切断する「はさみ」の役割を果たし,「のり」の役割を果たすDNAリガーゼと合わせて用いることでDNAの切り貼りができるようになり,遺伝子工学が大きく発展した[41]。

制限酵素が認識する塩基配列は,4塩基であれば,ランダムな塩基配列を仮定すれば$4^4 = 256$回に1回は生ずることになり,6塩基であれば4096回に1回生ずることになる。ヒトゲノムは,したがって,それぞれの制限酵素によって特有の部分で切断されるが,大まかには認識部位の塩基数が大きいほど大きい断片群となる。

D. 電気泳動によるDNA断片の電気泳動とバンドの検出

制限酵素により種々の長さの断片の集合となったDNAを,アガロースゲルにより電気泳動する。ガラス板上にアガロースを流して薄層のゲルを作成し,上端に試料を入れて電気を通じてDNA断片を分離する。あとは前述のサザン・ブロッティングを行って,ラジオアイソトープで標識したプローブを結合させ,洗浄後にプローブのラジオアイソトープから放出される放射線をX線フィルム上で感光させることでバンドを検出する。その際,強く洗浄すると,塩基配列が完全に一致したバンドしか検出されなくなるので,弱く洗浄することが多くのバンドを検出する上で大切である。

E. 「DNA指紋」の分析

真の親子ではほぼ半分のバンドが一致し,子のバンドは常に父のバンドか母のバンドのいずれかと一致する。従って,遺伝関係の分析にも利用可能であった。親子のバンドパターンの典型的な例は図1-1に示されている。DNA指紋で用いられたプローブでは,血縁関係のない日本人は平均で約11%のバンドを共有している。図1-1の擬父と母がその例である。血縁関係に応じて互いに共有するバンドの比率から血縁関係を推定することができる。この方法で,理論上50%を共有する第1度血縁関係はもちろんのこと,25%を共有する第2度血縁関係もほぼ推定することができる。

ただ,この方法は,プローブと似た配列も検出する非特異反応を利用しているため,条件によっては弱いバンドが見えなくなったり,逆に見えるようになったりすることはありうる。また,変性したDNAでは長いDNA断片が消

えてしまう。したがって，厳密な品質管理をしても完全な再現性があるとは言えないため，刑事鑑定には向かない。

2　シングルローカスプローブ（SLP）法

　MLPがDNAの多くのローカスの情報を一度に読むのに対し，1箇所のローカスの情報のみを読む手法が開発され，SLP法と呼ばれている。この手法は，プローブと完全に一致した配列との結合を確実に検出するため，ナイロン膜上でプローブと結合させた後に徹底的に洗い，特異的な結合のみを残す。したがって，バンドは特定のローカスのみを検出し，そのローカスにおいて母からと父からのアリールである2本のバンドとなる。もちろん同じ長さのバンドを父母から受け継げば1本のホモ接合体となる。

　SLPの型判定は電気泳動した膜からバンドを染色して行うので，反復数を正確に判定することは無理であり，およその長さを元に20～30程度のアリールに分類し，頻度のデータベースや異同識別に用いている。ただ，このような手法では，連続的な断片長の分布に対して人為的なグループ分けを行うため，境界域の断片長を示す例の判定が困難であるとの問題点がある。

　SLPは，検出される2本のバンドのみの情報なので，MLPより識別能力は劣る。しかしながら，分析法は比較的単純で，画像解析による自動読影も可能である。また，バンドが明瞭に検出されるので，血痕でも比較的新しければ検出できることが多い。そのため，SLPは刑事鑑定にもかなり用いることができる。

　米国では，PCRによるDNA増幅が刑事鑑定に問題がないかについての検討に時間をかけたため，まずSLPが刑事鑑定に広く応用され，FBI，州警察，あるいはDNA鑑定会社で，それぞれのSLPの数種類から十種類程度のローカスのデータベースが多く作成された。その後，PCRの信頼性が確立し，STRが使われるようになり，刑事鑑定ではSLPはほとんど使われなくなっていった。

　SLPは，アリールが20～30に設定されることが普通であり，同様に2本のバンドを分析するSTRのアリール数が5～10であるのに比較して多く，識別

能力が高いので，確率が上がりにくい同胞鑑定（兄弟など）や第2度血縁関係鑑定（叔父一甥など）には大きな力を発揮する．したがって，SLPはMLPとともに，確率が上がりにくい親子鑑定には現在も用いられている．

MLPやSLPが識別力が高いにもかかわらず，親子鑑定でも今日では限定的に用いられているのは，アリール決定の難しさに基づくコストの問題がある．すなわち，SLPではバンドの一致不一致を正確に判定するために熟練者を養成しなくてはならない．また定期的に熟練者の能力をブラインドテストにより確認する，いわゆる検査の品質管理にもかなりのコストが必要となる．

3 Polymerase Chain Reaction（PCR）法のDNA鑑定への導入

PCRは，DNAの特定の領域（1000塩基程度までの長さ）を10万倍から100万倍に増幅する手法であり，現在では分子生物学研究の基本的な手法となっている．増幅されるDNAの領域を鋳型DNAと言う．鋳型DNAが100あるとすると，鋳型DNAが100コピーあるなどと言う．PCRでは純粋なDNA断片が多量に得られるので分析が容易となる上，微量な試料の分析も可能である．

PCRは，通常0.2〜2 ng（ナノグラム：10^{-9}グラム），ぎりぎりで約0.1 ngのDNAがあると増幅される．細胞1個には約6 pg（ピコグラム：10^{-12}グラム）のDNAが含まれているので，およそ16個以上の細胞があれば増幅され，型判定ができる．

血液には，1 μlあたり約5000個の白血球細胞が含まれているので，血液で言えば0.006 μlあれば増幅できることになる．0.006 μlと言えば，とても目に見えないような血痕である．

このように高感度であると，問題となるのは，試料とは別のヒト細胞の混入である．ただ，実際には，10分の1量以下の混入量ではほとんど影響がないので，試料量が十分あれば問題はない．もちろん，いくら試料のDNAが多量にあっても壊れていると，壊れていない微量の混入DNAの方が増幅されてしまうこと（コンタミネーション）も起こりうるので注意が必要である．

なお，1度PCRで増幅した産物を再度PCRで増幅するとさらに感度が上が

り，わずか1個の細胞に含まれる6pgのDNAを増幅することが可能になることがある。それでうまく増幅できない場合でも，同じプライマーを使わず，増幅断片の内側の新たな塩基配列に相補的なプライマーを設計すれば，増幅産物はやや短くなるが，効率よく増幅されることが多い。このようにPCR産物の内側に新たなプライマーを設計して用いる方法をnested PCRと呼んでいる。なお，一方だけを内側に設計してもうまく行くことが多いが，その場合はsemi-nested PCRと言われる。このような超高感度PCRを用いると，1個の細胞に相当するDNAからも型判定が可能となる[28]。前述の伊達家三藩主の親子鑑定では，HLADQA1の型判定にsemi-nested PCRを用いている。

ただしこれらの高感度手法は，コンタミネーションの危険も大きくなるので，研究には有用であるものの，法的な対応が求められるDNA鑑定に用いるには適していない。

4　短いミニサテライトローカスのPCR分析（MCT118）

短いミニサテライトについても，PCRにより増幅したDNA断片に含まれる反復数の違いによる断片全体の長さの違いを電気泳動で直接検出する手法が開発された。原理的にはミニサテライトのSLP法と類似している。

現在，PCR増幅に用いられているミニサテライトはほぼMCT118[42]と呼ばれるローカスのものに限られている。MCT118は，反復数が14～42程度の多数のアリールから成り，各アリールを含む標準試料（**アレリックラダー**と呼ぶ）を同時に流し，どの位置のバンドと一致するかによって目的試料のアリールを決定する。典型的なものを図1-16に示す。PCRを用いる検査法では，ここにあるように何も入れていない**陰性対照**（N）と既知のDNAを入れた**陽性対照**（P）を加えることが一般に行われる。このことにより，コンタミネーションがないことと検査が既知のDNAをまちがいなく検出していることを示している。

日本では，このMCT118が警察庁でまず正式に採用され，広く使われてきた。当初はアレリックラダーは市販されておらず，塩基配列がまったく異なる

サイズマーカーとして **123 ベースラダー**（123 塩基ごとに長さが異なるマーカー）をもとに長さを算出し，その値から反復数を計算してアリールを決めていた。後になって，MCT118 の各アリールを混ぜたアレリックラダーが市販され，用いられた。これらの詳細は後述する。

なお，最近はこの方法は，日本を除いてほとんど使われなくなり，キットも製造されなくなった。MCT118 はミニサテライトのため識別力が高いとはいえ，最も出現頻度の高いアリールは 0.2（5 人に 1 人）以上となっており，単一ローカスでの識別力は限界がある。一方，このローカスは，これだけでPCR を行わなければならないことで，手間がかかる。後述す

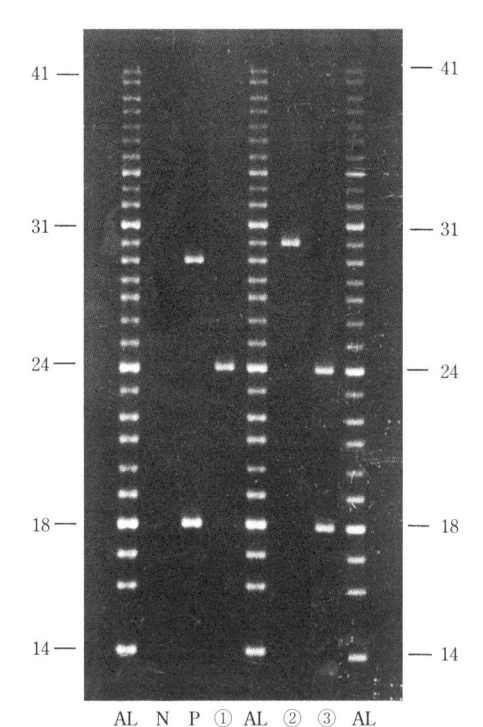

図 1-16 MCT118 の型判定例
アレリックラダーと比較して型判定する。AL：アレリックラダー，N：陰性対照（バンドを認めない），P：陽性対照（18, 29），①：試料①（24, 24），②：試料②（30, 30），③：試料③（18, 24）

るように，1 回の PCR で多数のローカスが自動的に型判定される STR のキットが用いられるにつれ，MCT118 をわざわざ行う意味合いはなくなり，世界的には使われなくなったことは自然の成り行きであろう。仮に通常の STR キットに加えてもう 1 度 PCR を行うならば，はるかに識別力の高い別の STR キットを用いる方が理にかなっている。

5　アンプリタイプDQαキットとアンプリタイプPMキットの発売

　PCRが普及してまもなく血液型などのローカスをPCRで増幅し，それらの型の違いによる塩基配列の違いを配列特異プローブで検出して型判定を行う手法が法医学用に考案された。そして，アンプリタイプDQα[43]とアンプリタイプPM[44]を判定するキットが，共にパーキン・エルマー社から市販された。アンプリタイプDQαキットは，白血球の血液型であるHLA型のうちクラスIIに分類されるHLADQA1型を判定するものである。このキットはHLADQA1型のローカスをPCRで増幅した上で型判定を行う。

　アンプリタイプPMキットは塩基の一部が置換して2ないし3種類の異なるアリールに分かれるローカスを5種類選び，それらのDNA型を検査するキットである。

　これらのキットは幅広く用いられたが，手間の割に識別力が低いので，最近ではあまり使用されなくなり，キットとしての販売が中止された。したがって，現在ではこれらの検査はできなくなっている。

6　STRの導入

　ヒトDNAには，2〜5塩基をリピートユニットとするリピート領域が短いSTR（ローカス）が多数散在していることがわかっている。STRはヒトDNAの地図づくりにも利用されており，増幅されるDNA断片全体の長さが数百塩基以下と短いものがほとんどで，PCRによる分析に適している。ただ，STRはアリールの種類が数個から十数個と少ないので，1つのローカスの識別能力はミニサテライトより低い。

　STRの型判定は当初高感度の銀染色が用いられ，まもなく3個程度の長さの違うローカスを一度に増幅するマルチプレックスの時代に入る。この場合は，例えば増幅DNA産物の長さが100〜150, 170〜230, 250〜320塩基の範囲にそれぞれ収まるような異なるローカスを組み合わせて，1本のPCRチューブに3組のプライマーを一度に入れて同時増幅を行う。もちろん，それぞれの

ローカスの増幅の至適条件が異なる場合は，ほぼ増幅効率が等しくなるようにPCR条件を工夫しなければならない。筆者らの研究室で工夫したSTRの3ローカスについてのマルチプレックス法を示す[45]（図1-17）。

7 蛍光標識プライマーを用いた自動型判定キットの登場

STRのマルチプレックスは，増幅産物の検出に蛍光色素で標識したプライマーを用いることで自動型判定に大きく前進した。もともと蛍光標識はDNAの塩基配列決定法で従来の健康に有害なラジオアイソトープ標識法に代わって広く用いられていた。

STRの増幅断片の蛍光標識は，プライマーの一方に蛍光色素で標識したものを用いることで，効果的に行うことができる。図1-4でわかるように，PCRで増幅されたDNA断片の端にはプライマーが存在しているため，標識プライマーが発する蛍光の強度から，増幅産物の量が推定できるわけである。そして，それぞれのアレリックラダーは別の蛍光色

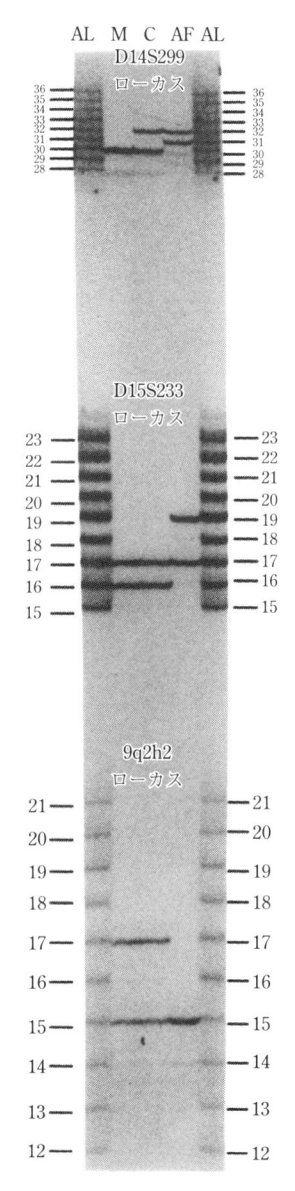

図 1-17 STRの銀染色トリプレックス判定例
アレリックラダーと比較して型判定する。AL：アレリックラダー，M：母，C：子ども，AF：擬父

素を標識して別の電気泳動レーンに流し，試料とアレリックラダーに共通の標識サイズマーカーを加えて増幅断片長の長さを正確に比較することで型判定を行う。この手法では，各増幅断片の長さの測定誤差は0.1〜0.2塩基ときわめて正確に測定でき，通常は4塩基異なる各アリールの型判定を正確に行うことができる。したがって，蛍光標識法は，操作の自動化とともに，型判定の正確度も格段に向上させた。

やや専門的になるが，標識色素が違うと微妙に大きさが違ってくるが，これも考慮して正確な補正をコンピューターで行うことができる。ジーンスキャンと言われるソフトウェアがこのような計算を自動的に行い，試料DNAのPCR産物の長さを正確な塩基数として出力してくれる。

このように正確なPCR産物の長さを測定するジーンスキャンソフトウェアと共に，どの大きさでどの範囲のものをある型として認識するかを設定して自動的に型判定結果を出力するソフトウェアであるジェノタイパーを組み合わせると，自動型判定を行うことができる。例えばその値以上ならピークとみなす相対蛍光強度（Relative Fluorescence Unit：RFU）の境界値（閾値と言う）を150単位（150 RFU），塩基の長さの範囲を理論値±0.5塩基に設定すると，その範囲に収まったピークに対して反復数であるアリール名を自動的に打ち出してくれる。そこから外れるピークについては型判定しないことになる。現在はジーンスキャンとジェノタイパーを統合したジーンマッパーというソフトウェアが用いられている。

さらに，従来は手作りのポリアクリルアミドゲルを用いていて微妙なゆがみの原因になっていた電気泳動の担体を，高分子ポリマーのキャピラリーカラム（毛細管カラム）に代えることで自動充填とし，再現性を高めたフラグメント解析法が開発された。その結果，試料のPCR産物をそのまま42本挿入するだけで自動的に順次採取して電気泳動し，型判定まで行うことができるフラグメントアナライザーが開発された。ABIPRISM 310と名付けられたこの機器は，一晩で42サンプルを自動的に型判定してくれる。また，この機器はキャピラリーを代えることで塩基配列の決定も自動的に行うことができ，広く利用された。

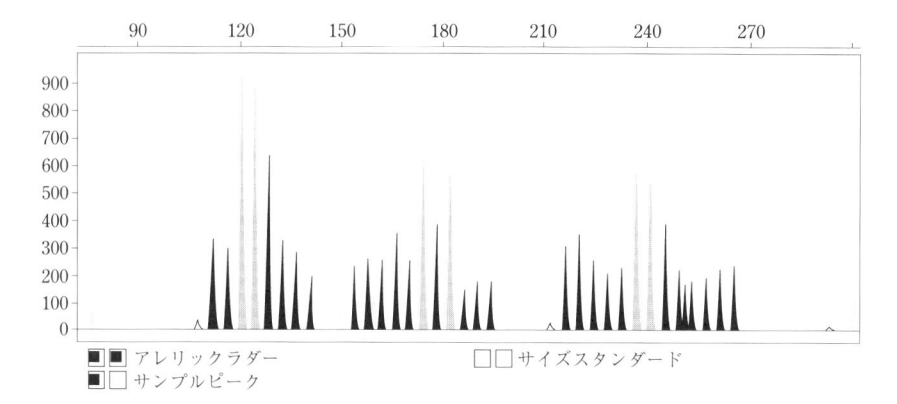

[グラフ: 電気泳動のピークパターン]

■■ アレリックラダー　　□□ サイズスタンダード
■□ サンプルピーク

ローカス	アリール	アレリックラダー(bp)	試料(bp)	Δbp
D3S1358	12	112.41		
	13	116.64		
	14	120.68	120.70	0.02
	15	124.63	124.72	0.09
	16	128.81		
	17	133.00		
	18	136.99		
	19	141.00		
vWA	16	174.43	174.44	0.01
	18	182.40	182.45	0.05
FGA	23	236.99	237.01	0.02
	24	241.13	241.10	0.03

図 1-18 初期のSTRトリプレックスキットであるブルーキットの長さの評価
サイズマーカーから計算されたアレリックラダー・マーカーの長さと同じサイズマーカーから計算されたサンプルの長さの誤差を、「Δbp」として右欄に表示。

　筆者は、このようなキットの開発段階で評価を行ったことがあるが、塩基数の測定はきわめて正確で、誤差はほぼ0.2塩基以内に収まった（図1-18）。これらのキットは、それぞれ違った蛍光色素で標識したアレリックラダーを既知の長さのDNA断片群（サイズスタンダード）と一緒に泳動し、さらに別の蛍光色素で標識したサンプルと比較してPCR産物のサイズを決定している。現在はキャピラリーを16本ないし99本備えた大量処理が可能な機器が市販されて

54　第1章　DNA鑑定とは

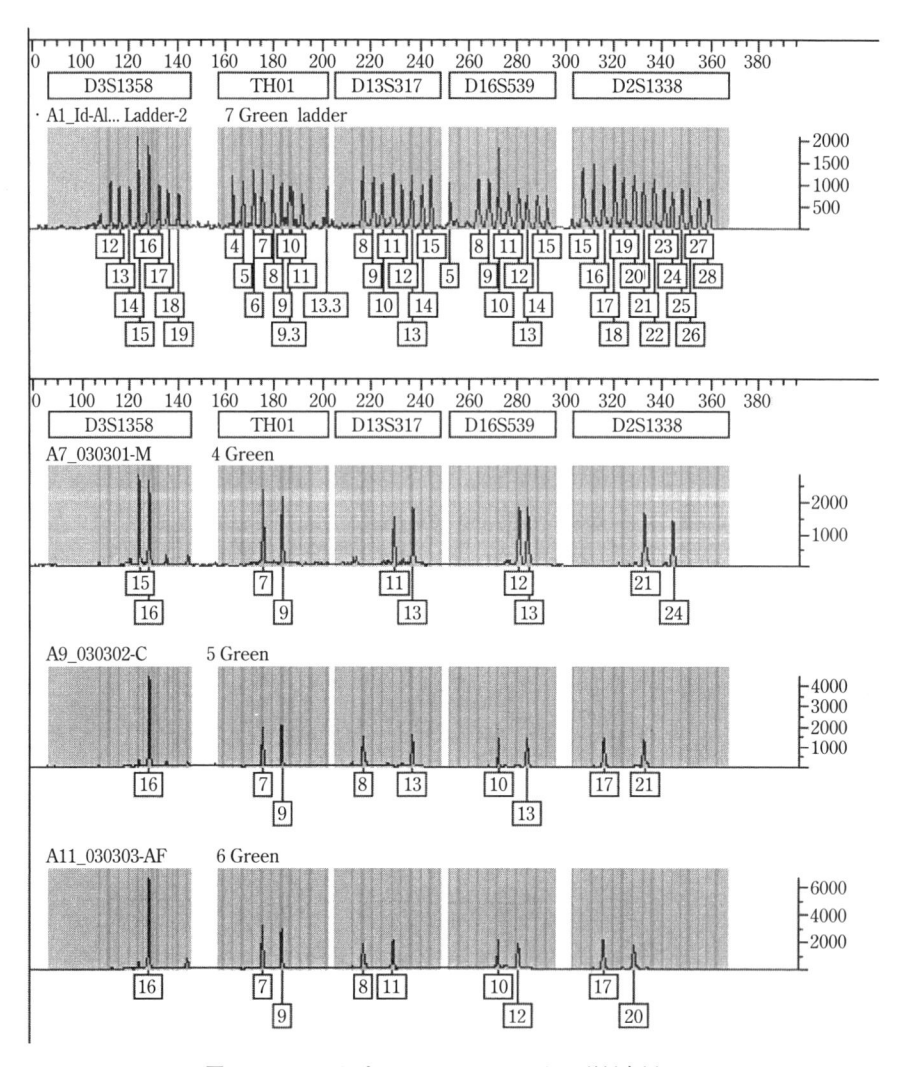

図 1-19 マルチプレックス STR キットの型判定例

ABI 社のアイデンティファイラー・キットの一部。最上段にアレリックラダー，以下に 3 サンプルの型判定結果を示す。ローカス名を上 2 段に表示。各アリールはジェノタイパーソフトにより自動的に打ち出される。サンプルのうち上段は母，中段は子ども，下段は擬父であり，このデータでは擬父は矛盾していない。

いる。

　このような技術の発展を受けて，マルチプレックスも工夫され，現在では15ないし16ローカスのSTRを1本のチューブで同時増幅して型判定するキットが広く使われている。このように多くのローカスのマルチプレックスは，数種類の異なった蛍光色素を組み合わせることで可能となった。例えば青色の蛍光色素で短いローカスから長いローカスまで3種類ないし4種類を型判定し，同様に黄色，赤色，緑色などの蛍光色素を用いて多数のローカスを1回のPCRで同時に型判定するわけである。

　このようなキットは，誤差も小さく，きわめて正確である。そのため，現在のDNA分析の主流となっている。このようなキットを用いた型判定の一例を図1-19に示す。

　実際の鑑定では，同一資料に対して以上の操作を少なくとも2回行い，結果の再現性を確認する。

　以上のようなキットは，まず常染色体上のSTRが用いられた。常染色体は，対になって存在し，ランダムに組換えを受けるので，後述するように，比較的少数のサンプル集団のデータでも遺伝子頻度がほぼ安定に存在しているかどうかが検定でき，信頼性の高い頻度計算ができるからである。

8　Y染色体STRのDNA鑑定への応用

　Y染色体は，遺伝様式上は父から男子にしか伝わらない。また，常染色体のような組換えは見られず，ほぼそのままの形で遺伝する。このY染色体上にもSTRは多数見出されており，これらもDNA鑑定に用いられている。

　Y染色体が刑事鑑定に有用なのは強姦事件である。強姦事件で強姦の事実を証明する際，試料となるのは多くが精液と膣液の混合試料である。精子の核は，特殊なタンパクで固められていてタンパク分解酵素の影響を受けにくい。この性質を利用して，精子以外の細胞の核を消化した後，精子の核DNAを分析することが可能である[5]。

　以前から，このような精子DNA分離法を用いて，性犯罪における精子

DNAの型判定が行われていた。ただ，このような精子DNA分離は，かなりの手間がかかる上，熟練者でないと分離が完全でない心配がある。また分離が完全であることを証明することはなかなか難しい。少なくとも分離していない試料と分離した試料の比較は必須である。性犯罪における検査では，一般的には，問題となる女性のDNAはわかっているので，混合した斑痕試料の型から女性の型を引き算すれば，1つに決まらないにしても可能な男性の型が推定できる。もし分離した精子DNAの型が推定された男性の型と一致すれば，その男性の精子である確実性は格段に高くなる。

ただ，混合斑痕では，実際にはさまざまな混合比率のものがあり，対象とする男性精子がごくわずかしか含まれていない場合がある。そのような場合は，男性精子DNAを確実に分離して型判定するのは容易ではない。

その点，Y染色体STRを利用すれば，面倒な精子DNAの分離を行わず，精液と膣液の混合試料をそのまま分析できる。また，唾液や血液との混合斑痕についても分離せずに男性の型判定を行うことができる。

Y染色体には，他の染色体と同様に多くのSTRが含まれるので，常染色体のSTRのように1回のPCRで多数のローカスの型判定が可能である。すでに6ローカスのY染色体STRの検査キットが市販されていたが，2005年にABIから17ローカスの同様のキットが市販され，現在も広く使われている。筆者らは，以前から研究室でシステムを組んだ10ローカスのマルチプレックスを中心として14ローカスのY染色体STRをヒト集団の比較研究に用いた[46]。なお，1人の男性はY染色体を1本しか持っていないので，常染色体STRと異なり各ローカスで1本のピークのみが出現するが，DYS385ローカスはY染色体上に重複して存在するために例外的に1人のヒトで2本のピークを示すことがある（図1-20）。型判定の正確度は常染色体STRと同様である。

Y染色体が民事鑑定に有用なのは男性同士の血縁関係の確認である。たとえば，父親が死亡していて，男性の同胞がいる場合や，父方の祖父と孫の男子との血縁関係などでは，常染色体STRだけでは確率が上がりにくいので有用である。

ただ，Y染色体STRにも問題点がある。ひとつは，組換えがないため，そ

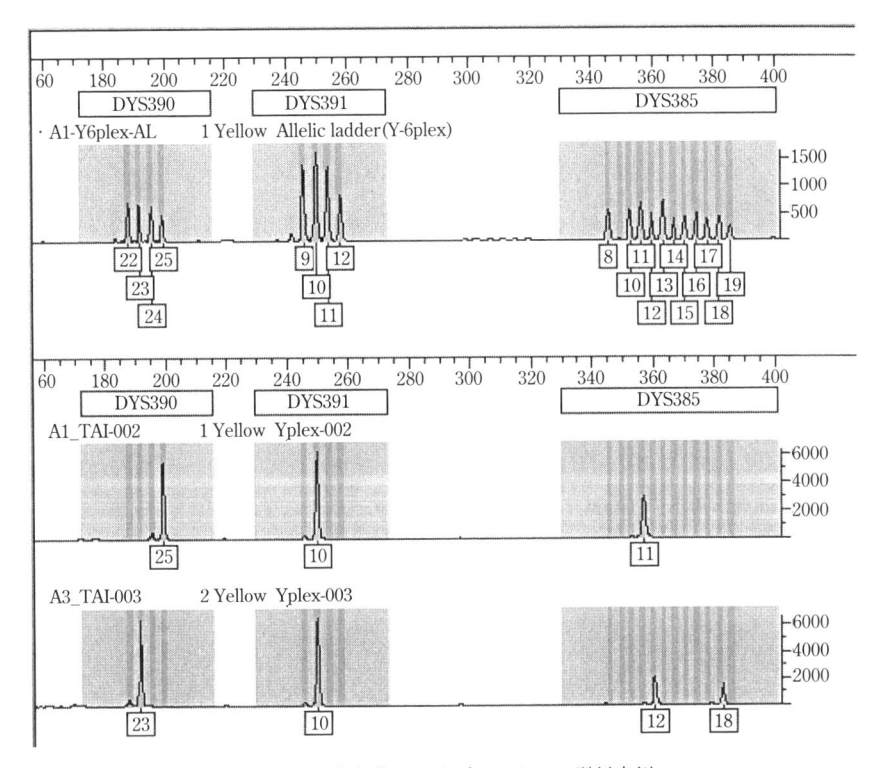

図 1-20 Y染色体マルチプレックスの型判定例

DYS390 など枠で囲まれているものはローカス名。常染色体 STR の型判定と同様に判定される。
DYS385 ローカスは Y 染色体上に 2 ローカス存在しているため最下段の試料では 2 本のバンドを生ずる。

れぞれの STR のアリール出現頻度が独立に遺伝することを仮定できず，後述するように，それぞれの出現頻度を掛け合わせられないことである。したがって，頻度はそれぞれの STR のアリールの組み合わせの出現頻度とすることが一般的である。同一染色体上のあるまとまった領域の中のいくつかの多型を示すローカスのアリールの組み合わせを**ハプロタイプ**と呼ぶ。常染色体 STR と異なり，Y 染色体は個体で 1 本しかないため，検出された型がハプロタイプとなる。そのハプロタイプがそっくりそのまま父から男子へ受け継がれることになる。

　多くのローカスを用いると，各ローカスの型の組み合わせは極めて多くな

り，サンプル集団で1回しか出現しないユニークなハプロタイプとなる。したがって，実際例で観察されるハプロタイプは，サンプル集団にも見られないユニークなハプロタイプであることも多い。しかしながら，14のY染色体STRを検査して，せっかくユニークなハプロタイプであることを確認しても，サンプル集団が200人であれば，その確率は1/200となるに過ぎない。

　Y染色体のもうひとつの問題点は，サンプル集団の信頼性である。組換えのある常染色体STRでは，サンプル集団での遺伝子頻度が安定に遺伝しているかを後述のように理論的に検定できるが，Y染色体STRのサンプル集団については，検定ができない。母集団の中でいくつかのサンプル集団を比較し，類似の遺伝子頻度が見られることなどで経験的に信頼性を示す必要がある。

9　ミトコンドリアDNAのDNA鑑定への応用

　ミトコンドリアは，細胞内にあってエネルギーの基であるATP合成を行っている細胞内小器官の1つであり，植物の葉緑体と共に自分自身の遺伝子を持っている特異なものである。最近では，ミトコンドリアは太古の地球で嫌気的な菌と合体し共生した好気的な菌との説が信じられるようになってきた[47]。進化の過程で，さまざまな生物種において，ミトコンドリアのDNA（mtDNA）から遺伝子のかなりが核に移行しつつあり，ミトコンドリアに残存している遺伝子の種類は生物によってかなり違うという。

　いずれにせよ，ヒト細胞では，1つの細胞に数百のミトコンドリアが存在し，それぞれに数個の環状DNA（16250塩基対）があるため，1つの細胞に千から数千のコピーがある。このことは，1つの細胞に1つしかないヒトゲノムDNAに比べ，すでにかなり増幅されていることになる。従って，微量しかない試料や，変性し低分子化されたDNAしか残存しないような陳旧試料でも保存されている確率が高く，分析に適している。

　mtDNAのもっとも重要な特徴は，母親から子どもへ伝わる母系遺伝を示すということである。これは受精の仕組みによっている。受精は，卵細胞に精子が進入することで行われるが，その際，精子は核のみを卵細胞に与えるとさ

れ，精子の細胞質はほとんどが卵細胞外に残る。そのため，受精卵の細胞質はほとんどが母親の由来であり，それに含まれるミトコンドリアも母親由来となる。このことは，個人識別で言うと，母系を同じくするヒトは途中での突然変異がない限り同じミトコンドリアのタイプを示すことになるので注意が必要となる。また，親子鑑定で言うと，母子関係や母系関係は証明できるが，実際に問題となることの多い父子関係については全く役立たないことになる。

mtDNAは，バクテリアDNAのようにほとんどがコード領域であり，ヒトゲノムDNAのような非コード領域がほとんどない。それでも約1000塩基の非コード領域が存在している。この領域は，形状がループ状をしているので**Dループ**とも言われる。もっとも，この領域すらも，ミトコンドリア遺伝子の複製や転写を調節しているので**control region**とも呼ばれている。この領域は直接アミノ酸をコードしていないので，変異があっても影響が少なく塩基置換などの多型が多く見られる。この多型は，control regionをPCRで増幅した後に直接塩基配列を読みとることで検出する。

塩基配列多型は，標準となるヒトmtDNAの配列（初めて配列を決めた研究者の名をとってアンダーソン配列，あるいは所属大学であるケンブリッジ配列ということが多い）に対する塩基の違いを示すことで表す（図1-21）。この図は，ネアンデルタール人の化石骨からのデータ[18]の一部を示したものである。

mtDNA多型は，基本的には諸処の部位の塩基置換や塩基の挿入/欠失の組み合わせとなる。変異の部位としては塩基置換部位が大部分である。ただ，Dループの途中にCが連続する部位があって，塩基配列が読みにくくなっているが，このCの連続数にも多型があり，塩基置換による多型よりも頻度としては多い。

いずれにしても，それらの変異は，control region内なので近接しており，独立性は期待できない。したがって，mtDNAの多型もY染色体STRと同様にハプロタイプとして表示される。変異部位が多いので，同じ民族集団内の任意の2人を比較すると平均で数塩基は違い，極めて多型性に富む。そのため，サンプル集団では，やはりY染色体STRと同様に，1回しか出現しないユニークなハプロタイプが多い。

60　第1章　DNA鑑定とは

```
refseq  ACAGCAATCAACCCTCAACTATCACACATCAACTGCAACTCCAAAGCCACCCCT-CACCCAC
A10.1   ・・・・・・・・・・・T・・・--・T・・・・・・・・A・・・・・・・・・・・・A・GTT・T・A・・・・・・・
A10.2   ・・・・・・・・・・・T・・・G・・・T・・・・・・・・A・・・・・・・・・・・・A・G・・・T・G・・・・・・・
A10.3   ・・・・・・・・・・・T・・・G・・・T・・・・・・・・A・・・・・・・・・・・・A・G・・・T・A・・・・・・・
A10.4   ・・・・・・・・・・・T・・・G・・T・T・・・・・・・A・・・・・・・・・・・・A・G・・・T・A・・・・・・・
A10.5   ・・・・・・・・・・・T・・・G・・・T・・・・・・・・A・・・・・・・・・・・・A・G・・・T・A・・・・・・・
A10.6   ・・・・・・・・・・・T・・・G・・・T・・・・・・・・A・・・・・・・・・・・・A・G・・・T・A・・・・・・・
A10.7   ・・・・・・T・・・T・・・G・・・T・・・・・G・・A・・・・・・・・・・・・A・G・・・T・A・・・・・・・
A10.8   ・・・・・・・・・・・T・・・G・・・T・・・・・・・・A・・・・・・・・・・・・A・G・・・T・A・・・・・・・
A10.9   ・・・・・・・・・・・T・・・G・・・T・・・・・・・・A・・・・・・・・・・・・A・G・・・T・A・・・・・・・
A10.10  ・・・・・・・・・・・T・・・G・・・T・・・・・・・・A・・・・・・・・・・・・A・G・・・T・A・・・・・・・
A10.11  ・・・・・・・・・・・T・・・G・・T・T・・・・・・・A・・・・・・・・・・・・A・G・・・T・A・・・・・・・
A10.12  ・・A・・・・・・・T・・・G・・・T・・・・・・・・A・・・・・・・・・・・・A・G・・・T・A・・・・・・・
A10.13  ・・・・・・・・・T・G・・・T・・・・・・・・A・・・・・・・・・・・・A・G・・・T・A・・・・・・・
A10.14  ・・・・・・・・・・・T・・・G・・・T・・・・・・・・A・・・・・・・・・・・・A・G・・・T・A・・・・・・・
A10.15  ・・・・・・・・・・・T・・・G・・・T・・・・・・・・A・・・・・・・・・・・・A・G・・・T・A・・・・・・・
A10.16  ・・・・・・・・・・・T・・・G・・・T・・・・・・・・A・・・・・・・・・・・・A・G・・・T・A・・・・・・・
A10.17  ・・・・・・・・・・・T・・・G・・・T・・・・・・・・A・・・・・・・・・・・・A・G・・・T・A・・・・・・・
A10.18  ・・・・・・・・・・・・・・・・・・・・・・・・・・・・・・・・・・・・・・・・・・・G・・・・・-・・・・・・・
```

図 1-21　mtDNAの表記の例（文献18，一部改変）

ネアンデルタール人の化石骨のデータの一部で，（−）は欠損，（・）はアンダーソン配列と同一であることを示す．refseq：アンダーソン配列，A10.1〜18：化石骨の抽出資料の番号．激しく壊れているDNAの分析では，このように少しずつ違う型判定が出ることがしばしば見られる．

　このように，mtDNAは利点が多いが，問題点もある．最も重大な問題点は，**ヘテロプラスミー**である．mtDNAでは，同一個体から得られたものであっても時にある塩基が2つの混合（例えばGとA）となっていることがあり，これをヘテロプラスミーと呼ぶ（図1-22）．ヘテロプラスミー部分は，臓器により，あるいは年齢と共に割合が変化することもある．したがって，同一個体でも，血液と他の組織などサンプルの違いにより塩基が異なってしまう場合がある．

　もともとmtDNAは，変性が激しく断片化が著しい試料では，PCRで増幅できても，いくつかの塩基が違う配列が生じてしまうことが知られている．同一個体の化石骨を分析した前述のネアンデルタール人のデータ[18]でもそれは明らかであり（図1-21），全体的に見て共通性の高い塩基配列（コンセンサス・シークエンス）をもって，その骨のネアンデルタール人の塩基配列としている．このことは，ヘテロプラスミーに加えて，断片化したDNAを試料とした場合のPCRの初期における読み間違いも関与していると考えられている[48]．DNAの変性が激しい現代人の毛髪毛幹部でも，同一人の血液とは1塩基程度は違う型として判定されてしまうことが多い．

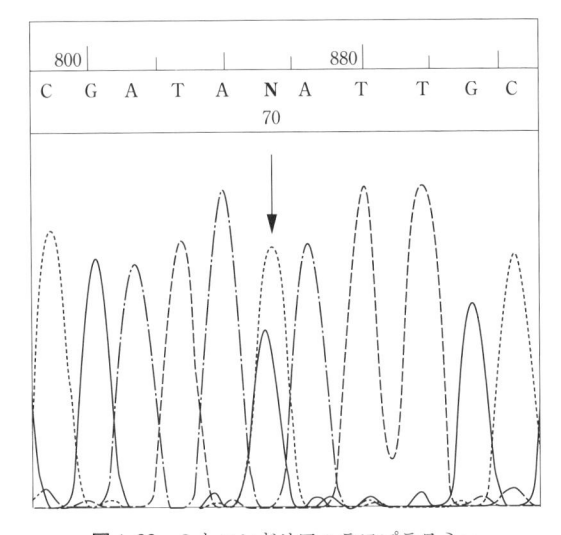

1—3 DNA鑑定手法とその進歩　61

図 1-22　ミトコンドリアヘテロプラスミー
70番目の塩基が，同一の位置に2つのピークが認められる。N：シトシン（C）とグアニン（G）の混合を示す。

　通常の鑑定では同一個体と疑われるヒトの対照資料は，問題の試料と臓器，組織が異なったり，採取時期が異なる場合が多いので，特にDNAが変性していることが予想される試料では，1塩基なり2塩基なりの少数の塩基の違いを違うと言い切ってよいかについては不安が残る。もちろん，5個や6個も塩基が違うこともあり，その場合はまず違うということができる。ヘテロプラスミーは，厳密に言えばほとんどの人に見られるが，通常はいずれかの塩基が圧倒的に多く，塩基の決定に迷う例はそれほど多いわけではない。したがって，多くの場合には問題なく判定できるのであるが，それでも一抹の不安があるので，実際の鑑定ではmtDNAは補助的に扱われることが世界的な傾向である。
　次の問題点としては，他のDNAによるコンタミネーションが起こりやすいことである。mtDNA多型は，感度がよいという利点があるが，そのために通常のSTR型判定では問題にならないような微量のDNAの混入が問題になってくる。したがって，コンタミネーションを防ぐ注意が最も要求されることになる。

さらにもうひとつの問題点は，Y染色体と同様に組換えがないので，サンプル集団の信頼性が検定できない点と，頻度調査そのものの不確かさである。これらの点はサンプル集団による頻度調査の信頼性の項（2—2）で詳述する。

前述のニューヨークにおける大規模テロ事件であるWTC事件では，損壊の激しい遺体の返還にDNA鑑定が活躍したが，mtDNAは，やはり補助的に使われ，確率計算には用いられていない。

10 Single Nucleotide Polymorphysm（SNP）のDNA鑑定への応用

あるヒト集団のなかで，特定の部位の塩基が別の塩基に置換している多型，すなわち塩基置換についての多型を前述のように一塩基多型またはSNPと呼んでいる。SNPは広くヒトゲノムに見られ，平均するとおよそ1000塩基に1つ程度は存在すると言われている。

多型というほどには頻度が高くないものの，塩基置換そのものはヒトの遺伝性疾患の原因遺伝子の研究で多く見つけられてきた。そして，遺伝子をコードしていない領域がヒトゲノムには圧倒的に多いことを反映して，塩基置換は非コード領域に多く見出されている。非コード領域は，生存のための淘汰にさらされないだけに変異が残りやすく，SNPも多型として残りやすい。

SNPは，1塩基の違いを検出するので型判定は簡単ではない。そのために多くの方法が工夫されている。ただ，個々のローカスでは，一般に2種類の塩基の多型，すなわちアリールは2にすぎず，識別力は高くない。現在標準となっているSTRと同等の識別力を得ようとするためには多数のローカスの同時判定が必要となる。

SNPによる個人識別が注目されたのは，前述のWTC事件である。ここでは，火傷などで壊れたDNAの資料が多く，通常のSTRでは短いローカスのものしか型判定できないなど，個人識別に苦労し，遺体をなかなか遺族に返還することができなかった。そのため，長い断片となるSTRローカスについては，キットとは別に100塩基程度の短い断片となるようにプライマーを設定しなおして型判定したりしたが，それでも型判定できない場合が少なくなかっ

た。

　SNPは，STRと違って型判定の決め手となる部位が1塩基のみであり，PCRで増幅する領域を短く設定することが可能である。そのために，壊れたDNA検査の感度はSTRよりはるかに優れている。したがって，STRで十分な結果が得られなかった試料についてはSNPが検査され，確率を上げるのに役立った。

　しかしながら，現段階では，検査の容易さと識別力ではSNPはSTRにかなわないので，SNPについて画期的な手法が考案されない限り，少なくとも個人識別についてのDNA鑑定ではSTR時代はまだまだ続くと思われる。

　ただ，SNPはローカス自体が多く，中にはヒト集団ごとでアリール頻度に大きな違いが見られ，特定のヒト集団にしか見られないSNPも存在している。したがって，数十程度ないしそれ以上のSNPローカスを適宜選択して検査することで，その人の属する集団の見当をつけることができる。後述のように（158ページ），一部の刑事鑑定においては，被験者が白人か黒人かなどの見当付けにSNPが利用された例がある。

　さらに，最近ではSNPの検査で個々人の民族的出自の判定を請け負うサービスがインターネット上で急速に増えてきている。各民族のアリール頻度のデータをもとに，頬粘膜細胞のDNAについて多くのSNPを検査することで，例えば白人が75%，黒人が20%，アジア人が5%といった比率を計算できるようになって来ている。最近では，家系のルーツを調べるウェブサイトが世界的に人気で，ナポレオン，クレオパトラなどの有名人との関わりまで調べられるとして大きなビジネスになってきており，2012年の売り上げは100億円を超えているとの報告もある。ただ，特定の有名人との関連性を見るような検査は，少し歴史をさかのぼれば，膨大な先祖が存在することになり，ほとんど無意味だと批判する科学者もいるという[49]。

11　MVR-PCRのDNA鑑定への応用

　1991年に，DNA指紋の開発者であるレスター大学のジェフリーズは，29塩

No.1　11331231121331313331133111211331311131111113232332313255 4454

No.2　12133131133131133113133133113131111313131111111131331113311

図1-23　MVR-PCRのデジタルコード

基をリピートユニットとするミニサテライトであるD1S8を用いて，リピートユニット内の塩基の変異を検出する新しい手法を確立し，Minisatellite Variant Repeat（MVR）-PCRと命名した[50]。

　この研究には，筆者の研究室から留学していた玉木講師（当時，現京都大学教授）が加わり，中心メンバーとして活躍した。ネイチャーの表紙を飾ったイラストは玉木講師の作品である。

　MVR-PCRは，かなり複雑な手法であるので，詳細は述べないが，簡単に言えば，このミニサテライトを構成する2種類のリピートユニットを別々に識別しながら，端から約60塩基程度まで読み取り，それらの2種類の組み合わせをデジタル化して表すものである。そのため，デジタルDNAタイピングとも言われる。

　このデジタル化は，具体的には父からと母からの相同染色体での2種類のリピートユニットの組み合わせにより，1から3の数字が割り当てられる。なお，少数ながら，2種類以外の違うリピートユニットも見られるので，それを加えてデジタル化すると，結局は1から6の数字が端から60個並ぶことになり，これらの数字の配列をデジタルコードと言う（図1-23）。

　この数字の配列はきわめて多様性に富み，一卵性双生児を除き，同じ配列を共有することはほとんど見られない。すなわち，このローカスのみで強力な個人識別が可能となっている。ただ，メンデルの法則により，同胞では25%の割合でまったく同一のデジタルコードとなる。

　この方法は，PCR増幅を用いるので感度が高く，デジタル化されるのでデータベース化が容易である。ただ，問題点も有している。まずバンドの検出にアイソトープを用い，操作もやや煩雑で，デジタル化では熟練を要する。また，このような検出に適したローカス，すなわち比較的少数の種類のリピート

ユニットが混在しているローカス, を探すのはかなり手間がかかる。現在では, D1S8のほか3, 4のローカスでMVR-PCRによる分析が報告されているにすぎない。

筆者らは, このMVR-PCRが日本人でもきわめて多型性に富み, 個人識別に有用であることを示している[51]。また, アイソトープを用いないで, 直接ゲルを発色させて検出する方法[52]や, 蛍光標識プライマーを用いてSTRと類似した方法で簡便に検出する方法[53]を考案した。

ただ, 15程度のSTRローカスを1度に増幅して自動的に型判定できる簡便な方法が確立された現在, 少なくとも個人識別の目的ではMVR-PCRが活躍できる場は限られている。

MVR-PCRの法医学的応用としては, 親子鑑定での1つのローカスのタイプだけが矛盾するような突然変異が疑われるケースの確認[54]や第2度ないし第3度血縁関係の推定など, その極めて高い識別能力を生かす検査に有用と考えられる。

12 DNAの定量について

抽出したDNAについては, DNA量を測定し, 必要な量のDNAを分析に用いる。DNAの定量法については, 大きく分けて3つの方法があり, それぞれ特徴がある。

1つは吸光度法と呼ばれる方法で, DNAの波長260 nmにおける特異的な吸光度を用いる[55]。この方法は感度が劣るものの簡便であり, DNAに何も試薬を作用させないので定量に用いた試料は回収して分析に用いることもできる。しかしながら, この方法は, DNAの塩基による光の吸収を見ているため, 変性したDNAも定量してしまう。従って, 変性したと思われる試料には適用できない。

次に蛍光法と呼ばれる方法がある[56]。これは二重鎖DNAに強く結合する蛍光色素を用い, 標準となる既知の濃度のDNAの蛍光の強さと比較することで定量する。この方法は測定限界が2 ngと高感度であり, 二重鎖DNAが解離

して1本鎖になった変性DNAには反応しない利点がある。ただ，この方法は高価な専用の機器が必要である。また，動物や細菌などヒト以外のDNAとヒトのDNAの区別ができないので，それらのDNAが混在していることが疑われた場合には用いられない。

　3番目の方法は，ヒト特異的プローブを用いる方法である。ヒトに特有な塩基配列部分を色素で標識してプローブに用い，膜上に一定量付着させたDNAと反応させ，青色に発色させ，既知濃度のヒトDNAとの発色の度合いから定量する。高感度の検出法が工夫され，感度は蛍光法の10倍程度高感度となっている[57,58]。この方法は，やや手間がかかるが，ヒトDNAに特異的であり，数十塩基の配列が保存されていないと定量できないことから，この程度の塩基配列が保存されているDNAの定量に向いている。

1—4
確率計算のためのサンプル集団の信頼性

1 サンプル集団の必要性

　親子鑑定や個人識別では，否定される場合には確率計算の必要はないが，否定されない場合には，ある集団における問題となるアリールの出現頻度をもとに，その集団で偶然に関係のない人が現われる確率を計算しておく必要がある。そのために，遺伝的にある程度独立している集団ごとにそれぞれのローカスの各アリールの出現頻度を調査し，確率計算のためのデータとして持っている必要がある。

　我々にとって，まず必要なのは日本人としてのサンプル集団であろう。日本人は，縄文人と弥生人の2つの系統があると言われているが，とりわけ遺伝的に孤立しているわけではなく，長い歴史の中で遺伝的に見てもかなり均質化されていると考えられる。DNA検査においても，いくつかのローカスで分析がなされているが，各地域集団での遺伝的な差異は小さいことが示されている[59]。

　確率計算のためのデータ作成にあたり，集団全体を調べることは一般に無理なので，その集団から無作為に選んだヒトのサンプル集団について，それぞれのSTRローカスの各アリール頻度を調査する。ここでいう無作為とは，特定のアリールが偶然でなく作為的に集まってしまわないことを言う。血縁関係の濃いことがわかっているヒト同士を含まず，また，遺伝的に他の集団と混じりあわない孤立的集団内のサンプルを含めないなどの一般的注意を守れば，基本的には無作為に集めたとしてよいとされる。

　無作為に集めるためには，本来はくじ引きなどで無作為に抽出して試料提供をお願いするべきである。しかしながら，ヒトの究極的なプライバシーと言わ

れているDNAの分析については，慎重であるべきとされているので，そのような一網打尽的なアプローチは取りにくい。また，DNA鑑定については，遺伝子として発現するようなローカスは基本的には用いないので，近親者を避け，血縁の濃い集団を避ければ，研究者が説明しやすく集めやすい集団で基本的には問題がないと考えられている。ただ，無作為に集めたとしても，偶然にアリールに偏りができ，結果として母集団のアリール頻度を反映していないサンプル集団になってしまうことは常に起こりうる。とりわけサンプル数が少ない時にこのような偶然の偏りが起こりやすい。

確率計算のためのヒト集団における頻度調査については，国際法医血液遺伝学会の勧告では100人とされたが[60]，後で詳述する1996年の全米科学アカデミーのDNA鑑定についての2回目の勧告[61]（100ページ）では数百人とされている。従って，サンプル数は多ければ多いほどよいが，少なくとも100～200人以上のサンプル数が望ましいと言えるであろう。

確率計算に用いるサンプル集団が母集団のアリール分布を反映している偏りのないものであることはDNA鑑定を適正に行う上で極めて重要である。このことは，DNA鑑定が被疑者ないし被告人の裁判に用いられる場合に特にあてはまる。確率計算に用いるサンプル集団が，たまたま偏りがあり，母集団ではかなり多く見られるアリールがサンプル集団では稀になっていたとしよう。そうすると，被疑者ないし被告人は稀なアリールを持っているので，偶然に資料（血痕など）と一致するのではなく，犯人そのものだと言われるかもしれない。すなわち，不当に高い確率で犯人にされてしまうことも起こりうる。

被疑者ないし被告人が不当に不利な扱いを受けないよう配慮することは，社会による個人の断罪ではとりわけ厳密に守らなければならない。この点については，多民族が共存している米国で，激しく議論された[62, 63]。

では，確率計算に用いられるサンプル集団の信頼性は，どのようにして担保されるのであろうか。実は，常染色体のように，母親と父親から相同染色体が伝えられるローカスでは，**ハーディ・ワインベルグの平衡（H-W平衡）** を検定することで，その集団ではアリール頻度や遺伝子型頻度がほぼ安定に保たれていることが推定できる。したがって，そのようなローカスでは，サンプル集

団において，それぞれのローカスを調査した段階でH-W平衡にあるかを検定する。そして，H-W平衡にあることが否定されなければ，そのローカスはほぼ安定であるとみなしている。

2　H-W平衡について

　H-W平衡は，イギリスの数学者ハーディとドイツの医師のワインベルグが1908年に別々に発見した集団遺伝学上の重要な現象である[64]。

　彼らは，いくつかの仮定，すなわち①任意交配②集団の大きさが大きい③突然変異・移住が起こらない④選択が起こらない，が満たされる2倍体集団では，**遺伝子（アリール）頻度**と**遺伝子型頻度**に，ある平衡が生じるということを発見した。前述のように，ヒトは2倍体集団であるので，この平衡状態にあれば，その集団の遺伝子型頻度は安定に保たれていると考えることができる。

　H-W平衡の考え方が適用できるのは常染色体上のローカスに限られる。DNA鑑定で用いられるY染色体のSTRや，ミトコンドリアDNA上のローカスには，このH-W平衡の考え方は適用できない。

　仮定について少し詳しく見ておこう。

　第1の仮定は任意交配である。集団の中でランダムに交配が起こる（random mating）ということである。任意交配でないということは，ある集団内のメンバーが，交配する相手として特別な表現型を持つものをランダムより多くか少なく選ぶことを言う。同じ表現型同士を多く選ぶことを「正の選択交配」，少なく選ぶことを「負の選択交配」と言う。

　DNA鑑定では，非コード領域のローカスを用いるので，表現型から交配相手を選ぶということは起こらない。ただ，交配する個体同士が近親者であると，ランダムな相手よりも遺伝的に近いので，近親交配（inbreeding）は「正の選択交配」となる。近親交配は，しばしば集団の大きさが小さいために生ずるので，集団の大きさが大きいという仮定は，近親交配が起こりにくいことにも通ずる。

　なお，近親交配は，同じアリールの組み合わせを増やすのでホモ接合体が増

え，遺伝子型頻度を変化させる。しかしながら，アリールの頻度すなわち遺伝子頻度は変化させないという性質を持っている。このことは，遺伝子頻度を変化させる他の因子とは異なっている。

　第2の仮定は，集団の大きさが大きいことである。各世代は，母親や父親の世代の特定の配偶子（生殖細胞）がたまたま交配することで生まれる。もとの配偶子の数が限定されていると，偶然の要素では稀なはずのアリールが増えるなど，遺伝子頻度の変化が起こりやすい。このような偶然によって遺伝子頻度が変化することを**遺伝的浮動**（genetic drift）と言う。集団が無限に大きければ，遺伝的浮動は起こらないことになる。

　第3の仮定は，突然変異・移住が起こらないことである。突然変異や移住によって，ある集団から従来あったアリールが失われたり，あるいは新しいアリールが加わることがある。その場合は遺伝子頻度が変化し，遺伝子型頻度も変化する。

　第4の仮定は，選択が起こらないことである。交配における相手の選択のほか，ある遺伝子が生存に有利であったり不利であったりするものも含まれる。ただし，DNA鑑定に用いられる非コード領域のローカスの場合は，このような選択は働かない。

　実際の集団では，交配が完全にランダムに行われるわけではなく，集団が無限に大きいわけでもない。また，突然変異は稀ではあるが生ずるし，移住も当然起こっている。したがって，H-W平衡の必要な4つの仮定が完全に満たされている集団は現実には存在しない。

　それでは，現実に観察される集団ではH-W平衡は成り立っていないのであろうか。実は，H-W平衡は，自然集団でよく見出されている。仮定が破られても，通常はその影響が小さいからである。

　たとえば，突然変異率は，通常のローカスでは1世代につき10^5の配偶子に1つ変化する程度のものである。DNA鑑定でよく用いられているSTRは多様性が高く，識別力が高いが，これは突然変異率が高いことの反映である。それでも，1世代につき10^3の配偶子に2つ程度である。また，集団の大きさも，ほぼランダムな交配が行われるためには，必ずしも無限に大きい必要はない。

3　H-W 平衡にあることの証明

H-W 平衡にあれば，次の 2 つのことが言える。すなわち，①遺伝子頻度は世代が変わっても変化しないこと，および②遺伝子頻度が決まれば遺伝子型頻度が決まるということである。

H-W 平衡にあれば，任意に交配していることになり，安定に保たれている遺伝子が理論どおりのランダムな交配で，理論値にほぼ一致した遺伝子型が次世代にも生ずることになる。

このことを利用して，サンプル集団におけるそれぞれのローカスが H-W 平衡にあることを証明することが可能である。すなわち，そのサンプル集団で観察される遺伝子頻度から次世代の理論的な遺伝子型頻度を算出し，実際に観察されている遺伝子型頻度と比較すればよい。

あるサンプル集団において，理論的な遺伝子型頻度と観察された遺伝子型頻度に差がなければ，そのローカスは H-W 平衡にあることを否定されなかったとされ，差があればそのローカスは H-W 平衡にあることが否定されたとされる。

理論値と観察値に差があるか否かの検定には，いくつかの方法がある。従来の血液型のローカスによく用いられていた検定法は **χ^2 検定法** である。しかしながら，この χ^2 検定法は制約があって，アリールの多い DNA 鑑定には適していないので，DNA 鑑定に適した検定法が報告されている。

4　χ^2 検定法による H-W 平衡の証明

χ^2 検定法は，簡便な計算により，理論値と観察値の比較を行い，差があるかどうかを検定する方法で，従来の血液型における H-W 平衡の検定に用いられてきた。実際の χ^2 検定を MN 式血液型の例をとって示す（表1-3）。

200 人のサンプル集団で，M 遺伝子の頻度（p）が 0.76，N 遺伝子の頻度（q）が 0.24 とすると，MM 型の遺伝子型頻度の理論値は p^2 であり，0.5776 と計算される。同様に，MN 型と NN 型の理論的な遺伝子型頻度はそれぞれ

表 1-3 MN 式血液型における χ^2 検定による H-W 平衡の計算例

項　目	遺　伝　子　型			合　計
	MM	MN	NN	
観察値 (O)	114	77	9	200
理論値 (E)	115.52	72.96	11.52	200
理論値の計算式	p^2	$2pq$	q^2	
χ^2 値 $=(O-E)^2/E$	0.02	0.224	0.551	0.795

M 遺伝子の頻度(p) = 0.76
N 遺伝子の頻度(q) = 0.24
自由度 1 で有意水準 0.05 での限界 χ^2 値 = 3.841

0.3648 と 0.0576 と計算される。これらの遺伝子型の理論的な頻度から出現数の理論値が計算できる。これらの遺伝子型の理論値と実際に観察された観察値を，χ^2 値を用いて検定する。

χ^2 値は，観察値（O）と理論値（E）の差の 2 乗を理論値で割った値であり，これらの個々の χ^2 値を合計した値（$\Sigma\{(O-E)^2/E\}$）を χ^2 分布の表の値と見比べることで判定する。

この χ^2 値を合計した値は χ^2 分布に従って分布するとされている。結局，χ^2 検定は合計 χ^2 値が χ^2 分布に適合しているか否かの確率を見ていることになる。そして，合計 χ^2 値が設定された水準（**有意水準**）を超えて大きくなってくれば，観察値は理論値と一致していないと判定する。一致する確率を P で表わした場合，P 値が 0.05 を有意水準とすることが一般的である。

なお，χ^2 分布は自由度（整数）の値で違ってくるので，χ^2 分布の表には，χ^2 値の累積値が，自由度の値ごとに示してある。専門的になるので説明は省くが，自由度はアリールの数引く 1 となる。したがって，MN 式血液型の場合はアリールが 2 であるので，自由度は 1 となる。

例に挙げた MN 式血液型のサンプル集団では，χ^2 の累積値は 0.795 であり，有意水準 0.05 のときの合計 χ^2 値（3.841）よりはるかに小さいので，観察値と理論値はよく合っていると判断される。

有意水準を P=0.05 とするのは，あくまで慣例であり，20 回に 1 回くらいは間違うことを許容しているとも言える。より厳密に判定する場合には，有意

水準をP=0.01とするとの考えもある。

　現在は，一般に差があると判断するP値として0.05を採用しているが，どの程度の差であるかの見当付けのため，P＜0.05，P＜0.01，P＜0.001などとレベルがわかるように表示したり，計算されたP値をそのまま示すこともある。

5　χ^2検定を適用する条件（5の法則）

　合計χ^2値の分布は，サンプル数が多いときにはχ^2分布に近似できるので，χ^2分布の表を検定に用いている。したがって，この近似が良好なときにだけ用いられることを銘記しておかなくてはならない。

　基本的には，サンプル数が十分に多いことが必要であるが，過去の経験などから，近似できる条件が示されている。それを**χ^2検定法における5の法則**と言う[65]。

　5の法則は，「すべての遺伝子型で理論値が1以下になってはならないことと，遺伝子型の2割以上の理論値が5以下であってはならないことである」と言うことができる。5の法則を満たしていれば，合計χ^2値の分布はχ^2分布に近似しているので前述のχ^2分布の表を使って判定してよい。逆に，5の法則を満たしていなければ，χ^2分布の表は使えないことになる。

　5の法則は，アリール数の少ない，したがって遺伝子型の数が少ない従来の血液型には通常問題なく適用できるが，アリール数が多い，したがって遺伝子型の数が多いローカスには適用できない。DNA鑑定に用いられるSTRは，χ^2検定は適さないのである。

　では，DNA鑑定に用いるSTRなどについては，H-W平衡の確認は可能であろうか。もちろん可能である。要は，χ^2分布に近似するような方法をとらず，観察されたアリール頻度をもとにシミュレーションにより分布をつくり出した上で判定すればよい。

　DNA鑑定に用いられるローカスがH-W平衡にあることの検定に適した2種類の方法が1992年にそれぞれ報告された。1つはベーアにより発表された

likelihood ratio test[66]）であり，もう1つはグオとトンプソンによって発表された exact test（G-T's exact test）[67]）である。さらにベーアは，同じ論文で，ホモ接合体が有意に多くなっているかを検定する homozygosity test も報告している。これらのうち，現在では主に G-T's exact test が用いられるようになっている。

6　グオとトンプソンの exact test による H-W 平衡の証明

　統計の父と言われているフィッシャーは，χ^2 検定が5の法則を満たさない場合，直接に確率を計算する方法（exact test）を発表している。グオとトンプソンは，DNA 型についての H-W 平衡の検定に exact test を応用することを提案した（G-T's exact test）。

　この方法は，直接確率の考え方から導き出される Pr 値という値について，アリール頻度を固定した上でシミュレーションをするものである。彼らはシミュレーションの方法としてモンテカルロ法とマルコフチェイン法の両者を示している。そして，各遺伝子型のとりうる Pr 値の分布を求めた上で，実際の観察集団の値がどこに位置するかを求め，確率（P 値）で表わした。

　なお，筆者らは，原報を確認する過程で，Pr 値として示された式で1箇所 + と - の符号が間違っている部分を見つけたので，正しい式を筆者らの報告には載せている[68]）。

　筆者らは，実際にはモンテカルロ法により乱数を 10,000 回発生させてシミュレーション集団を 10,000 つくり，その集団を用いて likelihood ratio test と G-T's exact test を同時に検定している。

　実際の計算式は，かなり複雑になるので，省略する。興味のある方は，筆者らの論文[68]）や原報をごらんいただきたい。

　なお，この方法で，H-W 平衡が否定された場合は，頻度の小さいアリールを原則として隣同士でまとめてグループ化し，再度検討して H-W 平衡が否定されないかを検定すればよい。そして，否定されないようならば，そのグループ化した頻度を用いて確率計算することができる。

アリールのグループ化が必要な場合には，原則的には隣接したアリールと結合する。ただ，サンプル数が大きくなると，H-W 平衡からのズレは見られにくくなるので，グループ化の必要性が薄れる。実際に，科学警察研究所の吉田らの論文によると，日本人のデータベースでは，15 ローカスの市販キットについてはすべてのローカスで，G-T's exact test の検定で H-W 平衡が否定されなかった[69]。したがって，日本人については，この吉田らのデータベースを利用すれば，観察された各ローカスのアリール頻度をそのまま用いることができる。

7　homozygosity test による H-W 平衡の証明

ベーアは H-W 平衡の検定の 1 つとして，サンプル集団のすべてのホモ接合体の出現頻度（ホモ接合度観測値：H_0）を，H-W 平衡を仮定した場合のその集団の理論的なホモ接合体の出現頻度（ホモ接合度理論値：h_0）と比較することを提案した[66]。この検定はホモ接合体とヘテロ接合体（ヘテロ接合体の種類は問わない）の 2 つを問題とするので，自由度は 1 となる。

この適合度試験で計算される χ^2 値は，そのままでは自由度 1 の χ^2 分布にならないので，適切な補正式をベーアは示している。

この式により計算された χ^2 値は自由度 1 の χ^2 分布を示すため，サンプル集団のホモ接合体の出現頻度が理論値と適合しているかを χ^2 分布をもとに検定することができる。

ここでも，実際の計算式は，かなり複雑になるので，省略する。興味のある方は，筆者らの論文[68]や原報をごらんいただきたい。

この homozygosity test は，データベースのうち，ホモ接合体であるかないかのデータのみを用いており，データベースの一面を捉えているに過ぎないが，likelihood ratio test と exact test とはまったく違う観点で検定していることになる。また，血縁関係が濃い少数の集団での近親交配の影響や，後で触れる集団内の subpopulation の存在によるホモ接合体の増加（**ウォーランド効果**）を鋭敏に検出できる利点もある。

8　常染色体 STR についての H-W 平衡検定の例

　DNA 鑑定において確率計算の基礎となるサンプル集団として，日本人集団について，通常用いられている**常染色体 STR** の各アリール頻度とその H-W 平衡検定の例を示しておく。

　ここでは，筆者の研究室で開発した STR である 9q2h2 ローカスを例にとり，検討してみよう。

　9q2h2 は，日本人 154 人について検査したところ，リピートユニット "GGAA" が 12 回から 21 回繰り返している 10 種類のアリールが観察され，PCR 産物の長さが 131 から 167 塩基と短いローカスであった。このローカスの日本人頻度を検討した（図 1-24）。

　表 a は実際に観察された遺伝子型の数（観察値），表 b はアリール頻度から理論的に計算された遺伝子型出現の理論値である。この観察値と理論値を比較することで H-W 平衡検定を行った。両者の値は比較的近似しており，H-W 平衡は良く保たれていることが予測できる。一般にローカスの識別力はヘテロ接合度（1-ホモ接合度）の値が大きくなる程高くなるので，ヘテロ接合度をローカスの指標の 1 つとして計算する。表 c に観察されたヘテロ接合度，理論的なヘテロ接合度を示した。さらに，表 d に homozygosity test, likelihood ratio test, exact test の計算結果を示した。やはりいずれの検定においても H-W 平衡は否定されなかった。

9　常染色体 STR 以外のローカスの日本人サンプル集団データ

　Y 染色体の STR については，いくつかのヒト集団でハプロタイプのデータが発表されている[70, 71]。筆者らの研究室でも，227 人の日本人について，14 ローカスの STR のアリール頻度を示しており[46]，また，常染色体 STR と同様に突然変異が見られることを報告している[72]。

　Y 染色体は，常染色体と違い，男性から男子にしか伝わらず，相同染色体を持たない。一部に同じ性染色体である X 染色体と相同部分があり，組換えが

a. 9q2h2 ローカスの遺伝子型観察値

	1	2	3	4	5	6	7	8	9	10	アリール観察数	アリール頻度
1	0	0	0	1	0	0	0	0	0	0	1	0.003
2		0	3	7	2	2	0	0	0	0	14	0.045
3			6	17	15	3	4	1	0	1	56	0.182
4				15	34	10	2	1	1	0	103	0.334
5					16	10	1	2	0	0	96	0.312
6						0	0	0	0	0	25	0.081
7							0	0	0	0	7	0.023
8								0	0	0	4	0.013
9									0	0	1	0.003
10										0	1	0.003
										合計	308	1

b. 9q2h2 ローカスの遺伝子型理論値

	1	2	3	4	5	6	7	8	9	10
1	0.001	0.042	0.168	0.309	0.288	0.075	0.021	0.012	0.003	0.003
2		0.312	2.523	4.629	4.324	1.123	0.319	0.18	0.042	0.042
3			5.101	18.72	17.49	4.541	1.289	0.729	0.168	0.168
4				17.18	32.1	8.333	2.366	1.337	0.309	0.309
5					14.99	7.784	2.21	1.249	0.288	0.288
6						1.01	0.574	0.324	0.075	0.075
7							0.081	0.092	0.021	0.021
8								0.026	0.011	0.011
9									0.001	0.003
10										0.001

c. ヘテロ接合度の観察値と理論値

ヘテロ接合度観察値	0.7597
ヘテロ接合度理論値	0.7486

d. H-W 平衡についての検定

検定の種類	P 値
homozygosity test	0.7341
likelihood ratio test	0.781
exact test	0.856

図 1-24　常染色体 STR である 9q2h2 ローカスについての理論値と観察値

ないわけではないが，基本的にはそのままの形で伝えられる。したがって，常染色体上のアリールのように H–W 平衡による検定は適用できない。

ミトコンドリア DNA（mtDNA）についても，いくつかの研究室で，日本人データが発表されている。mtDNA は前述のように母親から子に伝えられる母系遺伝を示すので，これらのデータも H–W 平衡の検定は適用できない。

MVR-PCR については，筆者らの研究室で，D1S8，D7S21 などのローカスについて 100 人程度の日本人データを発表している[51]。これらのローカスは常染色体上にあり，理論的には H–W 平衡の検定が適用できる。しかしながら，この方法は，きわめて識別力が高く，ほとんどのアリールがサンプル集団での出現数が 1 となる。このようなローカスは，そもそも安定したアリール頻度の見当をつけるために膨大なサンプル数を必要とする。したがって，H–W 平衡の検定が事実上適用できない。

ここに挙げた Y 染色体 STR，mtDNA，MVR-PCR などについてのサンプル集団の信頼性は，H–W 平衡の検定に頼らないで示す必要がある。たとえば，同じ集団の中でいくつかの調査を行って，それぞれのデータに差があまりないことを示すことなどが考えられる。

第 2 章

個人識別

2—1
個人識別と刑事鑑定

1 個人識別の特徴

　我々は，親しい人であれば，多数の人ごみの中からでも特定の個人を一瞬で見分けることができる。体つき，姿勢，服装，髪型，顔などの形態的特徴を瞬時に総合して判断している。とりわけ顔は複雑な形態であり，重要な判別の根拠となる。

　それでも世の中には似た人もいるので，ときどき間違えることがある。とりわけ長期間会っていない場合には，確信がもてないこともあるかもしれない。本人と話せば問題はないが，健忘症を起こしていたり，亡くなっているとそれもかなわない。

　ときどき交通事故などでは，それほど負傷が激しくなくても人違いが起こる。車の所有者が友人に車を貸したところ，交通事故で友人が亡くなり，そのことを知らずにいた家人が死者を車の所有者と間違え，新聞報道の後，本人が駆けつけた例も稀に報告されている。突然の事故で気が動転していることも間違いを起こしやすくしているかもしれない。

　筆者はもともと法医学を専門としており，司法解剖などの法医解剖を依頼されることがあったが，ご遺体が誰であるかという個人識別は基本的には警察による認定に任せるしかなく，聞いたお名前を死体検案書や鑑定書に記入していた。ときに氏名不詳のご遺体があり，その場合は，書類には「氏名不詳」と記入するが，身元を確認するために，身体特徴を鑑定書などの報告文書に記載することが求められることになる。ご遺体が傷んでいるような場合には，性別，推定年齢などのほか，歯の形状や治療痕が重要な確認材料となる。外表の傷痕や内臓の手術痕，職業上の胼胝なども，あれば記載していた。なお，指紋は一

般に死体発見時に採取できるものはされているので，法医学で対応することは普通ない。

　DNA 鑑定による個人識別が活躍するのは，これらの判別すらできないほどにご遺体が傷んでいたり，白骨化や，さらには肉片や骨片など，ご遺体の一部分しかない場合である。あるいは，犯罪捜査などで血痕，タバコの吸殻などの唾液斑，強姦事件における精液斑などの体液斑が誰のものかを判断する場合である。

　なお，個人識別がすべて犯罪捜査に結びつく「刑事鑑定」として行われるかというと，必ずしもそうではない。たとえば，事故や自殺と判断された事件で，犯人を捜査する目的ではないけれど，身元を特定して遺族にご遺体をお返しする目的で個人識別を行う場合もある。2001 年 9 月 11 日にニューヨーク市で起こった WTC 事件の 2,800 人に及ぶ犠牲者の身元捜しがその例である。また，日本でも，中国残留孤児やシベリア等の抑留者の遺骨の身元確認などがある。飛行機事故や大地震などの大規模災害でも必要になる。2013 年の東日本大震災における身元確認でも DNA 鑑定は歯型の鑑定と並んで有効に使われた。

　これらの身元確定のための DNA 鑑定は，必ずしも刑事鑑定というわけではないので，しいて言えば法医学鑑定と言える。平成 15 年 10 月に発表されたユネスコのヒト遺伝情報データについての国際宣言でも，DNA 検査の利用目的として，医療，研究，民事事件や刑事事件法廷での利用のほか，法医学の検査が挙げられていることは前述のとおりである[1]。

　現在の DNA 鑑定による個人識別は極めて強力であり，日本人では，10^{18} 人に 1 人などという天文学的な確率で個人を特定することが可能になっている。ただ，問題は，対照として間違いなく問題としている人のものであるとわかっている細胞が必要なことである。

　医療記録に添付されている血液型判定の血痕などは良質の対照資料になる[1章54]。また，へその緒，手術での組織標本，病理組織標本など本人の細胞が残されていれば対照資料となる。しかし，多くの場合は，明確に問題の人のものであると言える細胞資料が残されていない。

表 2-1 ニューヨーク医療監察官事務所による WTC での個人識別のための対照試料分類

DNA の由来	例	有用性
医療における試料	骨髄移植ドナー試料 バイオプシー試料 新生児スクリーン用血痕	最も有用
個人の細胞付着物	歯ブラシ 櫛	非常に有用
近い血縁者	犠牲者の生物学的両親 犠牲者の子供 犠牲者の兄弟 犠牲者の姉妹	有用
その他の血縁者	母方の叔母（伯母） 母方の叔父（伯父） 母方の従兄弟（従姉妹） 半同胞	ある程度有用

　筆者らの研究室では，そのような資料の1つとして歯ブラシが有用であることを示し，米国の雑誌に発表している[2]。歯ブラシには意外にそのヒトの口腔内の細胞が付着しており，実際の歯ブラシをいろいろなヒトから集めて調べると，付着量はさまざまながら，すべての例で市販キットに含まれるローカスのSTRは型判定が可能であった。歯ブラシは，通常は，他人が兼用することはないので，良質な資料となる。この論文が掲載された翌年の2001年9月11日に，ニューヨークの国際貿易センタービル（WTC）にハイジャックした旅客機が突っ込むというWTC事件が起こり，約2,800人の痛ましい犠牲者が出た[3]。このWTC事件では，ご遺体を家族にお渡しするために大規模な個人識別が行われたが，そのための資料提供を呼びかけるニューヨーク医療監察官事務所のホームページでも，良質な資料として本人の使用した歯ブラシを挙げていた。なお，そのホームページでは，血縁関係者も含めた種々の資料が，それらの有用性からいくつかに分類されていたので，参考までに表で示す（表2-1）。

　残念ながら本人自身の細胞が無い場合は，肉親とわかっている人々がおられれば，血縁関係を検査する，いわゆる親子鑑定を行うことで間接的に個人識別を行うことも可能である。その場合は，問題とする検査検体が組織片だった

り，体液斑だったりすることが多いものの，基本的には親子鑑定と同じ作業となる。親子鑑定となると，個人識別のような高い確率は期待できないが，それでもDNA鑑定のおかげでかなり高い確率が得られる。

親子鑑定については，次章で詳細に述べるので，本章では，ひとまずなんらかの対照資料と各種遺伝マーカーがすべて一致することを確認するための，狭い意味での個人識別について述べる。

2 犯罪捜査における個人識別に必要な試料の量

DNA鑑定は，犯罪捜査における個人識別の概念をすっかり変えてしまうようなインパクトを与えたことはすでに述べた。

現在よく用いられている15ローカス程度のSTRを同時増幅するキットでは，1 ng（ナノグラム：10^{-9}グラム）以下のDNAでも十分分析できる。1個の細胞の核に含まれるヒトゲノムDNAは，約6 pg（ピコグラム：10^{-12}グラム）であるので，1 ngのDNAは，約160個の細胞に相当する。血液で言えば1 μl（1辺が1 mmの立方体）の血液には約5000個の白血球が含まれているので，その1/30以下で十分ということになる。筆者らの開発した6ローカスのSTRマルチプレックスシステム（ミディ6）でも，壊れていないDNAであれば，0.125 ng，すなわち約21個の細胞があれば増幅産物が得られる[4]。

もちろん，試料からのDNA抽出におけるロスなどを考慮したり，前述のコンタミネーションの可能性も考慮すると，試料DNAはなるべく多いほうがよい。ただ，微量でも型判定ができることは確かである。

DNAの定量をする場合，前述の定量法の原理からもわかるように，DNAが壊れているような試料ではプローブ法による定量値が最も信頼性が高い。したがって，試料のDNAが壊れていることが予測されればプローブ法を用いることが望ましい。

なお，DNAが0.1 ng程度以下（通常は0.2〜2 ng）の微量の資料の場合，試料の採取で鋳型となるアリールの偏りが起こったり，PCR初期段階でDNAとプライマーの結合にばらつきが出やすいことなどから，DNA抽出液の鋳型

DNA のコピー数を反映しない検査結果となり，型判定結果の信頼性が低くなる。このような状況を **LCN**（Low Copy Number）と言う。LCN の詳細については後述する。

3　壊れた DNA の型判定

DNA が断片化してくると，PCR の増幅部位も次第に壊れてくるので，増幅に必要な DNA 量は多くなる。そして，壊れ方がひどくなればなるほど必要な DNA 量は多くなる。一般に DNA の損壊はランダムに起こるので，確率的には長いローカスほど増幅に必要な全長の構造が保存されにくくなる。

図 2-1 に筆者らの研究室で開発した常染色体 STR の D14S299 というローカスを PCR で増幅した STR 断片の構造を示す。このローカスは，中に多型を示す領域が 5 箇所ある複雑な STR であり，それだけに全体の長さも最大 343 塩基に達する長いものである。断片は，前述のようにリピート部分のほかプライマー結合部分を含む両端の構造（**フランキング領域**と言う）からなっている。この構造がすべて保存されないと増幅するための鋳型になれない。したがって，長いローカスと短いローカスでは，全長が保存される確率が大きく異なる

Primer (wg1c5a)
GATCTCAATAAACATTGATACTGG　　AG
GGAT　GAAA　TGAA　GGAA　(GGAT)$_2$　AGAA　GGCT
ATAA　GGAT　GGGT　(GGAT)$_2$　AAAT　(GGAT)$_x$　AGAT
(GGAT)$_2$　GGAA　AAAT　GGAT　AGAT　GGAT　GGGT
(GGAT)$_m$　GAAT　(GGAT)$_y$　GAAT　ATAT　GGGT　(GGAT)$_2$
(GGGT)$_n$(GGAA)$_z$　GGAT　GGTA　GAAG　AAAG　GTAG
TAC　CAGTATGCTTTAGCTCATGCAG
　　　　　　　　　　　　　　　Primer (wg1c5b)

図 2-1　常染色体 STR である D14S299 ローカスの構造

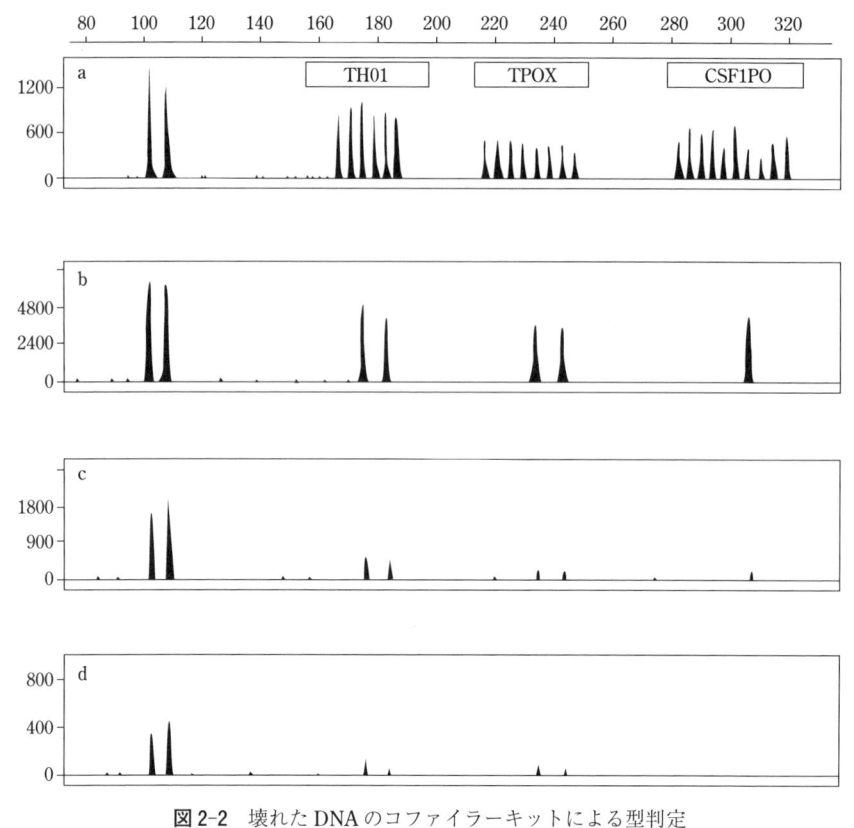

図 2-2 壊れた DNA のコファイラーキットによる型判定

上端の目盛と数字は塩基数を示す。a：アレリックラダー（STR ローカス名は上方に表示。左端の2つのピークは性別判定用のアメロゲニンローカスで，X, Y ピークの男性を示す），b：未処理ヒト DNA，c：超音波処理 15 秒，d：超音波処理 30 秒。

し，同じローカスでも長いほうのアリールは増幅されにくい。

　壊れた DNA について STR のマルチプレックス PCR を行うと，短いローカスは増幅されるが，全長が長くなるにつれ極端に増幅効率が低下し，すぐに検出できなくなることがしばしば起こる。図 2-2 に，そのような例のチャートを示す。この図は，蛍光色素で検出された 3 ローカスの STR と性別判定用のアメロゲニン（99 ページ）の型判定結果を示している。右方から左方に電気泳動され，右に行くほど長い断片になっている。未処理の DNA と超音波処理で

DNAを断片化したものを比較してある。超音波処理が長いほど断片化も激しくなる。未処理のDNAでは，短いローカスも長いローカスも同じように増幅されているが，断片化したDNAは，左方の短いSTRローカスはピークが高いものの，右方に行くにつれ，ピークが低くなり，増幅されにくくなっている。

　逆に言えば，マルチプレックスPCRでは，壊れたDNAか，あまり壊れていないDNAかをある程度区別することが可能である。もちろん，壊れ方が激しければSTRがすべて検出できないことが起こる。

　なお，アルプスの氷河の中から見つかった5000年前の男性の遺体についてのDNA分析の報告では，STRは増幅できず，mtDNAの分析しかできなかったが，増幅できるほどに保存されたmtDNAは，概算で100万個に1個であったという[5]。

　犯罪捜査での試料は，微量で，しかもDNAが壊れているものもある。その壊れ方も試料によって1つ1つ違う。したがって，犯罪捜査でのDNA鑑定は，微量で，しかもDNAが壊れたような試料についての取り扱いに慣れた研究室で行わなければならないことはご理解いただけると思う。

　壊れたDNAの型判定で特に注意が必要なのは，長めのローカスでアリールが消失しかかった場合の型判定である。ヘテロ接合体の片方のアリールが検出されなくなるとホモ接合体のように見えることが起こるのである。

　そのため，壊れたDNAであることが明らかな試料では，各蛍光において検出された最も長いローカスがホモ接合体の場合は，安全のために型判定から除外することが適切と考えられ，筆者らはそのように慎重に対処している。また，ヘテロ接合体の2つのピークの蛍光強度は同じ程度となるはずであるが，時にかなり不均等となる場合がある。そのようなローカスについては何度か繰り返して検討した上で慎重に型を判定している。

　試料DNAの断片化の状態は，量がたくさんある場合は，アガロースゲルで電気泳動して，DNAを非特異的に染色すれば見当がつく（92ページ）。すなわち，壊れていればいるほどゲル内で速く泳動する成分が増える[6]。

　また，壊れてくると，DNA定量法によってその値が大きく違ってくるよう

になる (65 ページ)。ヒト DNA の特定の塩基配列部分を測定するプローブ法は，その塩基配列部分が壊れてくると著しく低い値となる[7]。

なお，感度を上げることだけを追求するならば，PCR の産物を鋳型として，再度増幅する前述の nested PCR などの超高感度法を行えば，感度は大幅に増加し，1個の細胞からの型判定も可能である。この方法は，受精後の胚の時期に1個の細胞を採取し，遺伝子の異常の有無を検査して，母体に戻す胚を選別する「着床前診断」にも利用することが可能である。

ただし，これらの超高感度 PCR 法は，前述のコンタミネーションを増幅してしまう危険性も高まる。コンタミネーションで最も厄介なのは，増幅された DNA が本来の試料に由来するものなのか，偶然コンタミネーションした DNA に由来するものなのかを確実に判別する方法がないことである。1回だけの PCR であれば，前述のように短い STR のみが検出されることで壊れている DNA であるかないかの見当付けができることがある。すなわち，保存状態の悪い資料や古い資料など壊れた DNA であるはずが長い STR まで増幅効率が落ちていないとすると，状態のよい DNA が混入した可能性が高い。しかし，2回 PCR をかける超高感度法では，このような見当付けは難しい。

刑事鑑定では，コンタミネーションの問題があるので，PCR の感度を抑えて用いるのが安全とされ，nested PCR などの超高感度 PCR は用いられていないのは前述のとおりである。したがって，壊れた DNA の場合には，なるべく多めの DNA を試料に用いることで対応するが，その場合には抽出物に含まれる種々の PCR 阻害物質も増えてしまうので，限界もある。

4　刑事事件における資料の採取

刑事事件における DNA 鑑定の多くは，ヒト体液やヒト組織が誰のものかを同定する個人識別である。たとえば，ナイフによる刺殺事件で，被害者との関わりを否定している被告人の衣服に付着している血痕が被害者のものであると証明できれば，被告人が加害者であると推定される。

もちろん，血痕の付着が被告人を陥れるための偽装工作である可能性は別に

検討されねばならない。すでに推理小説の世界では，夫を陥れる目的で夫の精液を採取しておき，殺害した被害者の体内に入れるような事件が考え出されている。前述したように，米国のO. J. シンプソン事件では，問題となった手袋の血痕の付着は警官による偽装工作の可能性があるとして，刑事事件としては無罪となっている。

このような疑惑を避けるためには，資料採取の段階から第三者を立ち合わせたり，詳細な記録と写真を残すなどの証拠保全の手続きが明確に定められ，守られなければならない。もっとも，いくら採取の段階を厳重にしても，先ほどの推理小説が提起したように前もって偽装された資料への対応としては有効ではない。このような偽装工作を見抜く方法は今後の宿題かもしれない。

刑事事件における資料の取り扱いは，法廷における証拠として認められるものでなければならない。そのためには，採取，保管，検査などの各段階で確実に追跡ができ，検証ができるよう，記録を残しておくという基本原則があるが，DNA鑑定でもこのことはきわめて大切である。

5　刑事事件資料からのDNAの抽出

DNAの抽出は，一般的には，フェノール/クロロホルム法という方法で行われる。DNAは，生体内ではタンパクと結合して存在している。このタンパクをフェノールで変性させて除き，次いで溶存するフェノールをクロロホルムで除くものである[1章40]。抽出効率を高めるために界面活性剤であるSDSと強力なタンパク分解酵素であるプロテイナーゼKで前処理することもよく行われる。この方法で，通常はPCRに耐えるDNAが抽出できるし，ロスも少ない。なお，有機溶媒を使用しないで簡便にDNAを抽出する方法の1つとして，キーレックス法がある[8]。キーレックス100は，キレート作用のある樹脂であり，DNAと結合して変性を防ぐことで効果的な抽出ができる。

新しく採取された血液では，核を持っている白血球を遠心分離によって分離した上でDNAを抽出する。血液の体積の40%を占める赤血球は，核を持っていないので不要である。その上，赤血球に多量に含まれるヘムという色素物質

は，DNA抽出液に混入すると，微量でもPCRを阻害するという性質を持っている。そのため，できるだけ白血球を分離してからDNAを抽出するのである。

犯罪捜査でよく用いられている血痕では，白血球だけを分離することはできない。したがって，ヘムがあまり混入しないように抽出を丁寧に行う必要がある。多くの場合は，血痕でも前述のSDSとプロテイナーゼKによる前処理を加えた通常の方法で抽出することで問題なくPCR増幅ができる。しかし，時に阻害物質が残存するなどしてうまく増幅できない場合もある。そのような場合は，何らかの方法で抽出DNAを精製しなければならない。

DNAの精製は，酸性であるDNAの性状を利用して他の物質と分離するが，現在は簡便なカラムなどを利用した精製キットがいくつか市販されており，利用できる。

PCRを阻害する物質の1つとして筆者らの研究室が報告したものに毛髪に含まれるメラニンがある[1章25]。通常の方法で毛髪からDNAを抽出してPCRを行うと，10本中2，3本しか増幅できない。また，増幅できるはずのDNAに毛髪DNA抽出液を加えると増幅できなくなる。また，市販のメラニンを加えても強力にPCRを阻害する。

毛髪では，一般にDNAの変性が激しく，分析が容易でない上に，多量に含まれるメラニンが混入しやすいので，結果としてDNA検査が大変難しくなっている。現在は，このメラニンをできるだけ除き，検査の成功率を上げるための抽出液が市販されている（イソヘアー）が，それでも増幅できない例が少なくない。

毛髪は，構造的にはよく海苔巻き寿司にたとえられる。真ん中のかんぴょうにあたる部分が髄質，ご飯の部分が皮質，表面の海苔の部分が毛小皮（キューティクル）となる（図2-3）。DNAは髄質に多く含まれているが，この髄質はヒトによって存在量が大きく違う。たっぷり髄質を持っているヒトとほとんどないヒトがいる。このような個体差も成功率に影響を及ぼす。

1つの細胞に数百，数千コピー存在しているミトコンドリアDNA（mtDNA）の分析は毛髪においても比較的成功率が高いが，1つの細胞に1ないし2コ

ピーしかないような核 DNA は，毛髪では成功率がなかなか上がらないのが現状である。

毛髪は，1日に100本程度は自然に脱落するので，注意深く探せば，よく見つかるものである。もし，毛髪から個人識別が簡単にできれば，そのヒトが毛髪の見つかった場所にいたことが推定できるので，犯罪捜査には大変有効である。

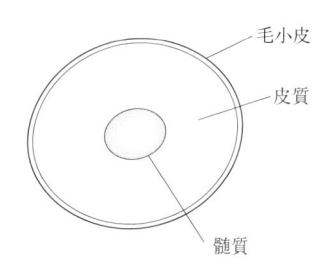

図 2-3 毛髪の構造

もちろん，nested PCR や semi-nested PCR などの高感度法を用いれば，高い確率で核 DNA の分析はできる[1章26]。毛髪は，血痕などと違い，硬組織なので，表面を徹底的に洗うことができる。したがって，表面に付着したコンタミネーションは工夫次第で取り除くことが可能であろう。後は，検査の過程をクリーンベンチと呼ばれる隔離した作業台で行うなどの管理を徹底すれば，理論上は，毛髪でも個人の識別はできそうである。

しかしながら，高感度法検査の品質管理は並大抵ではない。しかも，実際には，検査対象とする毛髪は，結構たくさん見つかる。それぞれの毛髪の1本，1本を独立に DNA 鑑定をするとなると，大変な作業であり，費用も多額になる。

したがって，毛髪毛幹部については，現在のところは，通常の感度の PCR で，mtDNA を中心に検査し，運がよければ核 DNA が検査できるかもしれないといったあたりとなる。まだまだ DNA 鑑定は挑戦すべき課題があるが，脱落毛や毛幹部のような皮膚細胞が付着していない毛髪の個人識別はそのひとつと言えるであろう。

6　刑事事件における試料 DNA の性状と保管

個人識別の試料は，組織片や体液斑などのことが多く，生体から注意深く精製される高分子 DNA と違い，すでに諸処で切断された DNA 断片になっていることが普通である。

断片化の状態は，抽出したDNA量が多ければ，直接アガロースゲルで電気泳動すると一目瞭然である（図2-4）。電気泳動では，短いDNA断片ほど速く流れる。ゲル中のDNAを非特異的に染色すると，断片化していない高分子DNAはゲルの上端近くに1本のバンドとなって染色される。ところが，断片化してくると速く流れる成分が出現し，全体にぼんやり染まる状態（スメアー状と言う）になってきて，さらに分解が進むとゲルの下の方にのみぼんやりとしたバンドとして染め出される。

スメアー状になるのは，DNAの立体構造が変性し，DNAの諸処で無作為に切断されるので，さまざまな長さのDNA断片が生ずることによる。図2-4では，重層扁平上皮である頬粘膜細胞が表層ではアポトーシス（細胞のプログラムされた死と言

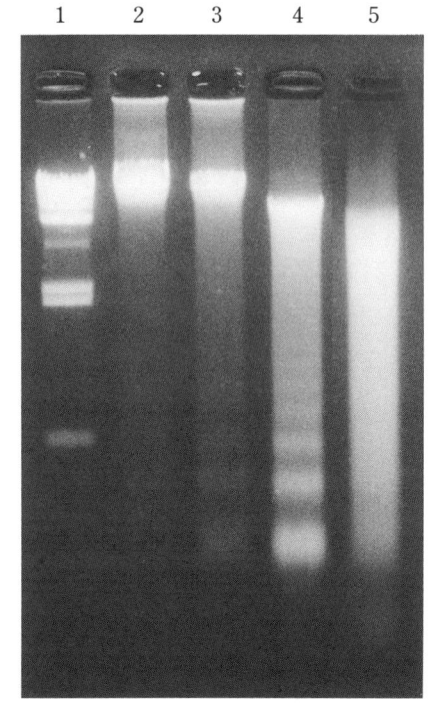

図2-4 低分子化DNAのスメアーアガロース電気泳動像
1：標準DNA（既知DNAの酵素分解断片），2：白血球DNA（壊れていないDNA），3：歯ブラシで採取した頬粘膜細胞（あまり壊れていないDNA），4：綿球で表面のみ採取した頬粘膜細胞（かなり壊れているDNA），5：うがい液細胞DNA（壊れているDNA）。

われる）によって積極的に死が起こり分解されていく状況がある程度見える。すなわち，歯ブラシでやや深い粘膜細胞まで採取するとDNAの壊れ方が少ないが，表層のみを綿球で擦過するとかなり壊れており，うがい液で剥がれている細胞のみを集めると著明なスメアー状になっている。なお，綿球で集めたDNAでは，たまたまアポトーシスに特有とされる約200塩基ごとのバンド（DNAのリンカー部分を切断するため）が観察されている。

実はDNAは生きた細胞の中では，146塩基ごとでヒストンと言われる塩基

性タンパクに次々と硬く巻きついた構造をとり，ヒストン間の部分をリンカーDNAがつなぐヌクレオソームと言う構造をとっている（図2-5）。生体内で不要となった細胞を自殺さ

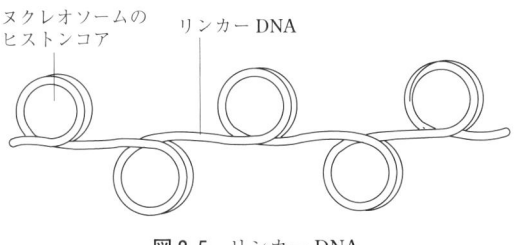

図2-5 リンカーDNA

せるアポトーシスでは，ヌクレオソームがまだ保存されている状態で急速にDNA分解が起こるので，リンカー部分が加わったほぼ200塩基単位で分解が生じ，200塩基単位のはしごのような形状のバンドが観察される（図2-4）。

　生体からのDNA試料の採取は，傷害行為とみなされる採血から，傷害行為とはみなされない頬粘膜採取（頬の内側を綿棒や簡単なブラシで擦過して採取する）に急速に移っている。筆者の研究室で検討したところ，擦過して採取される頬粘膜細胞は，重層扁平細胞の上層が主で，かなりアポトーシスを含む分解が進んでいることがわかった[6]。もちろん，STRなどの短い領域の検査には支障が無いが，MLPやSLPなどのミニサテライトの検査には適していなかった。

　DNAは構造的に安定といっても，立体構造保持に必要なタンパクは容易に変性するし，乾燥や凍結，紫外線などの光，酸性物質による酸加水分解，細菌などの制限酵素による攻撃などにさらされ，断片化してくる。

　ただ，いったん乾燥してしまえば，加水分解や細菌の分解作用はほとんど受けなくなるので，かなり長期間DNA鑑定に耐える状態で保存される。逆に言えば，湿った状態のまま放置すれば細菌による分解を受け，数日以内に検査不能になる。早く乾燥した体液斑などでは数ヶ月から数年でも検査できる場合がある。

　いったん乾燥した斑痕でも，保存状態によっては空気中の水分を吸って湿り，DNAの分解が進むことがある。筆者の経験では，2年ほど常温で保存された衣服に付着した垢物質で，以前には検査可能だったミニサテライト（MCT118）が検出できなくなったことがある。その例では，STRでも長いも

のは検出できず，短いもののみ検出されている。おそらくは，梅雨の時期などに空中の湿気を吸収して分解が進んだものと考えている。

このような保管中の資料でのDNA変性を防止するのに最も有効なものは，-80℃程度の超低温フリーザーでの保存だろう。通常の-20℃程度のフリーザーでは凍らない水が残って酸化反応が進むことがあり，かえって保存が悪いようである。それが難しければ，乾燥剤などで湿度を低く保つことだろう。ただ，一般的な血痕や体液斑などは，乾燥状態であれば通常の室内保存でほぼ安定に保たれると思われる。

ホルマリンによって固定された病理標本が試料となることがあるが，ホルマリンは保存中に分解して強い酸である蟻酸を生ずるので，酸に弱い性質のDNAは早くに加水分解される[9]。中和された固定液を用い，数日以内に取り出してパラフィンブロックに包埋されればDNA鑑定に耐えられる構造が保持されていることが期待されるが，長期間ホルマリン液中で保存された臓器では，DNA鑑定はできないと考えておいたほうがよい。

2—2
刑事鑑定における確率計算

1 遺伝子型の存在確率の計算

　個人識別では，問題となる試料と対照とする試料の両者のDNA検査を行い，すべての検査で，同じ結果となることを確認する。同じ個人から由来する細胞は，1つの受精卵から出発した**クローン細胞**であるため，まったく同じ結果となるはずである。

　もし，現場の資料のDNA型と問題の人のDNA型がすべてのローカスで一致した場合は，そのタイプを持つ人の存在確率を計算する。そのタイプを持つ人の存在確率はきわめて稀になるので，2つの試料は同じ個人から由来した細胞であると推定できる。存在確率は，通常 10^{-18} 程度あたりを中心に広く散らばるが，各ローカスのいずれもが最大頻度のアリールであったと仮定して計算すると，日本人[1章69]ではおよそ4億7千万人に1人となる。これがDNA鑑定の識別力として警察庁が示している値である。この値は理論上の下限にあたるもので，これ以下にはならないと言えるが，DNA鑑定の能力は通常はこれより桁違いに大きい。

　現在は，15程度のSTRローカスの型判定キットが使われることが多いので，他人であれば，通常は数個以上のローカスで不一致が見られ，判定に困る例はほとんどない。

　通常用いられる常染色体上のSTRローカスの特定の遺伝子型の存在確率は，適用するヒト集団で観察されるそれぞれのアリール頻度から計算される理論値を用いる。すなわち，遺伝子型が (A, B) のヘテロ接合体であれば，それぞれのアリールの遺伝子頻度 (A：a, B：b) から計算される 2ab，(A, A) のホモ接合体であれば，同様に計算される a^2 の値を用いる。

実際の鑑定がどのように行われるかについては2—6に示す鑑定例をご覧いただきたい。ここでは2つの常染色体STRを例に，それぞれの遺伝子型頻度の計算方法を示す。

　D3S1358で（15, 17）の遺伝子型を示した例で，巻末の付表に示されたアリール頻度から遺伝子型頻度を計算してみる。D3S1358ローカスの15のアリール頻度は0.415，17のアリール頻度は0.199であるので，このヘテロ接合体の期待される日本人での出現頻度は$2 \times 0.415 \times 0.199 = 0.165$と計算される。すなわち，この遺伝子型は，日本人であれば16.5%に出現することが期待される。同様に，ホモ接合体であるTH01（9, 9）の出現頻度は，9アリールの頻度の2乗（$0.485^2 = 0.235$）となる。

　個人識別に，サンプル集団で実際に観察される遺伝子型頻度（観察値）を使わず，それぞれのアリール頻度（遺伝子頻度）から理論的に計算される遺伝子型頻度（理論値）を用いるのは，架空のものを作り出しているのでよくないとの意見がある[10]。しかし，これはあたっていない。

　稀なアリールの場合，すべての可能な遺伝子型が観察されるわけではなく，また，頻度計算の基礎となるデータを求めるサンプル集団によってばらつきが大きい。とりわけ，稀なアリールのホモ接合体は実際に出現することは少なく，遺伝子型の観察値が求まらないことが普通である。また，一般的なアリールと稀なアリールの組み合わせによるヘテロ接合体も出現数は少なく，サンプル集団ごとのばらつきも大きい。したがって，観察値をそのまま計算に用いることには問題がある。むしろ，稀なアリールの全体の出現頻度から計算される理論値の方がはるかに信頼性が高い。

　確率計算の基礎となるサンプル集団のそれぞれのローカスの各アリールの頻度の信頼性を確認するためにまず行うべきことは，そのサンプル集団が偏った集団になっていないかの検定である。

　ある集団が，遺伝的にある程度まとまっていて安定な状態にあれば，それぞれのローカスの各アリールの頻度はほぼ安定に保たれる。そのような集団から無作為にサンプリングをしたとすれば，遺伝子型頻度はあまり大きくぶれないものである。

そして，常染色体上にあるローカスについてサンプル集団が遺伝的にほぼ安定であることは，その集団においてそれぞれのローカスが前述した H-W 平衡にあるかを統計学的に検定することでわかる[1章68)]。

なお，存在確率は，現場の資料と問題の人の DNA 型がすべて一致した場合を前提に計算されるもので，問題の人以外の一般の人が同じ DNA 型を示す確率となる。そして，問題の人が同じ DNA 型を示す確率は，前提から 1 となる。問題の人が同じ DNA 型を持つ確率と，問題の人以外の一般の人が同じ DNA 型を持つ確率の比をとる（すなわち，第 3 章で述べる尤度比を考える）と，これは問題の人が一般の人に比べて同じ DNA 型を示すことが「存在確率の逆数倍」起こりやすいことを意味する。すなわち，存在確率の逆数が尤度比となる。尤度比は，問題の人が一般の人と比べて「どの程度その DNA 型を示しやすいか」を示す値と言える。

本当に知りたいのは，資料が問題の人由来のものである確率（これを事後確率と言う）であるが，それを計算するには，他の人ではなく問題の人がその資料を与えた確率（これを事前確率と言う）が必要になる。この計算はベイズの定理によるが，詳細は第 3 章で述べる。一般に，事前確率を正確に評価することは困難であるので，事後確率までを計算することは少なくとも刑事鑑定では行われず，中立的な存在確率ないし尤度比を示すにとどまる。

2　刑事鑑定で用いられる STR ローカス

現在の DNA 鑑定の基本は STR のマルチプレックスである。米国では，FBI が 1997 年に 13 種類の STR ローカスを標準のローカスと定めた。そして，この 13 ローカスの STR を用いる共通の **CODIS システム**が構築され，カナダをはじめ，中南米諸国などで広く使用されるようになった。一方，欧州では，当初は 7 ローカスの SGM（Second Generation Multiplex），次いで 10 ローカスの SGM Plus が広く用いられている。CODIS の 13 ローカスと SGM Plus は，かなりのローカスが共通である。また，パリに本部を置くインターポル，すなわち国際刑事警察機構（ICPO：International Criminal Police Organization）は，1996

表 2-2 各種 STR システムに含まれるローカス

ローカス	Identifiler	CODIS 1997	SGM Plus 1999	ISSOL 2001	警察庁* 2003	PowerPlex**
D8S1179	○	○	○	○	−	○
D21S11	○	○	○	○	−	○
D7S820	○	○	−	−	○	○
CSF1PO	○	○	−	−	○	○
D3S1358	○	○	○	○	○	○
TH01	○	○	○	○	○	○
D13S317	○	○	−	−	○	○
D16S539	○	○	○	−	−	○
D2S1338	○	−	○	−	−	−
D19S433	○	−	○	−	−	−
vWA	○	○	○	○	○	○
TPOX	○	○	−	−	○	○
D18S51	○	○	○	○	−	○
Amelogenin	○	−	○	−	−	○
D5S818	○	○	−	−	○	○
FGA	○	○	○	○	○	○
Penta D	−	−	−	−	−	○
Penta E	−	−	−	−	−	○

＊警察庁が 2006 年に採用した 15 ローカスは Identifiler と同一である。
＊＊プロメガ社が市販しているキットの 1 つ。

年から DNA プロファイリングについて検討をはじめ，2001 年には専門家グループによる勧告を出した。その中で，インターポル標準ローカス (ISSOL : Interpol Standard Set of Loci) として 7 種類を指定している。

日本の警察庁では，STR マルチプレックスの採用が遅れ，ミニサテライトである MCT118 の PCR フラグメント長による型判定，ドットブロットハイブリダイゼーションによる HLADQA1 と PM の型判定のほか，STR は TH01 のみを長期間用いていた。それでも 2003 年 8 月に 9 種類，2006 年 11 月に 15 種類の STR システムを採用した。

これらの各種の標準 STR 選定に並行して，いくつかの市販の STR マルチプレックスキットが作られてきている。STR のいくつかの標準システムと最近の市販キットのローカスについてまとめると表 2-2 となる。表から明らかなよ

うに，市販キットである15ローカスからなるIdentifiler（アプライドバイオシステム社：ABI）を用いれば，現在の各種の標準システムはすべて型判定できる。ABI社は，2013年に，22ローカスのSTRを検出する新しいキットの市販を始めており，今後はこのキットに置き換わっていくと思われる。なお，このキットはピークの検出閾値を従来の150から約50 RFUに下げているが，この点については後述する。

市販キットには，STRのほかに性別判定用のAmelogeninが含まれており，性別も同時に判定できる。SGM Plusでは，このAmelogeninも必ず判定することになっている。

Amelogeninは，性別判定用に開発されたローカスであるが，STRではない。性染色体であるXとYには両方に共通の塩基配列部分を持っているが，Amelogeninは，そのような共通の配列部分にあるローカスである。ただ，X染色体では，Y染色体に存在する6塩基の配列が欠損している部分があるので，この部分を含むようにプライマーを設計すると，X染色体はY染色体に比べ6塩基短い増幅断片を生ずることになる。したがって，男性では2本，女性では1本のバンドとなり，男女が識別できるわけである。

3　稀なアリールの取り扱い

法医学領域で用いられるDNAマーカーの頻度調査においては，たとえば500人調査した中で出現数が1回や2回などの稀なアリールが見られる。このような稀なアリールは調査によっては出現しないこともしばしば起こり，分布の正確な推定が困難である。

このような稀なアリールは，現在の型判定法では明確に識別され否定には極めて有用であるので，そのまま用いられるべきである。

しかし，そのようなアリールは調査ごとに観察頻度のばらつきが大きいので，肯定の場合の確率計算で，そのままの頻度を用いると，そのサンプル集団では，偶然に小さい頻度となっていることも考えられる。たとえば，ある調査では1回しか出現しなかった稀なアリールが別の調査では3回出現するかもし

れない。そうであれば，被告人や被疑者に 1/3 の小さい頻度を適用し，不当に犯人らしいとの結果となってしまう。

米国の科学者の集まりである全米科学アカデミーでは，最高級の科学者からなる特別のチーム（NRC：National Research Council）により検討した結果，1992 年に，刑事鑑定に関わる大部の勧告である「DNA Technology in Forensic Science」（NRC I）を発表した[11]。次いで，1996 年にはさらに確率計算についての検討を中心とした NRC II[1章61] を発表している。

稀なアリールへの対応については，NRC II で触れており，出現数が 5 以下の場合には 5 以上となるよう隣接したアリールと合わせグループ化することを勧告している。そうすれば，問題のアリールは，隣接したアリールと同じグループとされ，頻度は少なくとも 5 以上の出現数として算出されることになる。5 以上の出現数であれば，調査ごとの偶然の変動はそれほど大きくないと考えられるので，被告人や被疑者にそれほど不当な扱いとはならない[12]。

注目したいのは，この取り扱いが，サンプル集団の人数とは関わりなく，出現数のばらつきのみを問題としている点である。したがって，この取り扱いの影響は，サンプル集団の大きさが大きくなるほど小さくなることになる。たとえば，出現数が 5 の場合，アリール数を 400（200 人）とすれば出現頻度は 1.25% となるが，アリール数を 2,000（1,000 人）とすれば 0.25% となる。すなわち，サンプル数を増やしていけば，より小さい頻度も用いることができる。逆にサンプル数が小さければ，大きい頻度しか用いることができなくなることになる。

ただ，このような配慮はあくまで刑事鑑定において，被告人や被疑者に不当に不利にならないための配慮と言え，親子鑑定などの民事事件では必要ないと考えられる。

NRC II の勧告では，本来は，稀なアリールは隣接したアリールと合わせた新しいアリールグループとするものである。筆者らは，そのような取り扱いとした場合の STR ローカスの日本人における各種アリール頻度を報告している[1章68]。この場合には，稀なアリールを結合された稀でないアリールの頻度が変わってしまうので，厳密には新しいアリールグループについて H–W 平衡

を検定しなければならないことになる。また，どのようなアリールグループとするかは必ずしも基準がなく，取り扱いが煩雑になる。

STRマルチプレックスの市販キット（Identifiler）の説明書では，この点について以下の簡便な処理を示している。すなわち，説明書に付された黒人，白人，ヒスパニック，アメリカ原住民のそれぞれのローカスの各アリール頻度の表において，出現数が5未満の稀なアリールは，NRC IIの勧告に従う場合，他のアリールとグループ化せずに単独で5として計算することを推奨している[13]。この取り扱いは，各アリール頻度の総和が1を超えることになり，理論上は正しくない。ただ，現実には，稀なアリールが問題となることは少ないので，前記の煩雑な処理を避けることができ，実用的には便利な取り扱いになる。

そこで，刑事鑑定などで控えめな確率計算が必要な場合には，本書でも，市販のキットで推奨している簡便な取り扱い，すなわち出現数が5未満の稀なアリールの場合は，一律に5出現したとした頻度を用いることとし，その頻度を巻末付録の表に示した。本書では，この取り扱いを「**稀なアリールについての5の法則**」と呼ぶことにする。

4　subpopulation について

ある集団のなかで，遺伝的な交流の少ないいくつかの集団が存在することがある。これを **subpopulation** と言う。

1つの国の中でいくつかの民族が共存していることの多い欧米では，DNA鑑定において，ある集団で観察されたアリール頻度を特定の遺伝子型頻度の推定にそのまま用いてよいかが盛んに論じられてきた[1章63,14,15]。同一の民族内ではH-W平衡がほぼ成立していても，異なった民族間での交配が少ない場合には，それぞれのsubpopulationを生ずることになる。

母集団そのものにsubpopulationが存在していれば，仮に母集団からのサンプリングがランダムに行われたとしても，ホモ接合体の割合が増えてしまうことがわかっている。すなわち，ホモ接合体の観察された頻度が，理論値よりも

大きくなってしまう。これはウォーランド効果[16]として知られており，従来から集団遺伝学ではホモ接合体の観察値が理論値よりかなり大きい場合は注意を要するとされている。

前述のhomozygosity testがこの検定に用いられる。homozygosity testで観察値と理論値に差が認められるときは，観察値の方が小さい場合と逆に大きい場合がある。偶然のサンプリング誤差が常にありうるが，観察値が小さい場合には，subpopulationの問題や，血縁の濃い少数の集団からのサンプリングなのかなど気になるものである。逆に，観察値の方が大きい場合には，おそらくは偶然だろうと考えることが普通である。

subpopulationがあると，ある民族の集団では大きい頻度で存在しているアリールが全体では小さい頻度となってしまい，実際のDNA鑑定では被疑者にとって不当に小さい頻度として扱われることになる。このsubpopulationの検出については，前述のNRC Iでも触れている[17]。そこでは，χ^2検定はsubpopulationの検出力が弱いので，χ^2検定でH-W平衡が否定されなくてもsubpopulationの問題は残るとされており，**ceiling principle**によるアリール頻度の補正が提案された[18]。

ceiling principleとは，後で詳述するが（139ページ）被疑者ないし被告人を不当に不利に扱わないため，ある集団の頻度を適用する場合，5％未満の小さい頻度を示すアリールはすべて5％として計算する方式を言う。もし，白人，黒人，ヒスパニックなどの人種のデータベースしかないときは，ceilingを10％とする。この方式は，理論的な裏づけがあるわけではなく，きわめて便宜的な扱いであるが，慎重な扱いとされた。

米国科学アカデミーは，しかしながら別のメンバーによる検討の結果，4年後の1996年にNRC IIを発表し，それまでのデータの蓄積を前提にしてceiling principleは必要なくなったとした。そして，H-W平衡にあるのはあくまで理想集団であり，実際の集団は多かれ少なかれH-W平衡からずれているとし，観察集団における理論値からのずれをF_{ST}（θと表記）として計算し，ホモ接合体頻度を補正することを提案している[19]。そしてそこでは，十分なデータがない場合には控えめなθ値として0.01を使うことを提案している。

さらに，これらの提案よりもっと簡便で有用な補正がバルディングとニコルスから提案されている[20]。この補正は，鑑定により見出されたアリールを確率計算の集団のデータに加える補正である。STR で言えば，ヘテロ接合体の問題のアリールが対照とサンプルで一致した場合，2人のアリールの合計は4であり，一致したアリールが2となる。その場合の頻度は

$$p = \frac{x+2}{n+4}$$

となる。但し，p は頻度，n はデータベースのアリール総数，x は問題のアリールのデータベースでの出現数である。

　なお，ホモ接合体では，同様に

$$p = \frac{x+4}{n+4}$$

となる。

　1994年に米国連邦議会で DNA 鑑定法が成立し[21]，5年間で2500万ドルの研究費が DNA 鑑定に注ぎ込まれ，米国では，各集団の大規模なデータの蓄積が進んだ。そして，STR では各集団間の遺伝的差異が思ったより小さい（θ が小さい）こともあり[22]，θ 値による補正はほとんど意味がないとして，現在では，前述の稀なアリール（出現数が5未満）以外は，問題のヒトの属する集団の頻度データをそのまま用いることが普通に行われている。

　一般に集団遺伝学における頻度調査では，限られた範囲で収集された観察集団が対象となるので，母集団からのランダムなサンプリングを前提としている統計学の検定法の適用には一定の限界がある。

　ただ，日本について言えば，ほぼ単一民族であり，狭い国土に多数の人口を抱え，しかも交通機関の発達で人の交流が盛んとなっているので，少なくとも日本人集団が問題であれば subpopulation の問題は少ないと考えられる。従って，一般的にはあるサンプル集団の頻度調査において，H-W 平衡の検定を行い，平衡が否定されなければ，ほぼ安定した頻度分布となっており，日本人集団を代表しているものとみなしても良い。

　ただ，日本でも最近は国際交流が盛んになり，日本に居住する外国人が増え

ている。そして，これらの外国人が犯罪に関連する例や，親子鑑定で問題となる例も増えつつある。問題のヒトが属する国がわかっていればその国のデータを用いることになるが，不明確な場合には可能性の高い複数の国のデータを用いて計算することも1つの方法であろう。

なお，米国では，13種類のCODISのSTRローカスを定め，多額の費用をかけて各民族のサンプル集団の頻度調査が行われてきた。このように多種類のローカスを用いると，各民族間のばらつきはかなり相殺され，いずれも高い確率となることがわかってきた。したがって，現在の世界標準となってきたSTRのマルチプレックスを用いれば，subpopulationはあまり心配しなくてよいと考えられている。

さらに，最近は，ヒト集団の遺伝的均一性を強調する研究が増えており，考古学的資料のDNA分析で高名なドイツのペーボ博士は，民族差があるように見えるものもサンプリング誤差だと主張している[23]。

5 日本における刑事鑑定の確率計算用のデータの考え方

常染色体STRにつき，NRC IIの稀なアリールの取り扱い勧告（稀なアリールについての5の法則）を厳密に守るとすれば，刑事鑑定においては出現数が5未満の稀なアリールを隣のアリールと合併させてアリールグループとして扱うことが必要となる。さらに，そのサンプル集団がH–W平衡にあることを確認して，確率計算に用いることになる[1章68]。

ただ，前述のように現在は厳密な取り扱いとせず，簡便な対応がキットでも推奨されているので，単純な頻度のデータをそのまま用いることができる。ただし，その頻度分布がバランスが取れているものかの検定，すなわちH–W平衡の検定が行われることが望ましい。

ある集団におけるH–W平衡の検定はどのようにしたらよいであろう。基本となるのはexact testとlikelihood ratio testの2つである。マイステとベーアは，この二者を含むいくつかの検定法を比較し，G–T's exact testが最もすぐれているとしている[24]。それもあって，現在はexact testを用いるのが一般的

になっている.

6 多くのローカスからの総合確率の計算

すでに述べたように，現在は15程度のローカスのSTRを分析して個人識別の確率を上げている．もし，用いたローカスが互いに独立に遺伝しているならば，総合の出現確率は，それぞれの出現確率を乗ずることで求められる．法医学用のキットでは，この点を配慮して，できるだけ違う染色体上にあるSTRローカスを組み合わせている．

違う染色体上にあれば，独立に減数分裂を行うので，それぞれのローカスでの特定のアリールはそれぞれ独立に遺伝し，関連（**連鎖**）がないことになる.

たとえば，Aローカスで，(a, b)のアリールを持ち，別の染色体上のBローカスでは，(c, d)のアリールを持っている母親がいるとする．減数分裂で生ずる卵子では，独立したローカスであれば，それぞれのアリールがランダムに組み合わさることはメンデルの法則によって明らかになっている．

それぞれのSTRローカスが独立であるかは，χ^2検定やexact testなどで検定できる．しかしながら，検定では染色体が違うSTRで連鎖が否定できない場合がある．判断の基準を0.05すなわち20回に1回は間違うことを許容しているので，このようなことも起こる．

実際には，同じ染色体上のSTRでも少し離れれば，減数分裂における組換えによって連鎖が見られなくなり独立とみなせることなどから，現在では，なるべく別の染色体ないし同じ染色体でも離れたSTR（例えば長腕と短腕など）に配慮することでキットに組み合わせている．したがって，キット化されているものでは，一般に各ローカスの出現頻度を掛け合わせて差し支えない．

7 市販キットにおける常染色体STRの日本人サンプル集団のデータ

筆者らの研究室では，常染色体のSTRの9ローカスを一度に増幅し，自動的に型判定するキットが市販されるにあたって，それらのローカスの206人の

日本人のアリール頻度のデータを1999年に報告した[25]。

さらに，同年，刑事鑑定に向けて，出現数が5未満の稀なアリールを隣のアリールと合併させてアリールグループとして扱い，さらにlikelihood ratio test, exact test, homozygosity testの3種のtestにより，いずれもH-W平衡が否定されない頻度データを報告した[1章68]。これは，刑事鑑定に向けたNRC IIの勧告に従った控えめな確率計算を行うための取り扱いである。

ただ，本書では，前述の簡便な取り扱いをすることとしている。そして，市販されている17種類のSTRについて，日本人においてH-W平衡が否定されないことが検定された頻度と，控えめに計算する場合の頻度を，巻末付録に表として（表付-1～5）まとめて示しておく。これらを用いれば，一般の鑑定でも刑事鑑定でも，信頼性の高い日本人での出現確率を計算できる。ただし，ここで示したデータはサンプル数がそれ程多くない。

2005年に，科学警察研究所の吉田らが，Identifilerキットの15種類のSTRについての1,350人と多数の日本人集団の出現頻度を調査し，いずれのローカスもexact testによってH-W平衡が否定されないことを報告した[1章69]。以後は，日本人に関してはこのデータが一般に利用されている。

8　異なった集団における遺伝子型の頻度について

市販の15ローカスのIdentifilerキットには，黒人，白人，アメリカ原住民（アジア系），ヒスパニック（アメリカ原住民と白人の混血）のアリール頻度が付されている[13]。また，**Pi値**と呼ばれる，集団内の任意の2人があるローカスにおいて偶然同じ遺伝子型を持つ確率を比較した表も添付されている。Pi値は，すべての可能な遺伝子型の確率の2乗を足し合わせたものとして計算でき，それぞれのローカスのPiは掛け合わせられるので，それぞれの集団ごとに総合のPiが計算でき，やはり表に示されている。総合Piは，各集団における個人識別力を表わしていると言える。

このIdentifilerキットに示された黒人，白人，アメリカ原住民に加え，筆者らの研究室で調査した日本人集団について，Identifilerシステムのほか，

表 2-3 標準的なシステムの各ヒト集団における識別力の比較

システム	ローカス数	各種のヒト集団の総合 Pi（個人識別力）			
		日本人 (HWE)	日本人	黒人	白人	アメリカ原住民
Identifiler	15	6.41×10^{-17}	2.39×10^{-17}	1.31×10^{-18}	5.01×10^{-18}	3.62×10^{-17}
CODIS	13	2.66×10^{-14}	9.91×10^{-15}	1.35×10^{-15}	2.13×10^{-15}	1.91×10^{-14}
警察庁 2003	9	1.79×10^{-9}	6.68×10^{-10}	1.95×10^{-10}	2.52×10^{-10}	6.60×10^{-10}

表 2-4 日本人想定例を各ヒト集団に当てはめた場合の出現確率

日本人想定例	システム	各種のヒト集団の総合の出現確率				
		日本人 (HWE)	日本人	黒人	白人	アメリカ原住民
A	Identifiler	6.11×10^{-18}	1.09×10^{-18}	5.99×10^{-21}	2.85×10^{-20}	6.50×10^{-21}
	警察庁 2003	5.09×10^{-9}	9.06×10^{-10}	3.43×10^{-12}	3.45×10^{-11}	2.99×10^{-12}
B	Identifiler	1.27×10^{-19}	8.47×10^{-22}	1.39×10^{-24}	8.31×10^{-24}	6.94×10^{-23}
	警察庁 2003	1.12×10^{-10}	7.44×10^{-13}	5.59×10^{-14}	4.98×10^{-13}	3.43×10^{-14}
C	Identifiler	1.07×10^{-19}*	1.57×10^{-22}	3.46×10^{-23}	4.71×10^{-23}	2.32×10^{-22}*
	警察庁 2003	3.34×10^{-10}*	9.78×10^{-13}	2.43×10^{-14}	1.82×10^{-13}	6.06×10^{-15}*

＊ NRC 勧告に従って出現数を 5 とした稀なアリールが D19S433 で出現した。

CODIS システムと警察庁の（2003 年）9 ローカスのシステムの総合 Pi を計算し，まとめて示すと表 2-3 となる。なお，日本人集団のデータについては，H-W 平衡が成立するようにグループ化したデータ（表中の「HWE」）のほか，他の集団との比較のために型判定された原データのまま計算した総合 Pi を合わせて示している。表 2-3 に示すとおり，これらのシステムは，黒人や白人でやや高い（Pi としては小さい）ものの各ヒト集団に対してほぼ同じ程度の個人識別力を有していることがわかる。また，日本人において H-W 平衡が否定されないデータで控えめに計算しても，総合 Pi はせいぜい 1 桁低下するに過ぎない。

　実際の日本人のデータをもとに遺伝子型をわずかに変化させた 3 名の仮想の日本人について，日本人での出現確率を計算すると共に，これらのヒトの他のヒト集団での出現確率を計算してみた（表 2-4）。原データでの比較では，こ

れらの仮想日本人は，日本人集団での出現確率がやや高く，他のヒト集団での出現確率がやや低い傾向があった。このことは，異なる帰属集団の方が稀な型になりやすいことから当然予想されることであるが，その差は意外に小さく，Identifiler で最大 3 桁，警察庁（2003 年）で最大 2 桁に収まっていた。一般には，10〜15 ローカスという多数のローカスを用いると，全体的にばらつきが相殺されるようで，結果的には，人種間のばらつきは意外に小さくなると思われる。

　日本の科学警察研究所および各都道府県の科学捜査研究所（室）は，刑事鑑定については，当初は MCT118, HLADQA1, PM を用いており，次いで STR の TH01 を加え，4 種類で鑑定を行ってきたが，2003 年 8 月から，MCT118 と 9 ローカスの STR，2006 年 11 月に Identifiler キットの 15 ローカスを用いるようになった。これにより，米国の CODIS，欧州の SGM Plus，インターポルの ISSOL のいずれとも完全な照合が可能となった。

　ただ，これらの警察機関は検査を行うが，検出された型の出現確率の計算までは行っていない。15 ローカスの STR のすべてが型判定される場合，それぞれ最も出現頻度の大きい型が出現したとすると，約 4 億 7 千万人に 1 人となるので，それ以上の個人識別力であると言うことはできる。実際にはこの値よりははるかに稀な値となることが普通であるが，計算をしてみないとわからない。また，壊れた DNA で短い STR しか型判定できない場合は，さらに頻度が大きくなってしまうので，やはり確率計算は 1 例ごとに計算して示し，説明するべきであろう。

9　市販キット以外の常染色体 STR ローカスの利用について

　市販の常染色体 STR のキットは，10〜15 程度のマルチプレックスキットとなっており，個人識別については，どの人種集団の頻度データを用いても，天文学的数字の確率となる。概算では，1 つのローカスで 10^{-1}〜0.5×10^{-2} となるので，15 ローカス用いれば 10^{-18} 程度となるのである。

　それでは，刑事鑑定では，市販のキットで十分であり，これ以上研究する必

要はまったくないのであろうか。実はそうでもないのである。刑事事件では、ときに微量で壊れた資料についてDNA鑑定をしなければならないことがある。そうすると、市販キットのなかで短いローカスの一部しか増幅できないことは稀ではない。その場合には、他の短いローカスを加えて検査することが有効となる。

また、刑事事件においてもときに親子鑑定など血縁関係を確認したいこともある。母・子・擬父のトリオであればあまり問題ないが、同胞関係など確率の上がりにくい血縁関係の推定のためには、市販キットのみでは不十分な場合も出てくる。

筆者らの研究室では、168のSTRローカスの日本人のアリール頻度についてのデータベースを発表している[26]。また、その中から、識別力が高く、これまで市販されている15ローカスのSTRとは別の染色体、あるいは同じ染色体でも長腕と短腕に分かれるなど連鎖の心配がない6ローカスを選び出し、キットと同様にジーンスキャンとジェノタイパーのソフトウェアを組み合わせた同時型判定のシステム（ミディ6）も発表している[4]。このミディ6は、キットと併用して確率を互いに掛け合わせることができ、まったく同様に自動型判定が可能である。また、全長が長いものでも194塩基までと短くしてあり、ヘテロ接合体の比率が高く、壊れたDNAの検出に威力を発揮している。このミディ6についても、日本人のサンプル集団の頻度データを巻末に示す（表付-6）。なお、このミディ6の個人の識別力を示す総合Piは4.18×10^{-8}と計算され、6ローカスとしては高い識別力を示している。

ミディ6は、Identifilerキットに含まれないローカスの中から、日本人向けに選りすぐって選定したローカスである。一方、2006年からIdentifilerキットに含まれる15ローカスのうち、壊れたDNAの検出用に全長が短い8ローカスを選択して検出するThe AmFℓSTR MiniFiler Amplification kit（MiniFilerキット）が市販されている。このキットには、性別を検出するアメロゲニンも含まれている。

10　mtDNA 検査の注意事項

　mtDNA は，感度がよいので，常染色体 STR や Y 染色体 STR のような核の DNA のローカスが検出できない場合の個人識別に有用である。多くは毛髪毛幹部や古い骨などの DNA が低分子化している資料である。ただ，mtDNA は，前述のような問題点がある。

　ISFG の DNA 委員会は，mtDNA についての注意事項をまとめた勧告[27]を 2000 年に発表しているので，ここで概要を紹介しておこう。また，この mtDNA の勧告の解説論文も出されているので，参考になる[28]。

　この勧告では，まず最初に注意すべきこととして，コンタミネーションの防止が挙げられている。感度がよいことは，わずかなコンタミネーションでも検出することを意味しているので当然の注意である。また，mtDNA では，マルチプレックスシステムではないので，STR のマルチプレックスでの壊れた DNA を見分ける前述の手法（84 ページ）は使えず，増幅されたものが壊れた DNA から得られたものかどうかの判別はできない。したがって，mtDNA ではとりわけコンタミネーションに細心の注意が必要である。やや専門的なものであるが以下に紹介する。

作業環境の注意
①実験用の上着，手袋，帽子，マスクなどを身につけ，エアロゾル防止ピペット（チップ内に綿栓を入れたもの）を用いる。
②1 度に 1 種類の資料を分析する。
③既知の資料も同時に分析する。
④PCR の前の作業と PCR で増幅した後の作業を別々の部屋で行う。
⑤作業スペースは，作業前に丁寧に清拭する。
⑥できれば特別のフードを用いる（クリーンベンチが最適）。
⑦器具や試薬にはあらかじめ紫外線を照射して DNA を破壊しておく。

コンタミネーションのモニター
①抽出作業では，資料を入れない陰性対照を置いて同様の操作を行う。

②PCRについても陰性対照を置く。
③スタッフの型はすべて検出し，登録しておいて結果と参照する。

次に，型判定の表示方法について以下のように勧告している。

型の表示方法
①アンダーソン配列と違う配列を3′-5′の方向で表示する。
②アンダーソン配列の73番目のAがGとなっていれば"73G"とする。
③決定できない場合はNとする（例：16125N）。
④欠失はDとする（例：246D）。
⑤挿入は1番目について1，2番目について2を直前の番号に付す（例：246.1A）。
⑥Cの連続配列では，1番右の部位の挿入とみなす。HV IIでの303から309のC連続配列では，309.1C，309.2Cなどとする。

大変悩ましい問題であるヘテロプラスミーについては以下の勧告がなされている。

ヘテロプラスミーについて
①ヘテロプラスミーがあるからといってmtDNA検査が無価値ではない。
②ヘテロプラスミーは毛髪ではよく見られる。
③相補対の両鎖の塩基配列で同じヘテロプラスミーがあれば確定できる。
④Cの連続配列では，HV Iの16189のTがCに変化すると長いC連続配列となり，長さのヘテロプラスミーが起こりやすくなる。
⑤長さが確定できない場合が時にあるが，その場合は同じと仮定する。

型判定の結果の説明については，微妙な判断も生ずることから，仮定や限界について明確に述べなければならないとしたうえで，以下の勧告をしている。

型判定の結果の説明
①塩基配列の決定は2回繰り返すべきである。
②より確実な塩基配列決定のため，相補対の両鎖の塩基配列を決定すること

が望ましい。
③資料の塩基配列が対照と明確に違っておれば，違うと言ってよい。
④資料の塩基配列が対照と明確に一致すれば，同じ起源であることを除外できない。
⑤両方の配列で，同じヘテロプラスミーが見られれば，同じ起源である可能性がより強くなる。
⑥片方の資料にのみヘテロプラスミーがあれば，同じ起源であることは否定できない。
⑦両者で1箇所塩基が違い，ヘテロプラスミーも無い場合は結論が下せない。
⑧両者が血液資料の場合には，1箇所の違いでも違う可能性が高い。
⑨両者で2箇所以上違えば，違うといってもいいかもしれないが，資料の部位の違いを考慮に入れる必要がある。血液と毛髪では違いがよく起こる。
⑩塩基の違う数が多くなればなるほど違う可能性が大きくなる。
⑪同じであるとの結論になれば，どの程度の意味があるかを確率で説明しておくことが望ましい。

現在は，サンプル集団の数の中でいくつ出現したかを示し，さらにサンプル誤差をバルディングとニコルスの方法[20]などで補正しておくことが1つの方法である。これは，問題の資料と対照資料のデータをサンプル集団に加える補正である。mtDNAはそれぞれ1個で合計2個のハプロタイプが加えられるので以下の式で表わされる。

$$p = \frac{x+2}{n+2}$$

ただし，xはサンプル集団での当該ハプロタイプの出現数，nはサンプル集団の数である。この値は，他の補正法とほぼ同じ値を示すことが報告されている。

結局は，mtDNAは，微妙な判断が入ってくることが多く，個人識別では常染色体STRの確率の意味合いから見ると不確実である。前述のこの勧告の解

説論文では，mtDNAは有用で，十分な配慮の下では法廷でも用いることが可能であるものの，常染色体STRのような高い確率と同じような印象を与えないように説明をきちんと行うのは科学者の義務であると述べている。

現在のところ，世界的には，mtDNAを検査しても参考にとどめることが多く，確率計算を行っている研究室は少ない。とりわけ刑事事件については慎重な対応が必要であろう。確率計算の基礎となる各ヒト集団の頻度調査についての報告においても，かなりの間違いがあることが指摘されている[29]。

結局はmtDNAは刑事事件ではきわめて慎重に用いられ，確率計算も行われないことが一般的である。

11　Y染色体STRの注意事項

Y染色体STRが個人識別で有用なのは，性犯罪における男性DNAを混合斑痕の中から直接検出できる点である。

ISFGのDNA委員会は，Y染色体STRについての注意事項をまとめた勧告[30]を2001年に発表している。mtDNAの勧告と同様にかなり専門的な事項にわたる詳細なものであるが，ここで概要を紹介しておこう。

基本的には，従来からの常染色体STRについてのガイドラインが適用されるが，この勧告はY染色体STRに関わる問題を特に挙げたものである。

Y染色体STRローカス
①塩基配列は5′-3′の方向で，論文に明記され，あるいはデータベース（GenBankなど）に登録されたものを用いる。
②ローカス名はできるだけD＃S＃で表示する。

アリールの命名法
①アリール名は完全なリピートユニットの数を基本とする。
②不完全なリピートユニットは，完全なリピートユニットにドットを付し，塩基数を書く。
③変異リピートユニットなどで今まで使われてきた名前は踏襲されるべきで

ある。ただ，新しいアリールは，変異リピートユニットであっても数を基本として表示すべきである。

④複雑なアリールで構成される場合は基準が難しい。これまでのISFGガイドラインを基本とするが，最初の論文に従うことになるだろう。

⑤時に，複雑なローカスではフランキング領域の塩基の挿入/欠失で起こる不規則アリールが存在する。これらも不完全なリピートユニットに準じて命名する。これらは，別の部位に設定したプライマーセットでは消失する。

⑥DYS385ローカスのような二重ローカスでは，アリールはハイフンで合わせて"DYS385*11-14"のように表示する。

参照文献やウェブサイト

ここではY染色体STRローカスについての情報を記載した文献やウェブサイトが示されている。

アレリックラダー

①知られているすべてのアリールをカバーするラダーが必要。

②できるだけ1リピートユニットごとのラダーがあることが望まれる。

③ラダーは塩基配列を確認するべきである。

④ラダーは入手が容易なものであるべきである。

突然変異

①突然変異は常染色体STRとほぼ同じ0.2％程度である。15ローカスで平均の突然変異が0.28％との報告がある。その報告では，同じリピートユニットが11以上続いたものにのみ突然変異が見られた。

②突然変異は同じヒトに複数見られることがあり，血縁関係の誤った否定の原因となりうる。突然変異を尤度比の計算に組み入れる方法が報告されている[31]。

集団遺伝学とサンプル集団

①米国のY染色体STRの参照データベースはインターネット上で入手できる。

②ヨーロッパについても大きなデータベースはあるが，まだ成長中であり，

各研究者は貢献が期待されている。
③現在のところ，ヨーロッパ全体の参照データベースは完成していないので，問題の地方のサンプル集団を確率計算に用いるべきである。
④サンプル集団は血縁関係者が排除されるので，大きな集団ではハプロタイプ頻度は小さく見積もられることになる。

報告書作成ガイドライン
①組換えのない Y 染色体 STR の確率計算法が報告されている[32]。
②近い親戚は同じ型を持つので注意が必要であり，他の証拠が重要となる。
③ローカスを掛け合わせるのは適当でなく，ハプロタイプとして計算されるべきである。

その他の問題
①男性女性混合斑痕については，X 染色体と Y 染色体で類似配列が存在すると，女性でも増幅されることが起こるので注意が必要である。DYS391 についてこの問題があり，新しいプライマーの採用で解決したが，このようなことは十分に起こりうることである。
②コンタミネーションのモニターのため，研究室の男性スタッフは型を登録し，常に参照すべきである。また，感度を上げるために PCR のサイクル数を上げる場合は，コンタミネーションの危険も高まるので注意が必要である。

なお，Y 染色体 STR についても，刑事事件に対する稀なアリールの取扱いの問題が残されており，もしこの取扱いを適用するとすれば，5 未満の出現数のハプロタイプを一律に 5 出現したものとして扱うことになる。

2—3
個人識別の落とし穴

1　ミニサテライトの型判定

　法廷でDNA鑑定が争いになるのは，刑事鑑定が圧倒的に多い。とりわけ，DNA鑑定導入初期には，検査に手間と熟練が必要なミニサテライトの型判定が利用され，マニュアルや経験の不足した検査機関が検査を行ったこともある。

　ミニサテライトでも，刑事鑑定には判定が比較的容易なSLPがまず導入された。特に米国では，各州の警察でSLPの各アリールの頻度データを作成し，確率計算をした。

　SLPは前述のようにリピートユニットが数十塩基と長く，制限酵素で切断される断片長も数千塩基と長い。その長い断片長を，既知の断片長の標準DNA（例えば500塩基ごとに長さの違うDNA）と比較してコンピュータにより試料DNAの断片長を計算し，3300塩基と4200塩基などと表現する（父母からそれぞれ1本を受け継ぐ）。

　しかしながら，リピートユニットの反復数までは正確に判定できないことや，電気泳動を行うアガロースゲルが完全に均一とは限らないことなどから，常に一定の測定誤差を見積もらなくてはならないという問題点があった。

　したがってSLPは，検査機関ごとに判定結果が微妙に異なることが避けられない。事実，多機関の共同研究でもかなりのばらつきが報告されている[33]。

　結局，それぞれの検査機関の品質管理が問題となる。欧州や米国では検査機関の評価をする機関がつくられ，会費を払うと年に数回ブラインドの試料が送られ，結果を報告すると，他の機関と同じような結果であったかがわかるなどのデータが送り返され，その機関の検査の品質が評価できるようになってい

る。

　米国では，DNA鑑定導入初期に，ある刑事事件におけるある会社のSLP検査の品質管理が問題となって，DNA鑑定結果が法廷で認定されなかった例が報告されている[34]。

　その後，SLPでの前述の品質管理・品質保証システムの普及でSLPも法廷の信頼を得るようになり，検査手技が問題となることはほとんど無くなっていったが，客観的な品質管理・品質保証システムを実施していない機関の場合はSLPの検査結果に不安が残る。

　なお，DNA指紋の原点となったMLPは，さらに判定が複雑で，多数のバンドの一致をそれぞれ判定しなくてはならない。また，バンドにも強弱があり，また幅も太いものから細いものまでさまざまである。基本的な特許をジェフリーズから譲り受けた英国のセルマーク社は，MLPについては，セルマーク社の品質管理システムに入らないと基本的には結果が保証されないとしている。わが国ではエスアールエル社のみが，このMLPの品質保証を受けている。MLPについては，このように熟練者の養成，検査の品質管理，法廷での説明など手間とコストがかかりすぎるため，現在では刑事鑑定には用いられていない。

　実際には，SLPについても，程度こそ違うが本質的にはMLPと同じ問題点，すなわち，熟練者の養成，検査の品質管理，法廷での説明など手間とコストがかかりすぎることなどは，類似の問題を抱えている。

　その点，現在の刑事鑑定におけるDNA検査の主流となっている常染色体のSTRは，抽出されたDNAの型判定のみに限れば，ほとんどの作業が自動化されており，問題は少ない。

　米国では，STRが使われだしたころには，すでに各州にかなり大量のSLPのデータが蓄積されていて，熟練者の養成，マニュアルの整備なども進んでいた。したがって，米国では直ちにすべてのDNA鑑定が常染色体STRのキットに移行したわけではないが，熟練を必要としない簡便さや結果の確実性がすぐれていることから，主流は急速に常染色体STRのキットになってきた。

　ただ，刑事鑑定でも，時に血縁関係を検査する必要がある。通常の親子関係

については，常染色体 STR のキットで問題がないが，同胞関係，半同胞関係，第 2 度血縁関係の叔父―姪関係など，確率が上がりにくい血縁関係の検査では，SLP の識別力がはるかにすぐれている。したがって，一般的に広く使われるわけではないが，やや特殊な目的では SLP は刑事鑑定においても，まだまだ必要な方法と言えるであろう。

2　MCT118 ローカスの型判定

　科学警察研究所の技官である笠井は，ミニサテライト研究で有名な米国のホワイトの研究室に留学した際，ミニサテライトの中で特別に全長が短い MCT118 ローカスについて，PCR 増幅をしてポリアクリルアミドゲルで電気泳動を行うと，1 つ 1 つのリピートユニットの反復数の違いが判定できることを見出した[1章42)]。

　MCT118 ローカスは 16 塩基をリピートユニットとしたミニサテライトで，PCR 増幅後の断片の全長は 1000 塩基以下であり，反復数（アリール名としている）は 12～37 であり，PCR で十分増幅可能である。MCT118 は，通常の SLP と同様にアリール数が多く識別能力が高い上に，PCR で増幅できるので微量な試料にも利用できるなど，刑事鑑定に適している。あとで判明したのであるが，とりわけ日本人で多型性が高く，高い識別能力が期待できる。

　日本の科学警察研究所は，早い時期からこの MCT118 を実際例に適用し，鑑定書を法廷に提出した。ただ，この型判定法は，当初は増幅断片長の測定に SLP と同様に既知の長さの標準 DNA である 123 ベースラダー（123 塩基ごとに長さが違う DNA 断片からなる標準 DNA）を用い，まず全長を測定し，さらにリピート領域の長さを計算した上でリピートユニットの長さで割って反復数，すなわちアリールを決定するという複雑な検査方法であった。できるだけ恣意的にならないようにピークを機械的に読み取り，中央値をもとに塩基数を計算するなどの工夫がなされたが，ゲルのレーンによって泳動位置がずれたりすることや，123 ベースラダーという目の粗い物差しで計算するなど，精度についての不安は残っていた。

2—3 個人識別の落とし穴　119

アレリックラダー　14 15 16 17 18 19 20 21 22 23 24 25 26 27 28 29 30 31 32 33 34 35 36 37 38 39 40
　　　　　　　　↑ ↑
123ベースラダー　12 13 14 15 16　17 18　19 20 21 22 23　24　25 26 27 28 29　30　31 32 33 34 35

図 2-6 MCT118 ローカスの 123 ベースラダーとアレリックラダーによるリピート数評価の差（文献 35）

　実は，123 ベースラダーというまったく別の塩基配列を持つ DNA を物差しに使うこの方法には，原理的な問題があった．DNA の二重鎖の長さは，塩基の種類によって微妙に違ってくるため，違う塩基配列を持つ DNA 断片では同じ塩基数でも計算される長さが違ってしまうのである．水素結合を切断して 1 本鎖にして電気泳動する変性ポリアクリルアミドゲルを使うとこの問題はかなり解消するが，二重鎖のままで電気泳動する方法では，2 重らせんにおける各塩基のピッチの違いがもろに反映してしまう．従来の MCT118 の型判定は，1 本鎖にしない未変性ポリアクリルアミドゲルを用いていたのである．

　したがって，123 ベースラダーは MCT118 とは塩基配列が異なるため，電気泳動上のみかけの DNA 断片の長さは同じであっても，MCT118 に含まれる塩基数は，標準 DNA に含まれる塩基数と同じとは限らないということになる．したがって，123 ベースラダーの塩基数に基づいて算出した反復数（つまりアリール）は不正確なことになる．

　この心配は，その後，MCT118 の各アリールを標準 DNA とするアレリックラダーが市販され，用いられるようになって現実となった．すなわち，科学警察研究所自身の比較研究により，従来の 123 ベースラダーで行われた型判定結果は，アレリックラダーで確定した型とは全体的に反復数が多くなっており，短いアリールで 2，長いアリールで 5 増えていた．しかも，4 つのアリールは新アリールが 2 つに分かれてしまった[35]（図 2-6）．このことは，従来のアリールが 123 ベースラダーに基づいて計算で求めただけの架空のアリールだったことによる．新アリールは同じ塩基配列の DNA をアレリックラダーとして用いているので，反復数はほぼ正確に判定できる．問題は，同じラダーを用いた場合は同じ結果となるかどうかということであるが，科学警察研究所の報告によれば，それぞれの型判定に再現性は見られるという．

PCRでは長いアリールは増幅効率が低下する傾向がある。MCT118ではヘテロ接合体でアリールの長さの違いが大きいことがあり、長い方のアリールが増幅されにくく、バンドが薄くなったり、消えてしまう（**フェードアウト**と言う）心配もある。

MCT118の型判定が問題となったのが足利事件である[36]が、この点は後述する。

3　MCT118の集団頻度データの信頼性について

一般に、医学や生物学の研究者は、統計や確率に強くないので、問題がある検定のデータが時に有名な学術誌に掲載されることが知られている。DNA鑑定におけるサンプル集団のH-W平衡の検定についても同様な状況が見られた。

DNA鑑定に用いられているローカスのサンプル集団における頻度データは、当初はH-W平衡の検定にχ^2検定がよく用いられた。日本でも、まず刑事鑑定に用いられたMCT118ローカスのH-W平衡の検定では、数多くのアリールを9つのアリールグループにまとめた後に、χ^2検定で行われている[37]。

まとめたといっても、9つと多いアリールグループでは、5の法則を満たすことは無理である。したがって、ここで検定されたサンプル集団については、学問上はH-W平衡にあることが保証されていないことになる。

しかも、もう1つの問題は、9つのアリールグループについてH-W平衡にあるとした後に、個々のアリールの頻度を計算に用いたことである。9つのアリールグループの頻度がH-W平衡にあることが仮に保証されたとしても、個々のアリール頻度がH-W平衡にあることは保証されていない。

刑事鑑定においては、できるだけ被告人に不利にならない配慮が必要であることを考慮すると、日本で実際の刑事鑑定に用いられているMCT118の頻度データがH-W平衡にあることを確認しなければ、確率計算に用いるのは望ましくない。

4 不規則アリールを含む複雑なSTRの型判定で問題となった事例

　STRにおいても，初期はマルチプレックスや自動判定の手技が確立しておらず，それぞれの機関が手作りのアクリルアミドゲルや標準DNAを用いて研究を行っていた。そのような時期でも，STRはPCR断片が短いので，壊れた微量なDNAでも検査が可能であるという特徴を持っていた。従って，特別な場合には，特定の研究機関に，STRによるDNA鑑定が依頼されることがあった。

　1995年の福岡高裁でDNA鑑定が問題になったのは，このような時期のSTR型判定を刑事事件に応用したものであった[38]。事件はあるアパートに住む18歳の女性が殺害されて見つかったものである。

　現場で発見された毛髪のDNAが隣の部屋に住む男性の型と一致するとの鑑定に，大変複雑で識別力の高いSTRであるACTBP2ローカスが用いられ，同一の型と判定された。

　ACTBP2は，基本的には4塩基のリピートユニットのSTRであるが，内部構造が複雑で2塩基が加わったり，1塩基の変化があったりしており，多数のアリールが認められる特殊なSTRである。あまりの複雑さのため，一般の市販のマルチプレックスPCRキットには含まれていない。現在のキット構成の考え方は，1個のSTRの識別力に頼るのではなく，できるだけ規則的に4塩基のリピートユニットが続いている判定の容易なローカスを多数組み合わせるものである。

　鑑定当時はACTBP2にはアレリックラダーが市販されておらず，鑑定者は便宜上100塩基ずつ長さが違う標準DNAラダーをPCR増幅産物の長さを計算するマーカーとしていた。

　別のDNAを標準に用いると，MCT118で問題となったものと類似の問題が生ずる。すなわち，正確な反復数に基づいた型判定ができない心配がある。また，この方法では，1塩基や2塩基の長さの違いを正確に見分け，違う型として識別することも容易ではない。

　やはり，現在までに整えられてきた基準や指針から見ると，この型判定の正

確さについては疑問が残る。ただ，このような研究段階での技術をできるだけ法廷で生かしていくとの考えもあろう。

新しい手法を法的な判断に利用する考え方については，米国での「**フライ基準**」が有名である。1922年に，フライという被告の刑事事件において，当時の新しい手法であるポリグラフを採用するか否かが争われた際に示された基準である。なお，ポリグラフというのは，いわゆるうそ発見機であり，脈拍，呼吸など多くの生理的な反応を調べつつ質問し，うそについての質問に大きく反応することで，うそを見分けるというものである。

フライ基準は，新しい手法が裁判で証拠として認められるには，単に専門家が行っただけでは不十分であり，専門学会で一般に認められた手法に限るとされ，さらに検査する人も学会で評価されていることが求められるというものである。結局，フライ被告の刑事事件では，当時のポリグラフはこのフライ基準を満たしていないとして証拠として採用されなかった。

フライ基準は長らく科学的信頼性を判断する基準として用いられてきたが，新しい科学的手法の場合には，いくら科学的に信頼性が高いと思われても認められない場合があることから，ドーバート対メレル・ダウ製薬の上告審でアメリカの連邦最高裁判所が1993年に下した判決では，科学的証拠の信頼性（受容性）を判断する新たな基準が提示された。これをドーバート基準と言い，フライ基準が要請していた「一般に認められた手法に限る」という基準をゆるめ，以下の4項目を総合的に判断することとした。

1. 理論や手法が実証的にテスト可能なこと。すなわち科学的根拠があること。
2. 理論や手法がピア・レビューあるいは出版されていること。
3. 結果を評価するための誤差率や標準的な手法が明らかにされていること。
4. 学会などで一般的に受け入れられていること。

1995年の福岡高裁におけるACTBP2の検査は，フライ基準はもとよりドーバート基準も満たしているとは言いにくく，法廷で採用されなかったこともやむをえないと思われる。

5　STRのスタッターバンド

　STRは，すでに述べたように現在のDNA鑑定で広く用いられており，15程度のローカスを一度のPCRで増幅し，自動的に型判定する複数のキットが市販されている。これらのキットに用いられているのはほとんどが4塩基をリピートユニットとするSTRである。

　STRでは，2塩基をリピートユニットとするSTRが圧倒的に多い。それらは，アリール数も多く，識別力も非常に高い。実際に，ヒトゲノムプロジェクトで，多数の位置情報として用いられたり，目的とする遺伝子の位置を探すのに用いられたのは主に2塩基リピートユニットのSTRである。

　なぜ，法医学で用いられるキットには，これらの2塩基リピートユニットのSTRが用いられなかったのであろうか。

　その理由は，2塩基の違いの方が識別しにくいことに加え，**スタッターバンド**の問題にあった。スタッターバンドとは，STRのアリールに伴って生ずる1リピートユニットだけ短い副バンドのことを言う（図2-7）。

　スタッターバンドは，2塩基リピートユニットのSTRでは真のアリールの30％程度にまで達する。そうすると，ヘテロ接合体ではあたかも3本ないし4本のバンドがあるように見えるし，ホモ接合体では，ヘテロ接合体と間違いやすい。

　スタッターバンドは，STRのように同じ塩基配列が多数繰り返している部分でのPCRに用いられているDNA合成酵素の複製間違いを反映していると考えられている。もちろん，生体では，もっと正確に複製され，修復機構もあるため，はるかに正確である。

　このスタッターバンドは，3塩基，4塩基とリピートユニットが長くなるにつれてピークが低くなる傾向があり，4塩基リピートユニットのSTRではほぼ10％以下となる。ただ，ローカスにより，あるいはPCR条件によりスタッターバンドの程度は違ってくる。

　4塩基リピートユニットのSTRは，2塩基のものよりローカス数は少なく，アリール数も少なくなるが，アリールそのものの識別は4塩基ごとと，より明

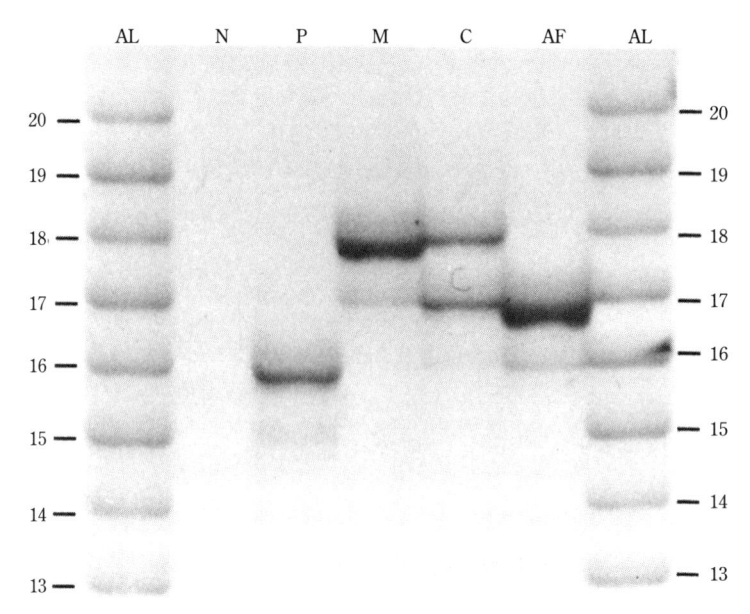

図 2-7 常染色体 STR の vWA ローカスにおけるスタッターバンド例
AL：アレリックラダー，N：陰性対照，P：陽性対照（16），M：母，C：子ども，AF：擬父．
P, M, AF はホモ接合体であるが，それぞれ 1 リピートユニット短いバンドが観察できる．

確になり，スタッターバンドも小さい．

　自動的に型判定するソフトの設定で，主バンドに対して低いピークのバンドは切り捨てるようにすれば，問題なく型判定ができる．したがって，現在のマルチプレックス STR キットは，ほとんどが 4 塩基のリピートユニットである STR であり，一部に 5 塩基の STR が使われている．それでも数%から 10% のスタッターバンドが見られるので，それらを真のバンドと間違えないためにローカスごとに基準を設けて見分ける上，バンドとしての検出閾値を高めの値に設定することが普通である．そうすれば，ほとんどのスタッターピークはピークとしてもカウントされない．この点に関する課題は後述する．

6　混合斑痕への対応

　前項で，現在広範に用いられているマルチプレックス STR キットでも，ほぼ 10% 以下とはいえ，STR にスタッターバンドがあることを述べた。このことは，法医学で時に問題となる**混合斑痕**での型判定の解釈を難しくしている。

　刑事事件では，複数のヒトの血液が混じった血痕，精液と膣液，精液と唾液など複数のヒトの細胞が混合していると考えられる試料が問題となる。

　一般的には，違うヒトの細胞を個体別に分けることはできない。精子のみは，核タンパクが違い，安定であることから，他の細胞の DNA を抽出してから取り出すことで分離が可能であるが[1章5]，同じ細胞同士であれば，個体ごとの分離は不可能である。

　混合斑痕では，混合の比率は試料によってさまざまであろう。また，常に均質に混合しているわけでもない。

　結局は，1 人のヒトでは説明のつかない型判定結果が再現性を持って示され，複数のヒトの細胞が混合していることが疑われた場合，混合斑痕の可能性について慎重に検討し，個別に対応するしかない。たとえば，最大 4 本までのピークが見られた場合，2 人のヒトの DNA が混合した可能性が大きいものの，3 人ないしそれ以上の DNA が混合した可能性も否定はできない。それらは場合わけをして計算することになるが，非常に複雑な計算になるので，適切なソフトウェアにより解析することになる。

　最初から混合斑痕が疑われている試料で，一方の当事者の型が判明している場合には，問題となっている人との混合斑痕として矛盾がないかを判断することになる。そして，矛盾がなければ，その混合した型を与えるすべての人の頻度の総和を，排除されない人（Random Men Not Excluded：RMNE）の頻度として求めることになる。

　ただ，混合比によっては一部のローカスでピークが閾値を下回り，ピークとしてカウントできなくなり矛盾を生ずることも当然起こる。その結果，再現性を確認するために行う 2 回の型判定において，あるピークの欠失が起こったり，新しいピークが現われたりするなど再現性のない結果となりうる。また，

混合比によってはスタッターピークが基準を超える場合も起こりうる。混合斑痕は鑑定者を悩ませる難しい試料と言える。

英国のギルは，混合斑痕の分析について研究を進めてきたが[39]，2006年に国際法医遺伝学会の混合斑痕についての委員会を組織し，勧告を取りまとめた[40]。混合斑痕の従来の考え方は前述のように「排除されない人（RMNE）の頻度を求める方法」とされており，観察されたアリールをもとに，RMNEの頻度を求めていた。この勧告は，混合比が小さく，一部にアリールドロップアウト（後述）がありうるケースについても尤度比を計算して考慮に入れる「尤度比法」がより現実的であるとしている。この方法は，アリールドロップアウトやアリールドロップイン（後述）の出現確率を想定し，それを考慮に入れて尤度比を計算する。ただ，この方法はいくつかの仮定を含み，複雑な計算を行うもので，批判も多く，まだ十分普及しているとは言えない。

7 鑑定作業の環境整備とコンタミネーションの防止

PCRによるDNA増幅技術を応用することにより，DNA検査の作業が単純化され，大幅に自動化された。とりわけ，蛍光標識されたSTRマルチプレックスキットを用い，キャピラリー電気泳動装置で電気泳動し，ジーンスキャンやジェノタイパーあるいはジーンマッパーと呼ばれるソフトウェアを用いると，DNAを抽出し，PCRのためにチューブにDNAや試薬を加えれば，後の操作はほとんど機械任せになってきている。

すなわち，PCRは，そのチューブを機械に挿入するだけで行われ，終了後にチューブをキャピラリー電気泳動装置に移せば，後は自動的に型判定結果が打ち出されてくる。

このような環境でも，しかしながら注意すべき点が多くある。

まず，鑑定資料を受け取ってから，鑑定を終了して残余資料を返却するまでの全過程で，資料に他のDNAによるコンタミネーションが起こらないような配慮が必要である。

刑事鑑定での資料では，DNAが微量だったり，壊れていたりするなど高分

子 DNA が期待できない場合が多い。DNA が壊れていると，かなりの量があっても実際に PCR で増幅できる領域が保存されているとは限らない。したがって，わずかな高分子 DNA の混入があると，混入した高分子 DNA の方が増えてしまうことが起こりうる。

　コンタミネーションとしては，直接的な接触もあるほか，空気中の微小な霧状の微粒子からのものもある。これらのコンタミネーションは，手袋の着用，マスクの装着，試薬をできるだけ市販のものとし研究室調整を避ける，操作を**クリーンベンチ**などの閉鎖環境で行うなどの注意でかなり防ぐことができる。

　ただ，空気中の微小な霧状の微粒子は，ピペット操作の際に泡がはじけても生ずるし，操作者がせきやくしゃみをすれば大量に生ずると思わなければならず，細心の注意が必要である。基本的には，無菌操作に沿った配慮を要する。

　とりわけ，1 個の細胞の混入でも検出してしまうような高感度の方法を用いるときは注意が欠かせない。できれば，そのような高感度の方法は避けるべきである。通常の PCR であれば，十数個以上の細胞の混入がなければ増幅が見られないので問題になることは少ない。

　筆者らの経験では，クリーンベンチを用いなくても，細心の注意を払えば，1 つの細胞の混入を検出するような高感度法でも，コンタミネーションをほぼ防ぐことは可能である[1章28)]。したがって，通常の PCR を用い，クリーンベンチを用いるなどの注意を払い，慣れた研究者が操作する限り，コンタミネーションの影響はそれほどはないと言えるであろう。

　ただ，コンタミネーションで特に注意したいのは，PCR 増幅後の増幅された DNA 断片の混入である。このような混入を **carry over** と呼んでいる。一般に，DNA 鑑定を行う機関は，何度も同じ標的の DNA 領域を増幅しているものであり，増幅断片の混入の機会は多いと思わねばならない。

　単純な計算をしてみよう。1 個の細胞が混入すると，DNA としては 6 pg となる。つまり，6 pg で 1 ないし 2 コピー混入することになる。通常の PCR では，感度以下であり，この程度の混入があっても，問題にならない。しかし，300 塩基の PCR 増幅断片が 6 pg 混入したとする。6 pg の核 DNA には 60 億塩基対が含まれていることから，6 pg の増幅断片には 2000 万コピー含まれてい

ることになる。これでは通常の試料DNAでは勝負にならない。

いかにPCR増幅産物の混入が問題かがおわかりいただけたであろうか。DNA鑑定を行う機関では，PCR産物を扱う場所と，試料からDNAを抽出するなどPCRの準備をする部屋を物理的に分けることが，米国の検査機関のマニュアル[41]にあるが，当然の注意事項である。

筆者の研究室では，DNA抽出やPCR準備のための部屋を完全に別にして，用いる器具，試薬，遠心機，フリーザーなど一式をそろえていた。なおかつ，DNA抽出やPCR準備のための部屋には2台のクリーンベンチを置き，1台はDNA抽出，1台はPCR準備としていた。

実は，筆者の研究室も，かって高感度のPCRの研究を進めていた時期に，混入DNAに悩まされたことがある。通常のPCRでは問題がなかったが，高感度PCRを行うと，陰性対照として水しかないはずの試料で，特定の型がわずかに検出されることが起こったことがある。試薬を作り直したり，ピペットを変えたりさまざまな検討を加えたが，結局は，上記に示したように，徹底的に物理的な分離を行ったところ，ようやく消えた。

8 アリールの内部構造の違いについて

STRの分析が進むにつれ，増幅断片長が同じで，同じアリールとみなされていても，別の内部構造を持つ場合があることがわかってきた。筆者の研究室が報告した複雑なSTRであるD14S299[42]（図2-1参照）の例を表2-5に示す。表で明らかなように，同じ塩基数で同じアリール名がついてもまったく内部構造が違うアリールがいくつか見られる。突然変異による反復数変化の多くが1リピートユニットの増減であることを考えると，同じアリールに見えても違うアリールよりもはるかに隔たった関係にあるものもある。

このような例は，複雑な構造を持つSTRローカスでは，むしろ普通に見られる。これらの内部構造をもとに，同じ長さのアリールをさらに細分化した頻度データを作成したり，否定のために検査することも可能である。ただ，そのためには，断片長の長さを分析するだけではなく，塩基配列を決定しなければ

表 2-5　D14S299 の内部構造

塩基数	アリール構造 x (ggat)	m (ggat)	y (ggat)	n (gggt)	z (ggaa)	アリール名	アリール数
299	10	2	5	1	10	28	1
303	10	2	5	1	11	29	1
307	10	2	5	1	12	30	2
	11	2	8	-	9		
311	9	2	9	-	11	31	4
	10	2	5	1	13		
	12	-	9	-	10		
	12	2	8	-	9		
315	10	2	5	1	14	32	1
319	11	2	8	-	12	33	1
323	11	2	10	-	11		3
	11	2	11	-	10		
	12	-	9	-	13		
327	11	2	10	-	12		1
331	11	2	12	-	11		2
	12	2	11	-	11		

ならない。しかしながら，それだけの時間，労力，費用といったエネルギーを費やしても，得られる成果はせいぜい 1 つのアリール頻度をいくつかに分割して計算できるに過ぎない。したがって，現在の市販キットでは，このような内部構造の違いは無視して，同じ長さの断片長の試料はすべて同じアリールとしている。

もちろん，新しいローカスを報告する際には，アレリックラダーマーカーに用いるアリールはもちろんのこと，観察されるアリールについては塩基置換を確認し，増幅断片長を確認することが求められている。その上で，同じ断片長のアリールはすべて同一アリールとみなして用いているのである。

このことは，ABO 式血液型を考えていただければわかりやすいと思われる。ABO 式血液型は，表現型として A 型，B 型，O 型，AB 型に分かれているのはご承知のとおりである。A 型遺伝子と B 型遺伝子は，O 型遺伝子に対して

優性を示すので，表現型がA型でも，遺伝子型は（A, A）と（A, O）があることもよく知られている。今では，DNA検査によってA型遺伝子，B型遺伝子，O型遺伝子をそれぞれ区別できるので，A型といってもそれぞれの遺伝子型が区別できる。さらに，同じA型遺伝子でも，詳しく塩基配列を調べると亜型とも呼ぶべき多くの違いがあることもわかっている。こういうことがわかっているからといって，従来からの抗体を用いるABO式血液型検査でA型と判定することは意味がないわけではない。簡便で，安価で，迅速に型判定でき，臨床上ABO不適合輸血を防ぐ目的や，個人識別のスクリーニングには十分に用いることができる。

　刑事鑑定での法廷の論争を見ると，MCT118型のDNA鑑定において，同じアリールと判断していることについて，内部構造の違いがありうることからこの型判定そのものが信頼できないとの意見が散見される[43]。これは，同じとみなされても，塩基配列を検査すれば違う可能性があるという指摘であれば正しいが，型判定や，そのアリール頻度を用いた確率計算が信用できないことにはつながらない。内部構造の違いを調べるのは大変な労力を要するにもかかわらず，そのために得られる確率の上昇は小さい。したがって，MCT118のみでなく，STRの市販キットに含まれるローカスのいずれでも行っていない。

9　新しいSTRキットにおける型判定について

　ABI社は，従来のIdentifilerキットに代って新たに7ローカスを加え22ローカスのSTRからなる新しいキットを2013年から市販した。このキットは，さらに検出閾値を従来の1/3と下げている。そのため，従来はほぼ問題とならなかったスタッターピークのかなりがピークとしてカウントされることになると思われる。

　現在，いくつかの研究室でスタッターピーク，真のアリールの脱落（ドロップアウト），コンタミネーション，混合斑痕，あるいは後述の微量試料などの可能性を考慮に入れた解析ソフトウェアの開発が進んでいるが，広く実用化されているものはない。標準とされるようなソフトウェアが用いられるようにな

ることを見越してのキットのようであるが、真のピークの特定をどうするかが当面の課題となるように思われる。標準的なソフトウェアができていない段階では、鑑定者がピークの特定をし、その判断理由を説明することになる。当面は、ピークの相対蛍光強度を目安にせざるを得ないかもしれない。

10 微量試料における型判定についての論争

A. 微量試料の型判定の特徴

DNA量が100 pg以下（通常は0.2〜2 ng）などの微量の資料の場合、DNA抽出液の鋳型DNAのコピー数を反映しない検査結果となることが多い。このような状況をLCN（Low Copy Number）と言う。

LCNでの型判定結果としては、①本来同じコピー数のはずであるヘテロ接合体の2本のピークの高さが著しい不均衡（imbalance）を示す、②時にヘテロ接合体の一方のピークなど出現すべきピークが検出されない（**アリールドロップアウト**）、③混入した微量の外来性DNAの型など本来ないはずの型が検出される（**アリールドロップイン**）、④通常は数％とされるスタッターバンドの増高、などが見られる。そのため、型判定は不安定になり、再現性が得られにくくなる。したがって、型判定結果の信頼性が低いとされている。

B. LCNにおける型判定の不安定性の原因

LCNでは、資料中のDNAが微量となりすぎたため、PCR初期では標的となる鋳型DNAがプライマーと遭遇するチャンスにばらつきが生ずる。ある程度増幅された後からは安定に増幅されるが、初期のばらつきはそのまま増幅される。また、PCRのためにピペットで吸引される鋳型となるアリールも一定しないので、アリールのピークが不安定になったり消えてしまうことも起こる。したがって、LCNでは、増幅されたDNA断片数は試料に存在していたアリール数を反映していないことになる。これを**確率的効果**（stochastic effect）と言う。さらに、微量DNAの場合にはコンタミネーションなど本来ないはずのピークも見られやすくなる（アリールドロップイン）。

一方、通常の量のDNAでは、試薬との反応はほぼ均一に行われ、PCRで増

幅されたDNA断片数は試料に存在していたアリール数をほぼ反映している。STRのキットでは、違うローカスのSTRでもほぼ同じ増幅となるよう調整されているので、増幅結果は、①ヘテロ接合体の2本のピークの高さはほぼ同じであり、②ホモ接合体のピークはヘテロ接合体のピークのほぼ2倍になる。つまり、試料に含まれていたDNA量にほぼ比例して増えている段階でPCR増幅を止め、型判定を行っているのである。LCNでは、増幅初期の標的DNAとプライマーの結合の偶然のばらつきにより、試料に含まれているアリール数と増幅後のDNA断片数の相関関係は期待できず、ピークの高さがあてにならなくなるのである。また、再検査の再現性も期待できなくなる。

C. 型判定の閾値について

DNA鑑定では、DNAの型のピークをノイズと区別したり、前述のスタッターピークと区別するために、あらかじめ型判定の閾値を設定したうえで自動型判定をする。この閾値を超えたピークを型として読むのである。もし、この閾値を下回った場合には、ピークのように見えた場合でも型としては読まない約束になっている。したがって、ピークが完全に消失しなくてもヘテロ接合体でピークの著しい不均衡が起これば、一方のアリールが脱落（アリールドロップアウト）し、ホモ接合体とされることになる。閾値は、日本では通常150 RFUを用いている。欧米では50 RFUが多いようであるが[44]、アリールドロップアウトは少なくなるもののアリールドロップインは起こりやすくなるという問題がある。

D. LCNを確率計算に用いることについての論争

従来は、LCNとなった場合には、判定不能とされてきた。しかし、実際の現場で得られる資料は、微量の場合も少なくないので、LCNとなって利用できないことも起こる。それらでもなんとかDNA鑑定に持ち込もうとの研究が盛んに行われている。

その1つが、アリールドロップアウトやアリールドロップインが起こっても、それらの確率を事前に評価し、尤度比を用いて計算に含めることで確率を算出する手法であり、英国のギルが2000年に提案した[45]。同様の考えは国際法医遺伝学会の混合斑痕についての勧告[40]にも示されている。ギルが中心に

なった 2012 年の国際法医遺伝学会の LCN についての勧告は，1 つのローカスでの矛盾に限定した形でこの確率計算方法の利用を勧めるものであった[44]。しかし，実際の事件についての鑑定ではまだ一部の研究室を除いてこの手法は用いられていない。やはり，LCN の場合には，検査結果に再現性が乏しく，型判定の信頼性が低く，DNA 鑑定に求められる確実性や信頼性に欠けるとの心配があるからである。

　米国の DNA 鑑定をリードしてきたブドールは，LCN の刑事事件への利用に明確に反対している[46]。彼は，大規模災害などの身元確認等の法医学鑑定においては LCN の確率計算の有用性を認めているが，犯罪事件を裁く法廷に LCN の確率計算を提出すべきではないとしている。再現性の乏しい結果を基にした鑑定は，これまで築き上げた DNA 鑑定の科学的健全性と高い信頼性を損なうものとしている。最近，筆者が相談を受けるケースは，この LCN に関連するものが多いが，筆者もブドールと同様の意見を申し上げている。

　しかしながら，150 RFU はかなり安全を見込んだ閾値であるもののそれを超えてしまうスタッターピークが出現することもありうる。また，検出閾値を下げれば矛盾なく読めるような場合もありうる。つまり，150 RFU の閾値設定はあくまで便宜上のものである。それならば，いっそ閾値をピークがノイズと区別できる程度の低めに設定し，それ以上のピークをすべてピークとして読み，スタッターピーク，アリールドロップアウト，アリールドロップインなどの可能性を確率的に評価して，問題の人の型の確率を計算できるソフトウェアを作り上げることができれば，どのような検査結果でも確率的に計算することが可能となるかもしれない。ABI 社の新キットは，閾値を約 50 RFU に設定しており，そのような動きを先取りしているともいえる。ただ，現段階では，スタッターピーク，アリールドロップアウト，アリールドロップインなどの確率や結果の解釈などの評価が難しくなる可能性もある。

E. LCN を防ぐために

　LCN が起こらないようにするには，試料の DNA 量を評価し，なるべく十分量の DNA を用いる。しかしながら，実際には DNA が微量でしかも変性しているような場合も少なくないので，結果として LCN になってしまうこともあ

る。このような場合には，PCR初期のばらつきが原因なので，PCRの増幅回数や感度を増やしても解決にはならない。試料が許せば，より多くの量を用いることで対応が可能なことがある。

F. 陳旧試料による型判定

陳旧試料のPCRの場合，DNAの断片化が起こるが，この断片化は長いSTRローカスで多く起こり，短いSTRローカスでは起こりにくい。そのため，陳旧試料のSTRマルチプレックスの型鑑定結果は，前述のように（86ページ）短いローカスは十分に高いピークであるのに，長いローカスでは急速にピークが低くなり，消失していくという現象が起こる。そうなると，十分に高いピークのローカスは問題なく読めるが，DNA断片長が長くなったために閾値以下になったり，不安定になったピークは読めなくなる。この場合は，試料全体のDNA量が少ないLCNとは違うので，十分に読めるピークは読むことができる。ただし，閾値付近のピークについては，再現性に十分注意する必要がある。

2—4
指針や法による規制

1 DNA鑑定の刑事事件への利用のはじまり

英国でDNA鑑定が最初に用いられたピッチフォーク・ケリー事件（1986年）の翌年には，フロリダ州での強姦事件の捜査でDNA検査が米国で最初に用いられ，精液と容疑者の血液の**DNAプロファイル**が完全に一致し，偶然に一致する確率は10億分の1と説明された。この鑑定は，翌年に裁判所で証拠として採用された。ヨーロッパでは，1988年に犯罪科学の専門家の会議から始まったThe European DNA Profiling Group（EDNAP）が発足し，1991年には国際法医血液遺伝学会（現在は国際法医遺伝学会：ISFG）の正式な作業部会となり，欧米各国での，DNA鑑定を主に技術面からサポートすることで，多くのDNA鑑定が刑事事件での証拠として提出されるようになっていった。

当初のDNA鑑定は，SLPと呼ばれる方法で，ミニサテライトのローカスを数個以上組み合わせて用いる方法である。SLPは，2本の明瞭なバンドが出るので，型の判定がしやすい。ただ，現在用いられているSTRのように，1つ1つのアリールを区別することはできない。

そこで，長さに応じて任意のアリールグループを作って頻度を算出し，確率計算を行っていた。バンドの一致・不一致は，同じアリールであればバンドの中心線が一定の範囲に収まる（たとえば0.5 mm）こと[47]で判定する。ただ，長いローカスのSLPの方が短いローカスのSLPよりも誤差が大きいことが報告されており[48]，測定誤差に注意が必要である。

このように，DNA鑑定の刑事事件への応用は，欧米におけるSLPの利用から始まった。しかしながら，すべてのDNA鑑定が問題なく証拠採用されたわけではなかった。DNA鑑定が信頼性に欠けるとして採用されず，関係者に衝

撃を与えたのは，1989年の**カストロ事件**である[34]。

カストロ事件

1987年に米国で起きた母子殺人事件で，被告人カストロが着用していた腕時計に付着していた血痕様のものが問題となった。検察側は，被告人の腕時計に付着した血痕が被害者である母親のものであることを立証するために，DNA鑑定を行ったので，それを証拠提出しようとした。

1989年にニューヨーク州裁判所は，証拠として認められるかどうかの審査，いわゆるフライ審査，のため，公判の前に審問を命じた。審問は，12週間以上に及び，最終的に証拠としては認めないという決定を下した。

この審査内容としては3つの段階が設定された。第1段階は，DNA鑑定に用いられている理論が科学界において一般的に承認されているかである。第2段階は，DNA鑑定の技術が科学界において一般的に認められているかである。そして第3段階は，検査を実施した研究機関が，その鑑定において適切な検査を実施したかである。

そして，審問では，第1段階と第2段階は満たされていると判断された。問題となったのは，第3段階である。時計上の血痕の分析では，被害者である母親に一致したバンドがあったが，一致しないバンドも見られた。一致したバンドについての詳細な検討がなされた結果，高分子DNAが分解していた可能性があること，バンドが一致しているとの判断に疑問があること，余分なバンドが出現していること，出現頻度の計算方法の信頼性に疑問があることなどを理由にこのDNA鑑定を証拠採用しなかったのである。

結局は，カストロが犯行を自供したので，この事件は決着したが，DNA鑑定の信頼性に問題を残した。

カストロ事件で重要な指摘は，フライ基準にいう「一般的承認」に注意を集中するあまり，個別の技術の検証をあいまいにすることの問題点である。そして，DNA鑑定のような強力なインパクトを持つ技術については，一般的な承認だけでは不十分で，個別事件において適用された技術を個別に批判的に吟味

する必要性が強調された。

カストロ事件以来，検査機関の個別の検査技術やその手続きに注意を向ける裁判所が増え，検査技術や確率計算などの検討から，証拠として許容されるケースと許容されないケースが見られた。

それらの検討の中では，カストロ事件での理論と技術の一般的な承認とされる第1と第2の段階について問題とすることはあまりなく，第3段階，すなわち個々の検査機関の信頼性が主たる対象となった。

このような論争は，主としてSLPについてのものであった。それらも，さまざまなマニュアル，指針，法律などの整備や，技術的な進展，などもあり，前述のネイチャーにDNA鑑定の論争は終結したとの論説が出るなどして[49]事実上収まっていったが，個々の鑑定において，慎重に適否を判断すべきであるとの考え方はそのまま継承されている。

2 欧米での指針制定や法律による規制の動き

DNA指紋が発表された後，そのすばらしい識別力は，現場で困っていた警察や検察にとって魔法のようにすばらしく見えた。また，社会の受け取り方も同様であった。したがって，手技や確率計算がまだ十分検討されていないような段階で，実際例に応用することが求められた。

一方で，ヒトの究極のプライバシーとも言える情報を調べてしまうことへ懸念が表明されたり，判断基準が不明確であるなどの批判も出るようになった。

欧州では，この領域の研究者の集まりである国際法医遺伝学会が，SLPが中心の時期である1989年に最初の技術面での指針を発表した[50]。ここでは，従来の血液型検査の重要性も強調され，並行して行われるべきとされた。このような時期での慎重な対応と言えるであろう。

さらに，この学会は，技術の進展に対応して1992年にPCR多型利用についての勧告[51]，1997年にSTRについての勧告[52]，2000年にmtDNAについての勧告[27]，2001年にY染色体STRについての勧告[30]を発表してきている。さらに，この学会の作業部会であるEDNAPは，SLPの型判定についても，同じ試

料を用いて多施設共同研究を行い，ばらつきの程度を検討するなど，検査の信頼性の検討を進めた。このような検証の試みは，PCR が広範に用いられるようになっても継続され，STR については共通のローカスで多くの国でのサンプル集団における頻度データも充実してきている。マルチプレックス STR についても多施設共同研究が多く行われており，それらの努力によって STR マルチプレックスの注意点が明らかになり，検査の信頼性を高めていったことがギルらの論文に詳しく述べられている[53]。1997 年の STR についての勧告[52]は，このような共同作業の結果に基づいて，アリールの命名法やアレリックラダーを用いることなどの基本的な注意点からなる簡潔なものになっている。さらに国際法医遺伝学会は，2006 年に混合斑痕についての勧告[40]，2012 年には LCN についての勧告[44] などを発表している。

　ヨーロッパでの法的な整備としては，オランダが 1993 年，英国とフランスが 1994 年，ドイツが 1997 年に，DNA 鑑定を念頭に置いた法律制定あるいは法改正を行い，手続きを定めている。オランダでは，被疑者あるいは被告人には，再鑑定請求権，鑑定への立会い権，鑑定人の指名権などが認められたが，予審判事は身体資料の強制採取ができるとされた。鑑定機関は 2 箇所とされた[54]。英国では，任意の提供が原則とされているが，拒絶は不利と推論することができる。また，一定の条件下では，強制採取もできる[55]。ドイツでは，鑑定人の捜査実務部門からの組織上，事実上の独立を要求していることや，データ保護法の対象にしたことなどが特徴である[56]。その後，ドイツでは 2005 年に法律がやや緩和され，従来は裁判官の許可が必要だった現場資料や被疑者の DNA 検査が，遅滞の恐れがある場合は検察官や警察官の命令によっても可能となり，また新たに特定地域の DNA 型一斉調査の規定も盛り込まれた[57]。

　米国では，前述の全米科学アカデミーによる勧告である NRC I[11] が 1992 年にまとめられ，次いで NRC II[1章61] が 1996 年にまとめられている。ここでは後で述べる確率計算の考え方がまとめられたほか，検査の品質保証基準を設定することと，DNA 鑑定についての専門委員会の設置を勧告した。

　1992 年の勧告を受けて，米国連邦議会は 1994 年に DNA 鑑定法を可決した[21]。これにより，DNA 鑑定に初めて連邦予算が組まれ，その予算を受け取

るための条件として，米国商務省管轄の全米標準技術研究所内の作業部会（TWGDAM：Technical Working Group on DNA Analysis and Methods）の品質保証基準が示された。そして，定期的にこの品質保証基準を見直す機関としてDNA諮問委員会の設置が義務付けられた。

DNA鑑定法により設置されたDNA諮問委員会は，検討を進め，2種類の基準を完成した。1つは1998年に発表した「犯罪DNAテストを行う研究室の品質保証基準（Quality Assurance Standards for Forensic DNA Testing Laboratories）」であり，もう1つは1999年に発表された「犯罪者DNAデータベース化を行う研究室の品質保証基準（Quality Assurance Standards for Convicted Offender DNA Databasing Laboratories）」である。

米国では，これらの基準を守ることでDNA鑑定は法廷でも信頼されるようになってきた。しかしながら，2001年の審査で，地方の警察の研究所の半分はFBIの基準を守っていないことが示された。さらに，2003年にはヒューストンの研究所の審査で，DNA鑑定の担当者が検査結果の説明方法を理解していないこと，陰性対照を立てていなかったこと，報告書に重要な確率計算結果を含めていなかったこと，血液サンプルでのコンタミネーションが否定できなかったことなどが指摘され，その研究所でのDNA鑑定が停止された[58]。これらを受けて審査が強化されると共に，2004年には新しい基準が発表された[59]。

3　犯罪者DNA検査における確率計算の指針

1992年の米国科学アカデミーのNRC I勧告作成において，確率の問題が真剣に論じられた。確率を計算する場合，被告人にどのデータベースを適用するかによってかなり確率が変わってしまう心配がある。データベースの整備が十分でないときには，とりわけどのように確率が変化するかがわからないので不安が大きい。このような不安に対し，1992年の勧告（NRC I）では，前述のように，「ceiling principle」といういわば苦し紛れの提案がされた。

ceiling principleとは，要するに，被告人を不当に不利に扱わないよう，控えめに計算する工夫である。15から20の集団データベースがある場合，それ

らの中の最も大きい頻度を取り出して適用し，それが5%未満の場合は一律に5%を与えようというものである。

　ceiling principleは，用いる頻度が合計すると必ず1にならなければならないという確率論を無視したもので，まったくの便宜上のものであり，どちらかというと，データベースが整備されるまでの緊急処理とも言えた。

　1996年に，全米科学アカデミーのNRCによる2度目の勧告「The Evaluation of Forensic DNA Evidence」[1章61]が別のチームによって出されたが，これは確率計算についての検討が大半であった。ここでは，控えめな計算法として，2—2（102ページ）に述べたF_{ST}を用いてホモ接合体の頻度を補正する別の方法が提案された。それとともに重要な提案として，刑事鑑定における確率計算の項で述べた「稀なアリールについての5の法則」と言われる稀なアリールの頻度処理法の提案がなされた。

　いずれにしても，米国でさまざまに努力されてきたのは，刑事鑑定においては，被告人に不当に不利にはならないよう，控えめに確率を計算すべきであるという考え方による。確率計算は，あくまでサンプル集団の頻度データに依存していて，別のサンプル集団を用いれば，似てはいてもまったく同じにはならないので，このような姿勢はきわめて健全であった。

　一方，STRのマルチプレックスPCRを用いるようになって，しかも自動的に型判定を行うことができて，サンプル集団の頻度データが容易に作られるようになった。さらに，前述のように米国では，1994年に連邦議会でDNA鑑定法[21]が成立し，2500万ドルが5年間にわたって支出され，高価な機器や試薬もふんだんに使えるようになって，米国では格段に研究が進み，STR各ローカスの頻度データも急速に整備された。

　とりわけ，米国において1997年からCODISの13ローカスの標準STRが用いられ，各集団の頻度データが確立してくると，集団間での頻度の差は多くのローカスで平均化され，また，総合的な出現頻度は極めて大きな値となり，実際にはどの人種についても大きな差とならないこともわかってきた。したがって，現在では，稀なアリールについての5の法則などで控えめに計算する配慮のもとで，被疑者ないし被告人の属する集団でのサンプル集団の頻度データを

そのまま使うようになっている。

4　DNA鑑定を行うこと自体についての法的問題

　DNA鑑定を行うことについて，法的に押さえておくべき問題がいくつかあり，反対論の根拠とされている。

　第1の問題は，DNAを検査することによって，ヒトのプライバシーを暴き，遺伝的性質まで調べてしまうのではないかというものである。この点は，ミニサテライトにしろ，STRにしろ，基本的には非コード領域にあるものを用いるので，問題はあまりない。しいて言えば，HLADQA1や，PMの一部は，従来の血液型であり，コード領域を調べているので，問題になりうる。ただ，実際にはこれらの血液型はABO式血液型も同じであるが，ほとんどヒトの差別につながるような資質には関わっていないことがわかっているので，使っても問題は少ない。

　一方で，これらの旧来の血液型ローカスは，手間の割には識別力が低く，自動判定もできないことから，MCT118と同様に世界的には使われなくなってきており，キット販売も中止され，事実上使えなくなってきている。

　第2の問題は，一般に認められている自己負罪拒否特権の原理に抵触するというものである。「自己に不利な自白を強要されない」原則とも言える。DNA鑑定のように決定的な証拠の採用は，この原理に抵触するのではないかというのである。

　しかしながら，この原理は，自己に不利益な供述を強制されることから保護しているのであって，DNA検査の検体を与えることは，自白を強いられることにはならないとの考えが一般的である。

　このことに関連して，被疑者ないし被告人が任意に血液などを提供しないときの対応が問題となる。一般的には，非協力であることを被疑者ないし被告人の不利な行動として法的判断に含める対応がとられる。その場合，不利な推論がなされる可能性があることが告げられなければならない。国によっては，何らかの形の強制を法律で規定している[55]。

もっとも，このような問題は，覚せい剤中毒が疑われたときの検査や，交通取締りにおけるアルコール検査など，一般的な捜査でも存在している。

5 有罪後DNAテストによる冤罪の証明

DNA鑑定は，犯人を特定するだけでなく，有罪が確定した受刑者の冤罪を証明することもできることは当初から言われていた。このようなDNA鑑定を**有罪後DNAテスト**と言っている。米国で最初に有罪後DNAテストにより冤罪が証明された死刑囚はカーク・ブラッズワースである。

ブラッズワース事件

ブラッズワースは，1985年に9歳の少女への暴行殺人罪で死刑判決を受けた。少女の下着には少量の精液が付着していたが，当時の技術ではDNA鑑定はできなかった。ブラッズワースは拘禁中にDNA鑑定のことを知り，弁護士を通じて，当時犯罪事件のDNA鑑定を実施していた民間研究所に，下着に付着した精液の分析を依頼した。その結果，彼の無罪が証明され，1993年に釈放された[60]。

1999年には，米国司法省は，「有罪後DNAテスト：要請の取り扱いに対する勧告」を発表し，実際に有罪後DNAテストの要請に関係者がどう対処するかの実務的な勧告を行っている。しかしながら，各州の州法の整備の遅れ，多額の費用の負担の問題もあり，収容者からの申請は容易ではなかった。しかしながら，次第に州法も整備され，さらに，有罪後DNAテストの費用を公的に負担する制度も作られるようになり，次第に利用が増え，冤罪の証明も増えてきている。

このような状況を受け，イリノイ州では，2000年1月30日に死刑制度のモラトリアムを決定した。さらに，死刑に関する委員会の報告を受けて，同州のライアン知事は，2003年1月11日に州内の死刑囚156人全員を一括して死刑

の減刑に踏み切った。このように，有罪後DNAテストは死刑制度にまでも影響を及ぼしているのである。

　有罪後DNAテストによって，無実の人を救済しようという試みはすでに法律家によるNPO組織として，1992年に始まっていた。イノセンス・プロジェクトというこの組織は，イェシーバー大学ロースクールのわずか2名のスタッフで始まったが，2005年に21の各地のプロジェクトがイノセンスネットワークを形成し，2014年現在では米国以外の9つのプロジェクトを含む65のプロジェクトからなる大きなネットワークとなっている。2014年3月29日のホームページ報告によると，有罪後DNAテストで無罪が証明された受刑者の総数は314人とされている[61]。

6　DNAそのものに対する起訴

　犯行現場で，犯人のものと考えられる生体資料が得られ，DNAプロファイルが決定されても，後述の犯罪者DNAデータベースに登録されていない場合は，犯人特定には至らない。そして時効を迎えれば，犯人は訴追されないことになる。これに対し，ミルウォーキー郡では，1999年からDNAプロファイルを起訴することで時効を停止する試みを始めた。現在では，テキサス，カリフォルニア，ニューヨークなど多くの州で行われるようになった。そして，2004年4月には，連邦の定める性犯罪についてのDNAに対する起訴を認める法律が成立している。このような起訴は，「**ジョン・ドゥDNA起訴**」と呼ばれる。ジョン・ドゥとは，氏名不詳者の代名詞として用いられている名前である。

　とりわけ，ニューヨーク市長は，2003年8月に350,000ドルを投入して，ニューヨーク市内で発生した未解決性犯罪事件で，組織的にDNA自身を起訴するという方針を発表して話題となった。これにより未解決事件の時効（10年）を停止させようというわけである。この方針により，約600件の強姦事件が対象になり，時効の迫っている100件から順次起訴していく方針とされた。

　ニューヨーク市では，ニュージャージー州の刑務所を仮出所後，違法に

ニューヨークに来た男性を拘束しDNAを検査したところ，8年前の強姦事件におけるジョン・ドゥDNAと一致し起訴できた例がある。ミルウォーキー郡では，1999年以来の15件のジョン・ドゥDNAのうち，6名がDNAデータベースで見つかっている。6名のうち4名は別の事件で服役中，1名は行方不明であるが，1名は逮捕された。

その後の情報は少ないが，最近では，オハイオ州でジョン・ドゥDNAに登録された最初のDNAが，前年に発砲事件を起こして刑務所で服役中の48歳の男性のDNAと一致したことが2014年1月31日に発表された。登録されていたDNAは，21年前と18年前の2つの強姦事件でのDNAであり，オハイオ州で登録されている21のジョン・ドゥDNAでの初めての合致例となるものである[62]。

なお，ジョン・ドゥDNA起訴は，DNAが検出されると事実上時効がなくなってしまい，長期間経過したための事実認定のあいまいさから被告人を救済するという本来の時効の意味がなくなってしまうことになるという観点からの反対論がある。

7 日本におけるDNA鑑定

日本でも，DNA鑑定は，欧米よりは遅れたが，その識別力の高さなどから，刑事事件へ利用されていった。黎明期のものを数例と，有罪後DNAテストに相当する最近の例を以下に紹介する。

A. わが国最初のDNA鑑定

刑事事件においてDNA鑑定が最初に応用されたのは東京のホテルで起こった女性の殺人事件である。この事件現場に残された男性の体液と，後から逮捕された男性の血液が同一人に由来するかについて，当時の石山東京大学教授がDNA鑑定を行った。そこで使われたプローブは，ジェフリーズの開発したものではなく，ジェフリーズの論文に基づいて東大で作成したプローブであった[63]。

そこでは，19本のバンドが一致しているとされ，日本人における血縁関係

のないヒトのバンドの共有率が 0.2 と 0.3 の間にあったとのデータから，ジェフリーズの方法による個人識別の確率は $(0.2)^{19} = 5.2 \times 10^{-14}$ ないし $(0.3)^{19} = 1.2 \times 10^{-10}$ とされた。この事件は，他の証拠もあり，DNA 鑑定については争われなかったようであり，判決の報告論文はない。

B. 水戸地裁下妻支部判決

次いで，判例集に掲載されたものとしては最初になるのが，1992 年の水戸地裁下妻支部判決で，鑑定を科学警察研究所が行った強姦致傷事件である[64]。科学警察研究所では，ABO 式血液型のほか，4 種類の DNA 型（MCT118 型，TNN24 型，CMM101 型，HLADQα 型）判定を行った。確率は 1600 万人に 1 人とされた。この事件も，とくに DNA 鑑定の信頼性についての論争は見られていない。

C. 足利事件

次に判例集に掲載されたのは，1990 年に足利市で発生した 4 歳の女児のわいせつ誘拐，殺人，死体遺棄事件で，いわゆる足利事件である[36]。

この事件では，事件から 1 年半後に 49 歳の男性が逮捕され，犯行を自白した。自白は 1 審での審理の途中まで維持されたが，1 度否認に転じ，再び自白するなど変転した上で，最終段階で本格的な否認に転じた。

DNA 鑑定として被害者の下着に付着していた微量の体液について，科学警察研究所で PCR を用いた MCT118 の型判定がおこなわれた。その型は，被告人の型と一致し，出現頻度は 1000 人に 1.2 人とされた。結局，1993 年 7 月に，有罪とされ，無期懲役の 1 審判決が下された。

この事件は，控訴され，東京高裁で，DNA 鑑定の信頼性についての本格的な論争が行われた。MCT118 の型判定については，科学警察研究所は，前述のように当初のサイズマーカーによる型判定法を 1993 年ころからアレリックラダーマーカーによる型判定法に切り替えたために，型判定方法も大幅な見直しがなされた。そのため，足利事件で問題となった型の出現頻度が最終的に 1000 人に 5.4 人となった。

このこともあり，弁護側は，控訴審では，MCT118 による DNA 鑑定の信頼性を問題として激しく争った。結局，東京高裁は，DNA 鑑定の手技や再現性

は信頼できるとして，1996年5月に控訴を棄却した。この事件は，上告されたが，2000年7月に最高裁が上告を棄却したことで決着した。

しかし，2008年に東京高裁が現在のSTRを中心とした手法により再鑑定を行うことを決定した。そして，2009年に残された資料からの遺留精液斑と被告人のDNA型が多くのローカスで異なることが示され，最終的に被告人の再審無罪が2010年に言い渡された。

D. 名古屋バラバラ殺人事件

次に判例集に掲載されたのが，1994年の名古屋地裁判決で，鑑定を筆者が行ったバラバラ殺人事件である。バラバラにされた下半身の筋肉，被告人自宅の風呂場蛇口裏側に付着していた肉片，被告人自宅の毛布の血痕について，ABO式血液型，PGM1型，DNA型（HLADQA1型）が一致した。個人識別の確率は，0.0009であった。なお，別に発見された頭蓋骨の毛髪についてもDNA鑑定が行われ，他の試料と同じ型が検出された。

これらのDNA鑑定は弁護人が不同意とし，法廷で争われた結果，信頼できるとされ証拠として認められた。この経過については，判例タイムズに詳しく報告されている[65]。さらに1996年に名古屋高裁でも受け入れられ，最終的にこのDNA鑑定は最高裁でも認められた。

E. 大分みどり荘事件

次に判例集に掲載されたのが，前述の1995年の福岡高裁判決で，いわゆる大分みどり荘事件である[38]。事件は1981年に起きた女子短大生の強姦殺人事件であった。被害者の隣室の男性が，現場遺留毛髪と一致した毛髪であることを根拠に半年後に逮捕された。

犯行のあった日に現場の部屋にいたとの不利益供述もあり，1審では有罪とされ，無期懲役の判決が下された。控訴審で，裁判所の職権により被害者の膣液と現場遺留毛髪についてDNA鑑定が筑波大学に依頼され，採用された。DNA鑑定では，初めてマイクロサテライト（STR）であるACTBP2ローカスが検査された。

その結果，膣液は被害者の型のみが検出されたが，毛髪から被告人と同一の型が検出されたとの結果であった。しかしながら，前述のようにACTBP2は

1塩基の違いを識別しなければならない不規則アリールを持っており，鑑定で用いた検査法ではそこまで厳密な判定が困難とされ，検査結果に十分な信頼性が得られなかった．さらに，毛髪の性状からも被告人の毛髪とは考えにくいとの判断もあって，判決では一転無罪とされ，確定した．

F．東電OL殺人事件

1997年3月，東京都渋谷区のあるアパートの空室で，東京電力東京本店に勤務する女性の絞殺死体が発見された．同年5月，警視庁は，不法滞在していたネパール人の男性を強盗殺人容疑で逮捕した．男性は一貫して無実を主張し，2000年4月の東京地裁では無罪判決が言い渡された．その後，検察側が控訴し，同年12月に東京高裁は一転して有罪とし，無期懲役判決を言い渡した．この裁判は2003年10月に最高裁で上告が棄却され，無期懲役が確定した．

2005年3月に，収監されていた男性は獄中から東京高裁に再審を請求し，再審請求審が始まった．2011年7月に，弁護側が現場で採取された物証のうちDNA鑑定をしていないものについて鑑定をするよう東京高裁に要請し，高裁は検察側に要請することで，東京高検により鑑定が実施された．その結果，遺体から採取された精液のDNAは，その男性のものと一致せず，現場に残された体毛と一致することがわかった[66]．

DNA鑑定の結果を受けて審議した結果，2012年6月，東京高裁は，再審の請求を認め，男性の刑の執行を停止する決定をし，男性は同日中に釈放された．検察側は異議申し立てをしたが，高裁は短期間でこれを棄却し，再審開始が決定した．再審公判は同年10月に開かれ，検察が無罪を主張し，同年11月に東京高裁が無罪を言い渡した．

8　DNA多型学会の指針

日本でもDNA鑑定が試みられるようになってきた1991年10月に，日本法医学会でDNA検査を研究していた研究者の有志が中心になって，日本DNA多型研究会が設立され，年1回の学術集会が開かれるようになった．まだ当時

は，DNA 鑑定の手法そのものが開発段階にあって，必ずしも定まっていない状況もあり，活発な研究活動が行われた。なお，当時は，主に MCT118 の型判定を中心に法廷で DNA 鑑定の信頼性について，激しい論争が戦わされていたが，刑事事件についての DNA 鑑定はほとんど科学警察研究所が行っており，大学の研究者が主体の研究会では，地道な学問研究の発表が中心であった。

しかしながら，DNA 鑑定は，社会的なインパクトが大きいので，日本 DNA 多型研究会においても，欧州における国際法医血液遺伝学会の一連の指針作成における前述の努力にならい，学問的な観点から，日本における DNA 鑑定のあるべき姿を示す意味で，指針作成を目指すこととなった。そして，1994 年 5 月に，筆者を委員長とする「DNA 鑑定検討委員会」（以下委員会と言う）が発足した。発足に当たって，研究会から筆者に付託された注文は，当時法廷で激しく争っていた科学警察研究所と日本弁護士連合会（日弁連）から共に委員を迎えて検討してほしいというものであった。そこで筆者は，両者に依頼し，それぞれ論客の委員を推薦していただいた。

その後の委員会活動は，予想されたとおり苦難に満ちたものであった。当初は，まず論点を整理するための自由討論から始めたが，意見の対立が目立ってなかなか論点が整理されず，難渋した。幸い，1995 年に文部省の科学研究費が認められ，1995 年 11 月 30 日には市民に向けた公開シンポジウムを開催し，論点の整理を進めることができた。そして，1996 年末に具体的な指針の起草に入り，1 年かけて調整し，1997 年 12 月に日本 DNA 多型学会（研究会から学会となっていた）での最終承認を得て発表することができた[67]。

最終段階で，科学警察研究所と日弁連からの委員の双方からさまざまな厳しい注文が出た。それらのすべてを盛り込むことは不可能で，委員長を中心に，ぎりぎりの調整が続けられた。最後は，それぞれの委員が，この時期に DNA 鑑定のあるべき姿を示す意義に賛同し，不満を残しつつも委員長の調整に賛同していただいたことを感謝している。この指針は，進化性を持つことを示すために「（1997 年）」と作成年を入れているとともに，「DNA 鑑定についての指針（1997 年）決定に至る経過」との文書も添付して，作成過程を明らかにしてい

る[68]。

　指針は，刑事鑑定のほか，親子鑑定も対象としているが，指針を作成した1997年には，郵送資料について簡便に親子鑑定を行うとの民間の親子鑑定会社が初めて誕生した年でもあった。郵送資料による親子鑑定は，消費者にとって便利ではあるが，DNA鑑定に欠かせない遺伝に関わるカウンセリングや，法的な取り扱いに関わるカウンセリングが事実上行えず子供の福祉への配慮に欠ける恐れがあることや，資料提供者の確認ができないなど，鑑定としてはさまざまな問題がある。これらの問題点については，指針作成を優先させたため，十分に対応できず，大部分の委員が参加した委員有志による「ヒトDNA情報を利用した親子鑑定についての声明」を発表した[69]にとどまった。これらについては，親子鑑定の項で詳しく述べる。なお，「DNA鑑定についての指針（1997年）」は，この分野の進展を受けて2012年に改訂され「DNA鑑定についての指針（2012年）」となっている[70]。改訂ではとりわけ，微量な資料，変性した資料，混合資料などへの配慮，鑑定書の記載，生物種の鑑定などが詳細に書き込まれている。

　巻末には，「DNA鑑定についての指針（2012年）」のほか，「DNA鑑定についての指針（1997年）決定に至る経過」，及び「ヒトDNA情報を利用した親子鑑定についての声明」を資料として付したので，参照願いたい。

　なお，日弁連の立場で書かれた『DNA鑑定と刑事弁護』の中で，委員会の経過を弁護士委員が詳細に報告されていること[71]を後で知った。委員長としては，このような問題は，秘密裏の処理は好ましくないと考え，最終段階の調整の詳細は各委員にそのつど報告しつつ透明な委員会運営を心がけてきた。各委員が，それぞれの自由な意見の表明を束縛するものではない旨は，「DNA鑑定についての指針（1997年）決定に至る経過」にも書かれている。

9　再鑑定の保証

　微量な試料しかない場合，とりわけ刑事鑑定では，きわめて慎重な取り扱いが求められる。この点に関しては，日本における捜査の基本的な規範を定めた

「犯罪捜査規範」の第186条に「血液，精液，だ液，臓器，毛髪，薬品，爆発物等の鑑識に当たっては，なるべくその全部を用いることなく一部をもって行い，残部は保存しておく等再鑑識のための考慮を払わなければならない。」と定められている。わが国で初めてのDNA鑑定のガイドラインとなったDNA多型学会の「DNA鑑定についての指針（1997年）」策定の検討において最も論争になったのがこの点である。

1992年のNRC Iでも，弁護側の独立した検査のために，できるかぎり鑑定資料の一部が保存されねばならないと明確に述べられている[72]。わが国の「犯罪捜査規範」もこのような考え方によっていると思われる。

本当に微量の試料しかなく，検査するとなくなってしまうような状況は理論的には起こりうる。その場合は鑑定しないとの考えもあるし（弁護士の委員の考え方），現在の技術で可能であるならば鑑定するとの考えもある。DNA鑑定についての指針（1997年）ではこの部分を「再鑑定への配慮」の項に記載している。ここに抜粋すると以下のようになっている。"繰り返し採取が可能な対照資料は別として，再度採取ができない資料の場合には，可能な限り再鑑定の可能性を考慮してDNA未抽出の資料の一部が保存されるのが望ましい。資料の全量を消費する場合，鑑定人はそうせざるを得なかった状況を含め鑑定経過を詳細に記録するよう努めるべきである。すべての鑑定において，鑑定人は法廷の求めがあれば鑑定経過を詳細に記録した鑑定ノートを開示すべきであるが，資料の全量を用いた場合にはとりわけこのことがあてはまる。"この考え方は，DNA鑑定についての指針（2012年）においてもほぼ踏襲されている。

2–5
犯罪者 DNA データベース

1 犯罪者 DNA データベースのはじまり

　DNA 鑑定が普及してくるにつれ，検査した上で罪が確定した場合に，指紋と同じようにその型判定のデータを残しておき，その後の犯罪捜査に役立てたいと考えられるようになった．とりわけ，強姦事件は同一犯人が繰り返す例が多く，このような**犯罪者 DNA データベース**はきわめて有効と考えられた．

　このようなデータベースでは，検査された STR ローカスの型判定結果が入力され，必要なときに照合される．したがって，入力データは非コード領域に限定されており，遺伝的資質による差別をもたらす心配はない．ただ，この遺伝情報は本人識別を極めて高い確度で行うことが可能であるほか，家族の情報も一部は入るなど指紋とは異なる性質も持っている．また，捜査の過程では比較対照のために被疑者でないヒトの検査もかなり行われ，それらの管理が問題となる．

　なお，一般にデータベースでは，DNA の検査結果のみでなく，採取された資料も保存される．この問題については後で触れる．

　DNA の情報は，究極の個人情報でもあるので，その運用に当たっては，慎重に検討された上で，多くの国では法律を制定して運用している．それらのデータベースの状況を国ごとに見ておこう．

2 イギリスにおける犯罪者 DNA データベース

　DNA 鑑定発祥の地であるイギリスでは，1994 年に「刑事裁判・公共秩序法」を改正し，一定の重大犯罪の被疑者等からの同意なしの資料採取が認めら

れ，一定の重大犯罪の有罪者からも同意なしの資料採取が認められた[73]。その他の犯罪では，書面による同意の下に資料採取がなされるが，もし拒絶をすると裁判所や陪審は，拒絶の事実から適切と認められる推論をすることができるとされた。

　この法律は1995年に発効したが，同時に，大規模な犯罪者データベースの運用が世界で初めて開始された[74]。このデータベースは，犯罪者DNAデータベース（Criminal Justice DNA Database）と呼ばれ，当初は有罪確定者か，未解決事件に関する現場資料に限定され，無罪となった被告の情報は破棄されるとされた。

　しかしながら，破棄条件は2001年の法改正で大幅に緩和され，犯罪者のみならず，同意によって提供されたDNAサンプルも加えられ，しかも同意は撤回できないことになった[75]。このことは，DNAデータベースの収集・保管対象が犯罪者から一般人へと広げられたことを意味し[76]，名前も国民DNAデータベース（NDNAD：National DNA Database）と変更された。

　このような対象の拡大については，犯罪者DNAデータベースを運用する他の多くの国でも，多かれ少なかれ見られた。ただ，英国はその後2012年に犯罪者以外の人のプライバシーに配慮し，データベース登録を犯罪者に限るとの法律（Protection of Freedoms Act）を成立させ，非犯罪者のDNA型データをすべてデータベースから抹消することとし，2013年9月13日に抹消が完了した。

　英国では，DNAデータベースに登録されているヒトは2012年にいったん約718万件に達したが，犯罪者以外のDNA型データ抹消途中の2013年3月では約634万件となった。また，犯行現場DNAのデータベースは約42万9千件となっている[77]。

　英国が人口の割に大きなDNAデータベースを運用しているのは，DNA鑑定発祥地であることに加え，実際に犯罪解明にこのデータベースが活躍していることも大きいと思われる。例えば，2001年に飲酒運転でDNA採取をされた（英国ではこのような軽微な犯罪でもDNA採取がされる）男性が，1968年に殺害された少年の体内から採取され保存されていた体液のDNAと一致したことで

逮捕されている。大きなデータベースのため，犯罪者 DNA をデータベースで照合して一致する割合は年々増加し，2012-2013 年では 61.4％に達している[77]。

3　米国における犯罪者 DNA データベース

米国では，1994 年に「DNA 鑑定法」が制定された[21]。以前からこの問題に熱心な下院では再三 DNA 鑑定に関する法案が出されていたが，より慎重な上院も，熟達度試験を加え，厳しいチェック体制をとることでようやくまとまったものである。この法律では，次の3つの政府事業を定めている。

すなわち，

①司法長官は，DNA 鑑定の向上のための研究費として 1996 年度から 5 年間で 4,000 万ドルを支出する。

②FBI 長官は，有罪宣告を受けた者，犯罪捜査資料，及び身元不明者の遺留物の DNA データベースを構築する。

③FBI 長官は，DNA 鑑定の質を保証するための委員会を設置し，その勧告に基づいて品質保証基準を定める。また，外部評価を含む熟達度試験を設ける。

などである。そして，FBI には，これらの実施のために 5 年間に 2,500 万ドルが与えられた。

さらに，研究助成やデータベース利用は，次の4つの目的に限定される。

すなわち，

①法執行機関による本人確認のため

②司法手続きのため

③犯罪防止のため

④人口統計などの研究のため

である。

地方機関や，民間の研究所は，研究助成を受けるには，品質保証基準，熟達度基準，目的限定の3条件を満たさないといけないことになった。そして，連

邦職員にはこれらの3条件が義務づけられ，違反には最高10万ドルの罰金刑が科される。

犯罪者DNAデータベースについては，1997年のCODISの標準STR 13ローカスの決定を受け，1998年10月から本格的な運営が開始された。DNAデータ登録は各州の法律に委ねられている。当初は性犯罪のみであったが，次第に対象が広げられ，多くの重犯罪が登録対象になってきている[78]。

米国では，犯罪者DNAデータベースへの登録のための検査が追いつかない状態（バックログ）になり，2000年にDNA分析未処理削減法が成立し，それに規定された犯罪（殺人，性犯罪，児童への性的虐待，誘拐，強盗など）についての検査のため多額の予算が投入された。

さらに，2001年9月11日のWTC事件の1ヵ月後に成立した愛国者法（パトリオット法）により，テロ行為に関連する多数の連邦法違反が犯罪者DNAデータベース登録犯罪に加えられた[79]。そして，FBIは，犯罪者DNA，逮捕者DNA，犯行現場DNAをまとめて国民DNAインデックス（NDIS：National DNA Index System）としている。FBIのホームページによれば，2014年1月時点での犯罪者DNAデータベース登録数は1,700万件以上，逮捕者DNAデータベースは170万件以上，犯行現場DNAデータベースは53万件以上となっている[80]。

4 フランスにおける犯罪者DNAデータベース

フランスでは，早くからDNA鑑定による個人識別が行われていたが，全国的な性犯罪者のDNAデータベースである全国遺伝子指紋自動ファイル（FNAEG）が創設されたのは1998年である。一連の強姦・殺人事件を引き起こしたギー・ジョルジュのDNA鑑定がその創設に大きく関与した。ジョルジュは，1985年に性的暴行で一度有罪となった。そして，1991年から強姦・殺人を繰り返していたが，1995年に性的暴行で逮捕され有罪となったときには，強姦・殺人事件との関連は気づかれなかった。そして，刑務所を出所するとさらに2人を殺害した。ジョルジュは1997年に逮捕されてDNA鑑定を受

け，初めてこれらの一連の強姦・殺人事件が明らかとなり，合計で性的暴行20件，殺人7件の犯人であることがわかった。もし，ジョルジュが1995年の逮捕のときにDNA鑑定を受けていれば，2人の命を救うことができたわけである。

当初のデータベースには有罪確定者と身元が確認されていない試料のDNA鑑定結果が登録され，性犯罪者が中心であった。その後，ある程度の重大性を伴う犯罪などに次第に拡大され，2003年からは条件付ながら被疑者のDNA鑑定結果も保存できるようになった。その結果，2007年5月にはデータベースは48万件近くになったという[81]。

5 カナダにおける犯罪者DNAデータベース

カナダでも，1995年に警察に暴力犯罪容疑者全員からのDNA検査用の資料採取を認める法案が成立した[82]。この法律は，カナダで起こった強姦殺人事件の被害者である8歳の少女の父親の社会への訴えが大きな影響を与えた。カナダ国内での世論調査では，この法案に対して90％の支持があったという。なお，この強姦殺人事件では，犯人として既決囚になっていた男性がDNA鑑定によって逆に無罪とされ，釈放されている。

1998年にはDNA鑑定法が成立し，国家規模のDNAデータバンク（NDDB：National DNA Data Bank）創設が法的に認められた。そして，NDDBのシステムの設計がなされ，2000年7月から運用を公式に開始した。

NDDBは，米国のCODISと連携したシステムであるが，カナダでは，人権問題に配慮し，DNA鑑定の活用範囲に厳しい制限を設けている。カナダでは，データベース登録数などの統計値はインターネット上で公開され頻繁に更新されているが，2014年3月17日時点で，犯罪者DNAデータベース登録は287,365件，犯行現場DNAデータベース登録は93,859件，データベースと一致したDNAは33,375件である[83]。

6 オランダにおける犯罪者 DNA データベース

オランダでは，1993 年に「刑事事件における DNA 鑑定に関する規定の刑事訴訟法への追加法」が成立し，関連規則を定めて 1994 年に施行された[54]。

この法律は，被疑者・被告人の権利に配慮したもので，再鑑定の請求権や鑑定への立会い権などを認めているとともに，再鑑定不能な微量資料については鑑定人の指名権も認めている。ただ，鑑定機関は司法省法科学研究所とライデン大学人類遺伝学研究所の 2 つとされている。

一方で，一定の犯罪の被疑者・被告人に対して予審判事が資料の強制採取を命令できることを定めている。ただ，法廷で登録の必要性を判断するので，法廷で被告人が罪を認めた場合には登録されない扱いになっているという[54]。

そして，DNA 鑑定で得られたデータは，司法省法科学研究所の中央登録簿に登録されることとされている。ただ，無実が判明したら破棄されることと，現場資料は 18 年後，被疑者・被告人資料は 30 年後に破棄されることとされている。このように，オランダでは人権についての配慮が厚いのが特徴といえる。その結果，登録数は，2011 年の段階で犯罪者 DNA データベースは約 16 万 6 千件にとどまり，犯行現場 DNA データベースも 4 万 7 千件と少ない[84]。

7 スイスにおける犯罪者 DNA データベース

スイスでは，2000 年に「DNA 鑑定法」が成立した。この法律では，犯罪事件の被疑者や関係者，行方不明者の資料採取のほか，捜査の枠組みにおいて，大量検査も認めている[85]。

さらに，データベースとして，DNA 鑑定情報システムを運用することとし，そこには，犯人と疑われる者，刑執行中の者，証拠，行方不明のほか，国際協力のために外国から送られてきた情報も加えるとされている。

このシステムに登録された情報は，無罪とされた場合，時効のない刑法犯では 30 年後，行方不明者では本人の同定後かそうでなければ 50 年後に破棄されるものとされている。

8　国際間のデータ交換の試み

2007年1月，EUの27ヵ国の内務相は加盟国間のDNAデータの交換について基本合意した。また，インターポルは2002年から，インターポル加盟国間のDNA鑑定結果の登録および交換の情報システムである「DNAゲートウェイ」の運用を始めた。ここで用いられているのは，前述のインターポル標準の7ローカスである。2013年には69カ国の参加で保有データベースは14万件以上に達している。そして，2013年における国際間のDNA型の一致例は86件になる[86]。犯罪のグローバル化に伴い，このような国を越えたDNA鑑定についての協力体制はさらに強化されていくと思われる。

9　犯罪者DNAデータベースにおけるDNA資料の保存と利用

犯罪者DNAデータベースへの登録に当たり，採取された血液ないし頬粘膜からDNAが抽出される。そして，米国ではCODISの標準STR 13ローカス，ヨーロッパではSGM PlusのSTR 10ローカスの型判定がなされ，データベースにそれらの型が登録される。その場合，型判定に用いたDNAの残余資料はどのように扱われるのであろうか。

一般に，これらの残余資料はデータベースに登録されている間は保存されるが登録後廃棄される場合もある。登録される遺伝情報はSTRであり，タンパクをコードしていない情報なので，差別につながることはないとされているが，残余資料が保存されることを捉え，ヒトの差別につながる情報が読み取られる恐れがあるとの指摘がある。

そのため，犯罪者DNAデータベースに関する法律では，一般に，利用を犯罪捜査や身元不明者の確認などに厳しく限定する条項を設けている。

そこまでして残余資料を保存する必要があるのだろうか。実際に鑑定を行う立場から言うと，残余資料保存はやはり有用だと思われる。まず第1に，登録ミスが疑われたときの確認資料となる。データベースが膨大になればなるほど事務的なミスが起こりうるので，確認作業が行えることは重要である。また，

第2に，将来の新しい検査法利用に備えることの必要性がある。現在のSTRマルチプレックス法は，成熟したもので，当面は使用されると思われるが，将来もっと有効な方法が開発されるであろうことは間違いないところであろう。資料が残されておれば，新しい方法が容易に利用できる。現実に，身体的特徴をDNAで分析して犯人逮捕に結びつけた例も出ている[87]。

SNPで身体的特徴を分析した例

　ルイジアナ州で，1年間に5人の女性が強姦後，惨殺されるという事件が発生した。犯行現場に残された精液は，すべて同一であったが，犯罪者DNAデータベースには含まれていなかった。この事件では，目撃証言から，白人男性が捜査対象になっていた。行き詰まった警察は，犯人の身体的特徴を遺伝形質から推測する検査を行っている民間会社（DNAPrint Genomics）に検査を委託した。フロリダにあるこの会社は，もともと個人の薬剤反応の予測をSNPを用いて検査していたが，新しく犯罪科学で犯人の身体的特徴をSNPで推測するサービスを始めたものである。

　結果は，犯人の遺伝特質は，アフリカ系85％，ネイティブ・アメリカン系15％であり，肌の色は黒に近いことが判明した。そこで，捜査対象を白人から黒人に変更し，近隣の黒人男性からもDNAサンプルを採取した結果，34歳の黒人男性のDNA型が完全に一致し，逮捕にこぎつけた。

　このように，DNAから身体的特徴をある程度割り出すことも可能となってきている。このことは，データベース登録後の残余DNAの利用について，どこまで認めるかの新しい問題を提起した。イギリスでは，2013年10月31日に発効する自由保護法（Protection of Freedoms Act）により，全ての試料は採取後6か月以内に廃棄されることとなった。これを受け，それまで保存されていた試料が廃棄されることとなり，2013年3月に完了した[77]。

10 米国巡回裁判所でのDNA強制採取違憲判決

2003年10月に，米国の連邦第9巡回控訴審裁判所の小法廷は，DNA分析未処理削減法に基づいた採取を拒否した男性について，犯罪者DNAデータベースのための強制的なサンプル採取は，合衆国憲法修正第4条を侵害するとの判断を下した[88]。

キンケード裁判

　1993年に銀行強盗の罪で有罪となったキンケードは，1994年に97ヵ月の懲役とその後3年間の保護観察の判決が下り，2000年に仮釈放された。仮釈放の2年後にDNA分析未処理削減法に基づき，保護監察局は彼にDNA分析を目的とした採血を求めた。しかし，彼は拒否したので，同法の規定によりA級軽犯罪とされ，追加懲役が科せられることになった。キンケードは違憲訴訟を起こしたが，連邦地方裁判所は違憲ではないとして，4ヵ月の禁固刑と，2年間の監視下での釈放の判決を下した。キンケードはこれを不服として控訴したところ，連邦第9巡回控訴審裁判所の小法廷（3人）は，2003年10月3日に重大な判決を言い渡した。すなわち，「仮釈放者は，合衆国憲法修正第4条での権利が認められ，強制的な血液採取には特記した嫌疑が必要である」とし，原審の1）血液採取命令と2）禁固刑の判決及び監視下の釈放期間の延長命令を取り消した。

　なお，合衆国憲法修正第4条は捜索及び逮捕押収（search and seizure）に関するもので，「不合理な捜索および逮捕押収に対し，人体，住居，書類および所有物の安全を保証される人民の権利は，これを侵害してはならない。令状はすべて，宣誓あるいは確約によって支持される相当な根拠に基づいていない限り，また捜索する場所および逮捕押収する人または物が明示されていない限り，これを発してはならない」とされている。

　このキンケード裁判については，2004年1月5日に，連邦第9巡回控訴審裁判所の大法廷（11人）での再弁論がなされたが，上記の判決は，犯罪から

個人を保護するための法律よりも憲法で保障された人権の保護を重視したものである。

　もっとも，この判決は，仮釈放者についての対応であり，犯罪者からの強制採血すべてを問題にしているのではないようである。バックログのためか，本件では，仮釈放の2年後になって強制採血に呼び出したという手続きの遅れにも問題があるようである。

　いずれにしても，この判決はDNA鑑定という強力な武器をもとに犯罪捜査を強化してきた動きに対し，裁判所が待ったをかけたとも言える。しかし結局，2004年8月18日に連邦第9巡回控訴審裁判所大法廷は，6対5の僅差ではあるが小法廷の判決をくつがえし，キンケードの主張を斥けた[89]。

11　日本における犯罪者DNAデータベース

　日本でも，個人情報保護法が2003年に成立し，また，同年8月からは，警察庁も世界標準とされるSTRの9ローカス，2006年には15ローカスのマルチプレックスキットの導入がなされたことなど，本格的なDNAデータベース運用の条件が整った。

　もともと日本は，数の多い窃盗を除いた一般刑法犯罪の検挙率が高く，1998年頃までは70％以上を保っていた。しかしながら，この検挙率は2000年から急速に減少して，近年は復調の傾向にあるものの2012年は44.2％となっている。殺人については95％程度を維持しているものの，強盗，傷害，暴行，強姦なども同様の傾向にあり，日本の犯罪状況も大きく変わりつつある[90]。したがって，日本でもDNAデータベースの充実が求められる時期に来ていると思われる。

　ただ，これまでに犯罪者DNAデータベースを立ち上げた国は，いずれも法律を整備し，強制採血の範囲を定めるなど，人権の保護との調整を法的に明確にしたうえで実施していた。

　犯罪者DNAデータベースと類似した考え方で運用されているものに指紋照合システムがある。指紋照合については日本で開発されたシステムが極めて優

秀で，米国をはじめ多くの国で利用されている。しかしながら，日本における指紋採取の法律における位置づけは，刑事訴訟法第218条2項のみである。ここでは「身体の拘束を受けている被疑者の指紋若しくは足型を採取し，身長若しくは体重を測定し，又は写真を撮影するには，被疑者を裸にしない限り，前項の令状によることを要しない」とある。

その他は，犯罪捜査規範，国家公安委員会規則（指紋取扱規則）で被疑者からの強制採取を認容しており，保管や廃棄についても指紋取扱規則で大まかに定めているのみである。なお，指紋取扱規則では，指紋を採取したら速やかに警察庁等に，電磁的方法で送らなければならず，警察庁では送られた指紋を整理保管しなければならないと定めている。そして，犯罪捜査規範では，「指紋，手口，写真その他鑑識資料は，常に収集整備することに努め，捜査を行うに当たっては，それらの多角的利用を図らねばならない」と定めている。指紋取扱規則による廃棄条件は①指掌紋記録等に係る者の死亡が確認された場合②指掌紋記録等に係る者の年齢が99歳を超えた場合③前2号に掲げる場合のほか，指掌紋記録等を保管する必要がないと認める場合とされている。

これらの規則等によれば，被疑者の段階で採取された指紋はただちにデータベースに登録されることになる。また，被疑者が不起訴になったり，起訴されても無罪とされた場合の取扱いは定められていない。また，捜査に必要な対照指紋を提供した場合の取扱いも定められていない。

少なくとも，指紋でみられるような形で犯罪者DNAデータベースを運用することは適当とは思われない。2003年秋にユネスコで採択された「ヒト遺伝データについての国際宣言」においても，民事・刑事その他の法的手続きにおいてDNAが収集されるときには，国際人権法に抵触しない国内法に基づいてのみなされるべきであるとされている[1]。やはり，国際人権法に抵触しない国内法を整備し，人権に配慮した形での運営が必要と考えられる。

現場資料のデータベース化は2004年12月に始められており，さらに，国家公安委員会規則（DNA型記録取扱規則）が2005年8月26日に定められ，9月1日から施行された。この規則は，指紋取扱規則にほぼ準じており，被疑者と遺留資料等の取扱いを定めているのみである。したがって，被疑者からは裁判

官の令状や鑑定処分許可状なしにDNAの採取が可能である．また，捜査上必要であれば，一般人からも同意の上でDNA採取もできる．

　DNAデータベースの登録数は，2011年12月末で約19万件となっている[91]が，警察庁は，2012年9月10日付で警視庁や道府県警察本部に通達を送り，DNAデータベースの抜本的拡充に向けた取組の推進を求めている[92]。それによると，2011年から警察庁は被疑者DNA鑑定の嘱託を受けて年間2万件の処理を行っているが，これを拡充し，2012年10月1日以降は倍の年間4万件の鑑定を実施するとしている．これによりデータベースは格段に拡充されると思われる．また，遺留試料については，特段の理由がある場合を除き，原則としてDNA鑑定を実施することを求めている．

　犯罪者DNAデータベースは，一般に各国とも誤用に対する罰則を規定した法律を制定し，国民的合意のもとで運用しているが，日本では法律によらない運用によって，DNAデータベースの拡充の道を歩み始めたことになる．

2—6
想定事例に基づいた鑑定の概要

　ここでは，いくつかの想定事例について，実際の日本人のサンプル集団の頻度データを用いて DNA 鑑定を行ってみる．実際の鑑定例を下敷きにしたものの，事例や型判定結果などを変えてあるのでご承知置き願いたい．なお，実際の鑑定書では，ヒトの遺伝についての基礎知識，実際の検査手技の解説，結果のデータそのもののコピー，必要な写真，確率計算に用いた頻度データ，確率計算の手順と結果，必要な文献などを記すことになり，かなり大部になる．ここで示しているのはあくまでも概要の説明である．

1　血痕の個人識別例

A．事例の概要

　A 市に住む資産家の B さんが自宅で強盗に入られ，殺害された上，1000 万円の現金と宝石類を奪われた．1ヵ月後に，遠い親戚の男が逮捕された．その男の自宅の押入れの中に突っ込まれていた多くの衣類の中に，小さな比較的新しい血痕の付着していた T シャツがあった．その男は，B さんには 10 年来会っておらず，T シャツの血痕は，誰か知らない人（日本人）とけんかしたときに付着した鼻血だろうと主張した．その血痕と，司法解剖時に採取され，−80℃で保存されていた B さんの血液及び筋組織（解剖後に解剖医から任意提出され，さらに法廷に証拠として認められたもの）について，DNA 鑑定が行われた．

B．鑑定嘱託事項

　裁判所から，以下の鑑定が嘱託された．
　①T シャツに付着した血痕の DNA 型と B さんの DNA 型とが一致するか

②一致した場合，その出現頻度はどのくらいか
③Tシャツの血痕はBさんのものと考えてよいか

C. 資料の取り扱い

法廷において問題のTシャツ，及びBさんの血液と筋組織を受け取った。資料はすべて採取前後で写真を撮り，鑑定書に付すとともに，残余資料は裁判所に返還した。

D. DNA検査の概要の説明

ヒトの細胞の核の中には遺伝情報を伝えるデオキシリボ核酸（DNA）が存在している。DNAは長い二重らせん構造を持ち，4種類の塩基，すなわちアデニン（A），シトシン（C），グアニン（G），チミン（T）の"文字列（塩基配列）"で遺伝情報を表わしている。それらの塩基は相補対すなわち，一方の塩基がAの場合はもう一方の塩基はT，同様に一方がCの場合はもう一方はGとなる対を形成している。従って，このような二重鎖を形成しているDNA断片の長さは対になっている塩基の数（塩基対）で表わされる。1つの細胞には父からの30億，母からの30億，合わせて60億の塩基対が含まれており，23対，46個の染色体にまとめられている。生物を構成する基本単位（30億の塩基対）の遺伝情報をゲノムと呼んでいる。ゲノムは細胞の核にすべて含まれているので，体のどの部分の組織を分析してもその人の全情報が得られる。現在，ヒトゲノムの情報はほぼ全て解読されており，このうち，血液型のように個人で違いが見られる部分を検出し，個人識別や親子鑑定に役立っている。DNAは一般に血液型物質より安定で，しかも情報が多いので，法医学的検査に極めて有用である。

E. 鑑定に用いたDNA検査

本件では数百塩基対以下の短い断片をPolymerase Chain Reaction（PCR）と呼ばれる方法で増幅して検査する手法を用いた。PCRを用いた法医学的検査法として，現在すでにいくつかのキットが販売されており，ここでは，アプライドバイオシステムズ社（ABI）から販売されているアンフルスターアイデンティファイラーキット（D8S1179，D21S11，D7S820，CSF1PO，D3S1358，TH01，D13S317，D16S539，D2S1338，D19S433，vWA，TPOX，D18S51，Amelogenin，D5S818，

FGA）を用いた。これらは，性別判定用の Amelogenin ローカスを除けば，いずれも Short Tandem Repeat（STR）の検査を行うものである。

STR はゲノムの非コード領域（遺伝子として発現していない部分でゲノム全体の 98％ 程度を占める）に主に分布している 2～6 塩基の反復配列で，マイクロサテライトとも呼ばれている。これらの部位では配列単位（リピートユニットと呼ぶ）の反復数が血液型のような多型を示し，父からの DNA と母からの DNA によって違っている場合がある。それらがメンデルの遺伝の法則に従って遺伝し，個人識別や親子鑑定に利用できるので，いくつかの主に 4 塩基リピートユニットのローカスについての検査がキット化され，市販されている。なお，ローカスとは，ゲノムのなかで，あるまとまりのある領域をいう。同一ローカスにおける多型の各型をアリールと言う。ヒトは父からのアリールと母からのアリールの組み合わせで表わされる。STR の各ローカスではリピートユニットの反復数をアリール名としているが，アリールは数種類以上と多く，識別能力の高いものが多い。

F. 具体的な操作の説明

①資料からの DNA 抽出

問題の資料である血痕，対照資料である B さんの血液および筋組織からの DNA 抽出は標準的な手法である有機溶媒による抽出法を用いた。すなわち，適当量の資料について，タンパク分解酵素であるプロテイナーゼ K と界面活性剤を用いてタンパクなどをできるだけ分解した後，フェノールやクロロホルムを作用させてタンパクを除き，さらにエタノールによって DNA を沈殿させた。

②ABI のキットを用いた STR の検査

ABI は増幅断片の長さの違う STR を 2～5 ローカスずつ組み合わせ，さらに 4 種の蛍光色素を組み合わせ，合計 15 ローカスの STR と性別判定用のローカスを加え，合計 16 ローカスを 1 本のチューブで一度に増幅し，型判定を行うキット（アンフルスターアイデンティファイラーキット；以下アイデンティファイラーキット）を販売している。このキットには，男女の識別を行うための Amelogenin のローカスが含まれているので，それぞれの STR 型判定のほか

に，男女の別も判定できる。Amelogenin は，男性であればX とY の2 つのピークが見られ，女性ではX の1 つのピークのみ見られる。キットに示された方法でPCR を行い，ABI ジェネティックアナライザー310 によりキャピラリー電気泳動を行い，ジーンスキャン・ソフトウェアで自動的にPCR 産物の断片長を決定した。さらに，断片長にもとづいてジェノタイパー・ソフトウェアを用いて自動的に型判定を行った。この方法によると，キットに付属した標準アリールとの断片長の違いはせいぜい 0.2 塩基であり，極めて正確に型判定ができる。

③検査結果の出し方

　各STR ローカスの各アリールが問題の資料と対照の資料が一致するか否かを判定する。一致しなければ両者は同一人由来であることは否定される。すべて一致した場合，15 種類のSTR の特定の型の組み合わせが日本人集団で出現する確率を計算する。血縁関係のない日本人206 人（9 ローカス），207 人（4 ローカス）ないし200 人（2 ローカス），について，このアイデンティファイラーキットに含まれるSTR ローカスの日本人におけるアリール頻度の当教室での調査結果（データベース，表付-1〜4）を基に総合の出現頻度の計算を行う。この頻度が小さければ小さいほど2 つの資料が同一人に由来する確率が高まることになる。

G. DNA 検査の結果

　DNA鑑定の結果は表2-6 に示すとおりであり，検査された市販キットの15 ローカスのSTR すべてでT シャツの血痕，B さんの血液，B さんの筋組織のDNA 型は一致した。

H. T シャツの血痕が誰かほかのヒトであり，偶然B さんのDNA 型と一致する確率の計算

　検査した15 ローカスは，いずれも染色体が違っており，独立して遺伝すると仮定してよい。したがって，問題となる確率は，それぞれのローカスの出現確率を掛け合わせることで計算できる。15 ローカスのSTR の各アリールの日本人データベースを基に，それぞれのローカスの遺伝子型の出現頻度を計算し，それらを掛け合わせた結果を同じく表2-6 に示している。なお，この想定

表 2-6 15 種の STR を用いた個人識別の想定例①

ローカス	蛍光色素	B 血液	B 筋肉	シャツ血痕	遺伝子型頻度	総合頻度
D8S1179	青	10, 15	10, 15	10, 15	0.035	0.035
D21S11		28, 30	28, 30	28, 30	0.038	1.33×10^{-3}
D7S820		11, 12	11, 12	11, 12	0.17	2.26×10^{-4}
CSF1PO		12, 12	12, 12	12, 12	0.293	6.62×10^{-5}
D3S1358	緑	15, 17	15, 17	15, 17	0.165	1.09×10^{-5}
TH01		9, 9	9, 9	9, 9	0.235	2.56×10^{-6}
D13S317		11, 13	11, 13	11, 13	0.029	7.42×10^{-8}
D16S539		9, 12	9, 12	9, 12	0.13	9.65×10^{-9}
D2S1338		21, 23	21, 23	21, 23	0.0065	6.27×10^{-11}
D19S433	黄	12, 13	12, 13	12, 13	0.0318	1.99×10^{-12}
vWA		17, 19	17, 19	17, 19	0.185	3.68×10^{-13}
TPOX		8, 8	8, 8	8, 8	0.24	8.83×10^{-14}
D18S51		13, 17	13, 17	13, 17	0.031	2.74×10^{-15}
Amelogenin	赤	X, Y	X, Y	X, Y	—	—
D5S818		11, 11	11, 11	11, 11	0.064	1.75×10^{-16}
FGA		19, 22	19, 22	19, 22	0.032	5.6×10^{-18}

例は刑事事件であるので，サンプル集団の頻度データで 5 未満の出現数のアリール頻度は出現数を一律に 5 とする取扱いとしたが（101 ページ参照），結果として稀なアリールは出現せず，特別な配慮は必要なかった．各アリール頻度から遺伝子型頻度を計算する方法は，以下のとおりである．

　　ホモ接合体（A, A）の場合：遺伝子型頻度は a^2

　　ヘテロ接合体（A, B）の場合：遺伝子型頻度は $2ab$

　　ただし，アリール A の頻度を a とし，アリール B の頻度を b とする．

　結果として，日本人での問題の DNA 型の出現頻度は 5.6×10^{-18} であった．

I. 鑑定結果

① T シャツに付着した血痕の DNA 型と B さんの DNA 型とが一致する．

② この型の総合出現頻度は日本人集団においては，5.6×10^{-18}，すなわち 17.9 京（京は兆の 1 万倍）人に 1 人と計算された．

③ このように稀な STR の型の組み合わせが，B さんと無関係な日本人として別に存在することは考えがたく，T シャツの血痕は B さんのものと考

えてよいであろう。

2　組織標本の個人識別例

A. 事例の概要

ある男性（Cさん）がD病院において胃がんと診断され，摘出術を受けた。しかし，Cさんは手術後に胃がんの診断が間違っていて，胃がんでないのに摘出したとD病院を訴えた。D病院は，摘出した胃がん組織のパラフィンブロックと薄切標本を裁判所に提出し，正当性を主張した。一方，Cさんは，その組織が自分のものではなく，だれか他の胃がんの人のものであろうと主張した。裁判所では，CさんのDNA型と提出された胃がん組織のDNA型を鑑定することとなった。

B. 鑑定嘱託事項

法廷に提出された胃がん組織は，原告男性（Cさん）のものか

C. 資料の取り扱い

法廷で問題のパラフィンブロックと薄切標本を受け取り，さらにCさんの採血を行った。確実な記録を残した上，試料の一部を採取した。パラフィンブロックの残余と薄切標本は鑑定終了後直ちに法廷に返還し，Cさんの血液の残余は裁判が終了するまで鑑定者が保管することとした。

D. DNA検査の概要の説明

前の想定例の鑑定例で説明した15種類のSTRに加えて，この鑑定では，当教室で開発した6種類の新しいSTRを用いた。このSTRセットは，全体で180種類のSTRローカスから選別されたものである。選別の基準は，日本人で識別力が高く，PCR産物の全長が200塩基未満と短く高感度であり，市販キットで用いているSTRローカスとは染色体が違うか少なくとも長腕と短腕が違うものとした。このような配慮により，市販キットのSTRと同様に，互いの頻度を掛け合わせて総合の出現頻度を計算することができる。これらの6種類のSTRについては，塩基配列を確認したヒト試料からアレリックラダーを作成した上，3種類の蛍光色素（FAM, VIC, NED）で標識し，市販のキッ

トに準じてPCRを行い，さらに2種類のソフトウェアにより自動的に型判定結果が出力されるようシステムを作成した．このシステムは，市販キットと同様にして自動的に型判定ができる．また，いずれのSTRローカスもPCR産物が200塩基未満と短く，変性したDNAでも検出されやすく，しかも，日本人で識別力が高いものばかりを組み合わせてあるため，総合確率が極めて高くなる．

E．DNA検査の結果

まず，胃がん組織のパラフィンブロックの表面の形状と薄切標本の形状が一致することを確認した．さらに，パラフィンブロックから標本を作製し，組織所見が一致することを確認した．がん組織では時にSTRの型が変化することが報告されているので，もし正常部分があればなるべく正常部分を用いることが望ましい．この例ではかなり正常部分があったので，組織像からみて正常組織部分の約半分をパラフィンブロックから切り出し，さらに薄切し，パラフィンを除去し，DNAを抽出した．

市販キットにより検査された15ローカスのSTRでは，CさんのでDNA型判定できたのに対し，胃がん組織はAmelogeninを別にして，PCR断片が短い7ローカスでのみ型判定が可能であり（表2-7），いずれもCさんの型と一致した．このように，組織標本では，ホルマリン固定時にホルマリンに混在する蟻酸でDNAが酸加水分解され，断片化してDNA型判定がしにくくなることがしばしば経験される．当教室では，壊れたDNAについて，最近の慎重な取扱いを参考にして，以下の基準で型判定している．

①ピーク高が，150 RFU以上のピークのみを用いて型判定すること．
②各蛍光色で標識されたローカスの中で，ジェノタイパーで自動的に型判定されたローカスの増幅断片長が一番大きなローカスがホモ接合体（同じ型のアリール）であった場合は，そのローカスの型判定結果は採用しない．その次に小さい増幅断片長のローカスがヘテロ接合体（異なる型のアリール）であった場合は，採用するが，ホモ接合体であった場合は採用せず，その次に小さい増幅断片長のローカスの型判定結果を採用する．
③ヘテロ接合体のピーク高が不均一な場合は，同じキットあるいは異なる

表 2-7 15種の STR を用いた個人識別の想定例②

ローカス	蛍光色素	血液	胃ブロック	遺伝子型頻度	総合頻度
D8S1179	青	10, 15	10, 15	0.035	0.035
D21S11		31, 32	−	−	−
D7S820		11, 12	−	−	−
CSF1PO		12, 12	−	−	−
D3S1358	緑	15, 17	15, 17	0.165	5.78×10^{-3}
TH01		9, 9	9, 9	−	−
D13S317		11, 12	−	−	−
D16S539		9, 12	−	−	−
D2S1338		18, 19	−	−	−
D19S433	黄	12, 13	12, 13	0.0318	1.84×10^{-4}
vWA		17, 19	17, 19	0.185	3.4×10^{-5}
TPOX		8, 8	8, 8	−	−
D18S51		13, 15	−	−	−
Amelogenin	赤	X, Y	X, Y	−	−
D5S818		11, 11	11, 11	−	−
FGA		22, 23	−	−	−

キットを用いて PCR 増幅及び電気泳動を複数回行い，型判定結果に採用するかどうかは，全体的なピークの高さ及び不均一の程度等を考慮し，総合的に判断する。

この基準は，壊れた DNA ではピークが低くなり，ヘテロ接合体の一方のピークがカウントされずにホモ接合体として検出されることがあるので，検出された最も長いローカスがホモ接合体となった場合は最終の型判定では採用しないとすることを基本としている。したがって，表 2-7 で言えば，緑色標識グループでは TH01（9,9），黄色標識グループでは TPOX（8,8），赤色標識グループでは D5S818（11,11）が採用されず，全体では 4 ローカスしか採用されないことになる。結局，赤色標識グループは 1 つも採用されないという厳しい結果となった。できるだけ間違いを犯さないためには，このように厳しい基準で望むことは世界的な傾向となっている。

結果としては，この血痕で検出された 4 ローカスの遺伝子型と C さんの遺伝子型はすべて一致したが，ローカス数が少ないこともあり，日本人集団での

表 2-8 6種の STR を用いた個人識別の想定例②

ローカス	蛍光色素	血液	胃ブロック	遺伝子型頻度	総合頻度
D20S480	青	11, 12	11, 12	0.043	0.043
D6S2439		19, 22	19, 22	0.081	3.48×10^{-3}
D6S1056	緑	14, 16	14, 16	0.053	1.84×10^{-4}
D9S1118		8, 12.3	8, 12.3	0.048	8.83×10^{-6}
D4S2639	黄	10, 14	10, 14	0.014	1.24×10^{-7}
D17S1290		16, 19	16, 19	0.052	6.45×10^{-9}
15plex		−	−	−	3.4×10^{-5}	2.19×10^{-13}

頻度は 3.4×10^{-5}，すなわち約 29,000 人に 1 人となり，DNA のみで個人を特定するにはやや弱い結果であった．

そこで，名古屋大学で開発した，壊れた DNA の型判定に有効な短い 6 ローカス STR の自動型判定システム（ミディ 6）を追加した．その結果，すべての 6 ローカスで胃がん組織の DNA 型判定を行うことができ，表 2-8 に示すように，いずれも男性の型と一致した．この 6 ローカスのみでも，日本人頻度は 6.45×10^{-9}，すなわち 1 億 5,500 万人に 1 人となり，日本人で同じ型の組み合わせが出現することは考えにくい結果であった．さらに，15 plex の結果と合わせた総合頻度では 2.19×10^{-13}，すなわち約 4.6 兆人に 1 人となり，個人を特定するに十分な確率となった．

以上の結果から，病院が別の人の胃がん組織を法廷に提出した可能性はほとんどないと言えよう．

F. 鑑定結果

法廷に提出された胃がん組織は，原告男性のものと考えられる．

第 3 章

親子鑑定

3—1
親子鑑定の考え方

1 親子鑑定では何を求められるか

　親子鑑定は，狭義では親と子の血縁関係を生物学的に明らかにすることである。ただ，一般に親子に限らず，血縁関係を生物学的に明らかにするものを広く親子鑑定と称している。

　血縁関係は，以前は指紋，顔貌など複雑なパターン認識を必要とする指標で似ている，似ていないという判断を加えることがあった。これらのパターン認識は大まかには信頼性が高く，確率が必ずしも高くない血液型での親子鑑定では，確認の意味でも安心感を与えるものであった。ただ，定量的な説明は困難であり，厳しく対立する裁判では説明に限界があった。結局は，明瞭に型が区別できメンデルの遺伝の法則に従って遺伝する血液型のような遺伝形質を指標とすることとなっていった。

　そして，それらの遺伝形質がメンデルの遺伝の法則に照らし矛盾すれば血縁関係が否定でき，否定できなければ一般的なヒトに比べて問題の血縁関係にあることの確からしさを確率として計算し，具体的な数値として示すようになっていった。この場合の確率計算は，問題の血縁関係であることを仮定し，その血縁関係の確からしさを確率論に基づいて計算することになる。

　すなわち，親子鑑定では，生物学的な血縁関係が否定されるか否か，否定されなければどの程度確からしいかを根拠を持って示すことが求められる。

　なお，日本では，父らしさの確率を計算すること自体を，数字が一人歩きするとして反対する考えがあり，あくまで数多くの検査をし，いずれにおいても否定されないという結果のみを鑑定書に記載する鑑定機関が見られた。前章で扱った刑事鑑定でも，科学警察研究所やその指導を受けている各都道府県の科

学捜査研究所は基本的に各事例ごとの確率計算を行わない。

　確率論は，確実に実証できるものではなく，通常の自然科学における感覚からすると極めて頼りないもののように思われる面を持っている。

　確率論の考え方は比較的新しく，19世紀末から20世紀にかけて活躍した人類遺伝学者であるフィッシャーやピアソンが学問として確立したとされている。

　たとえば，サイコロを振ることを考えてみる。通常はサイコロの1から6の目はほぼ均等に出現するはずである。ところが，サイコロのつくりによっては，ある特定の目が多く出ることもありうる。このことは，実際に何度かサイコロを振ってみて，それを確認すればよい。ある回数振ったところ，1がかなり多く出たとする。その場合に，そのサイコロは均一に作られていない，あるいは細工されていたと判断してよいであろうか。

　仮に30回振ったとすると，均一なつくりであると仮定すれば，理論的にはそれぞれの目は5回ずつ出ることになる。実際の出方と比べてみると，30回くらいではそれぞれの目の出方はかなりばらつきがあるのが普通であろう。3000回も振れば，偶然のばらつきは小さくなるであろう。いずれにしても，ある回数振った段階で，理論値と観察値を比較することになる。たとえばこのような比較において有意な差があるかないかについての理論を彼らは工夫したわけである。

　親子鑑定についても，ある仮定に基づいた現象かどうかを検討することについては，サイコロの場合と変わりはない。種々のケースについての確率計算の手法はすでに確立され，代表的なものは総説[1]でも述べられているが，次項で具体的に述べる。

　ここでは，まず母と子のペアがいて，父と目される男性（擬父）が生物学的な父であるかについての父子鑑定（3人が関わるので**トリオ**と言われる）を例にとって親子鑑定の基本的な考え方を見てみよう。実際に，親子鑑定ではこのトリオが圧倒的に多いが，他の血縁関係についての鑑定でも，基本的な考え方に変わりはない。

2 父権肯定確率の考え方

トリオでは，後述するように**ベイズの定理**に基づいた事後確率（通常多く行われる父子鑑定では**父権肯定確率**と言う）として示されることが広く行われている。ベイズの定理は，可能な事象について，それぞれの条件付き確率から事後確率を計算するものである[2,3]。

父権肯定確率では，まず，擬父の父親らしさと一般の男性の父親らしさを比較するために比を取る。この比は後で述べる Paternity Index（**PI**）に対応する。ベイズの定理では，擬父の父親らしさと一般の男性の父親らしさに対し，さらに**事前確率**をそれぞれに掛け合わせ，最終的に擬父が父親であるという事後確率を計算する。

ややこしくてわかりにくいと思われるが，要は，遺伝形質だけのデータで事後確率を算出するのは，ベイズの定理の上では不十分であり，事前確率を掛け合わせて初めて本来の事後確率が計算できるというわけである。ところが，実際の親子鑑定の計算では，後述するように，一般に事前確率は父親である場合と父親でない場合を等しいとする 0.5 と仮定するので，あまり意味はない。事前確率は，ベイズの定理を適用するため形を整えるためのものと考えた方がよいかもしれない。この事前確率については，かなりの論争があった。

ルードビングとワルトマンは，父親としての事前確率を 0.5 と仮定する点について批判し，事前確率は，本来個々の事例において裁判官によって適宜見積もられるべき値を導入すべきであると主張した[4]。すなわち，父親である事前確率が 0.9 の場合は，父親でない事前確率は 0.1 となるが，それらを用いるべきだというわけである。

さらにギルトラーは，前述の擬父と一般の男性との父親らしさの比を「paternity index：PI」と定義し，鑑定人は，事前確率のような概念を含む父権肯定確率の代わりに PI を法廷に提示するだけで十分であることを強調した[5]。つまり，事前確率を鑑定人が勝手に 0.5 と判断すべきではないとしたわけである。鑑定人は事前確率を掛け合わせる以前の段階，すなわち明確な遺伝形質から計算できる段階でとどまるべきであるというわけである。事前確率は，本来

裁判官が判断すべきものであり，裁判官は，母親（M）と父親（F_1），擬父（F_2）とが出会う確率などすべての要素を必要に応じて考慮に入れて事前確率を数値化し，最終的な判決値として父権肯定確率を計算するべきものであるとの趣旨を述べている。しかしながら，事前確率を数値化するのは裁判官にとっても容易ではなく，特別な場合は別として，結局は 0.5 を用いることになると思われる。

　わが国でも，岡嶋が早くから数学的処理は誤解を招くと指摘しており[6]，広瀬もこの点を詳細に述べ，指数を提示するなら，PI を示せば十分であると主張している[7]。一方，松永は，鑑定人が予断なしに全く公平な立場で鑑定するには事前確率を 0.5 と仮定することはやむをえないとしている[8]。

　事前確率の問題についての論争は，鑑定人の公平性に関わる部分を含んでおり，重要である。通常は，血液型や DNA などの検査成績から求められる PI を示し，さらに父権肯定確率を示すが，その計算に用いた事前確率の値を示すことで妥協がはかられている。擬父が無精子症だったり，擬父と母親が出会うチャンスが低いなど，0.5 に代わる事前確率が算出できた場合には，根拠を示した上で鑑定書に明示し，その上で父権肯定確率を計算することもできる。

　なお，WTC 事件では，2,800 人の犠牲者の身元確認が行われ，多くが想定される犠牲者の家族との血縁関係の鑑定により行われた。犠牲者の誰でもが対象者となりうるため，その際の親子鑑定では，一致する事前確率を $1/n$，一致しない事前確率を $(n-1)/n$ と置き，ベイズの定理に従って確率計算を行った。なお，n は 2,800 からそれまでに確認された遺体の数を減じたものである。この事前確率を用いて計算した確率が 0.999 を超えた場合に遺族に返還した。このため，一致する事前確率は通常 1/1000 以下となり，父親らしさ（あるいは同胞らしさ），すなわち尤度比（PI）が 100 万程度の高い値とならなければ確定しないことになった。

　このような厳しい基準を設けたのは，対象となるヒトが多い場合は，否定されないケースが何例も出てくることが起こりうるので，できるだけ間違った判断をしないためにこのような事前確率を用いることとしたものである。したがって，多くのローカスを検査しなければなかなか 0.999 の値に到達しないこ

とになったが，多くの検査機関や鑑定会社の協力により，約半数の遺族に返還することができたとされている。

3　父権肯定確率の値の解釈

擬父が DNA 検査で否定されず，事前確率を決めて父権肯定確率が算出された場合，その値をどのように解釈するかが次に問題となる。すなわちどの程度の値であれば父としてよいかの基準の問題である。この基準は，前述の確率論における有意水準の問題に似ている。確率論では，前述のように5％を有意水準（72ページ）に置くことが普及しており，20回に1回位までの間違いを許容している。この基準には理論的な根拠があるわけでなく，多くの研究者が受け入れて使っているに過ぎないとも言える。血縁関係の認定は当事者の法的な関係を定めるもので，間違うと大きな損害が生ずることも多く，できるだけ厳密な基準が必要であることは言うまでもない。

父権肯定確率の判断基準については，フンメルの基準がよく知られている[9]（表3-1）。ここでは，父権肯定確率が 0.998 以上であれば父としてよいとしており，以下段階的な解釈を与えている。0.998 は，事前確率を通常の 0.5 とすると，PI としてはおよそ 500 となる。すなわち父親であるほうが父親でないより 500 倍確からしいことになる。DNA 指紋を導入している民間のエスアールエル社は 0.9999（PI としておよそ 10000）を到達目標としており，STR で不十分であれば SLP 法を追加するとしている。

3—4 で詳述するが，米国では American Association of Blood Bank（AABB）という輸血を扱う機関が親子鑑定も扱い，ガイドラインやマニュアルを整備し，優れた検査機関を認定している。この AABB の親

表3-1　フンメルによる父権肯定確率の評価

父権肯定の確率	評　価
〜0.998	父と判定してよい
〜0.990	きわめて父らしい
〜0.950	非常に父らしい
〜0.900	父らしい
0.900 未満	父かどうかわからない
0.100 以下	父らしくない
0.050 以下	非常に父らしくない
0.010 以下	きわめて父らしくない
0.002 以下	父でないと判定してよい

子鑑定基準委員会は，AABB のホームページで 2010 年の調査報告の要約を示しているが，そこでは，トリオの場合に父とするための基準の PI を 100 としている機関が 46% あり，次いで多いのが 1000（14.3%）であったとしている[10]。このように，父権肯定確率の解釈は必ずしも一定していない。なお，最も大きな基準 PI は 10000 であった。

DNA 鑑定で 10〜15 ローカスの STR キットを用いれば，通常の母，子，擬父の三者の関わる鑑定（トリオと言う）では 0.999999 程度の高い父権肯定確率が得られるので，この最低基準が問題となることはあまりなくなった。ただ，母親を含まない父子鑑定のように一方の親と子だけが関わる鑑定（父子鑑定やデュオとも言う）では確率が低下するし，時に突然変異と思われる 1 ローカスの矛盾や稀に 2 ローカスの矛盾も生ずる。このような場合は，突然変異を考慮した計算（ローカスにもよるが平均的には 0.2% 程度の確率で突然変異が起こる）をするので父権肯定確率が大きく低下して，最低基準が問題となりうる。日本ではフンメルの基準（0.998 あるいは PI が 500）が用いられることが多い。なお，突然変異で基準とする値を下回った場合には，新たなローカスを追加することで十分な PI を得られることが多い。

4　父権否定確率の考え方

父権否定確率は，母親と子の遺伝子型から推定される父親の可能な遺伝子型以外の遺伝子型が出現する確率である。

多くの型を検査して，すべての型が否定されないことは，とりわけ識別力が高いとされる DNA 鑑定では，きわめて父親らしいことになるが，それを確率で表すのが父権否定確率だと思えばよい。

注意すべきは，擬父の遺伝子型の頻度そのものは父権否定確率の計算には直接は入ってこず，母と子の遺伝子型からのみで計算されることである。父親は肯定される遺伝子型のどれかであればよいのであり，否定されないことが問題なのである。

父権否定確率は，父権肯定確率と同様に，それぞれのローカスが独立ならば

掛け合わせることができ，擬父が多くのローカスで否定できなければ，限りなく1に近づくことになる。

　この父権否定確率は，確率論上は明確な概念であり，否定される男性が集団の中でどの程度存在するかを表すことになる。多くのローカスで否定されないと，父権否定確率はどんどん1に近づいていく。現在の13〜15のSTRの市販キットを用いると，父権否定確率が0.999999程度になることは珍しくない。このことは，その集団のなかでは，父となりうる人は100万人に1人となることを示している。

　実際に計算してみると，父権否定確率は父権肯定確率と類似の数値を示し，ローカスを増やすにつれてどんどん1に近づいていく。

　STRのように従来の血液型に比べてアリール数が多いローカスでは，それぞれのローカスで確実に父として否定されるアリールが出てくる。したがって，父権否定確率は，STRのローカスを増やしていくと，確実に高くなっていくという性質を持っている。

　一方，父権肯定確率は，後で述べるように，トリオのアリールの組み合わせによっては，かえって確率が下がるローカスが出てくる（表3-8および表3-10に実際例で示す）。つまり，せっかくローカスを増やしたのにかえって確率が低くなるわけである。これは擬父の遺伝子型を考慮しているからである。このような性質の違いから，父権肯定確率はフェアであるが父権否定確率はフェアでないとの考えもある。

　また，父権肯定確率で用いられるPIは，統計学で言う**尤度比**（Likelihood Ratio：LR）にあたるもので，普遍的な概念である。LRは2つの対立した事象の起こりやすさの比を言う。トリオで言えば，擬父が生物学的な父である確率と父でない確率の比となる。このLRは，すぐわかるようにすべての血縁関係の指標となりうる。一方，父権否定確率は，親子のように確実にアリールを共有しているはずである血縁関係にしか適用できないとの問題がある。たとえば同胞関係では，親子と同じく50％の確率でアリールを共有するが，実は25％の確率でまったくアリールを共有しない。したがって，アリールを共有しないからといって否定ができず，否定確率は算出できない。すなわち，父権否定確

率は血縁関係に普遍的に適用できる指標ではない。

このような理由から，親子鑑定では，父権否定確率を用いず，父権肯定確率のみを用いることがグローバル・スタンダードになっている。

5 血縁関係の分類

親子鑑定では，問題の2人の間の血縁関係を遺伝形質を調べることで明らかにする。問題の2人の間の血縁関係は，その濃さにより，いくつかに分けられている（表3-2）。

一卵性双生児を別にして，最も濃いのは50％の遺伝情報を共有する第1度血縁関係であり，親子，兄弟が相当する。25％のDNAを共有する第2度血縁関係は，叔父（叔母）と甥（姪）の関係，片方の親を共有する半同胞，祖父母と孫の関係などが相当する。以下，第3度，第4度とDNAを共有する割合が低下していく。

表3-2 家族の血縁関係

血縁関係の程度	ゲノムの共有比率(%)	大分類	小分類	Y染色体共有比率(%)	mtDNA共有比率(%)
第1度血縁関係	50	親子	生物学的母子	0	100
			生物学的父子	100	0
		同胞	兄弟	100	100
			その他の同胞	0	100
第2度血縁関係	25	祖父母と孫	母方の祖母と孫	0	100
			父方の祖父と男の孫	100	0
			その他の祖父母と孫	0	0
		伯(叔)父・母と甥・姪	母方の伯(叔)母と甥・姪	0	100
			父方の伯(叔)父と甥	100	0
			その他の伯(叔)父・母と甥・姪	0	0
		半同胞	異父の同胞	0	100
			異母の兄弟	100	0
			その他の異母の同胞	0	0
第3度血縁関係	12.5	いとこ	母同士が姉妹のいとこ	0	100
			父同士が兄弟の従兄弟	100	0
			その他のいとこ	0	0

ここで注意が必要なのは，同じ第1度血縁関係でも親子と兄弟では確率計算の方法が違うことである．親子の場合は，個々のローカスで見ると必ず一方のアリールを共有している．一方，兄弟では両方とも違うアリールであってもよい．正確にいうと，4分の1の確率で両方とも違うアリール，2分の1の確率で一方のアリールを共有，4分の1の確率で両方のアリールを共有することになる．必ず一方のアリールを共有する親子の方が制約が厳しく，肯定確率が高くなる．兄弟などの同胞関係では，両方ともアリールを共有しない場合があるため，否定確率は理論上計算できないことになることはすでに述べたとおりである．

　同様に，第2度血縁関係では，叔父（叔母）と甥（姪）に比べ，祖父母—孫関係の方が，確認しやすい場合がある．すなわち，母方の祖母の場合は孫はすべて祖母のミトコンドリアDNAを受け継いでいるはずであり，父方の祖父の場合は孫の男子はすべて祖父のY染色体のアリールを受け継いでいるはずである．

　現在，血縁関係に広く用いられているSTRは，アリール数が多いといっても特別なものを除くと10個内外までとそれほど多いわけではなく，主要なアリールは血縁者でなくても一般のヒト同士でも共有することが少なくない．したがって，血縁者を一般のヒトと識別する能力はそれほど高くない．その点，ミニサテライトはアリール数が30程度と多く，一般のヒト同士で共有することが少ないので，識別力が高くなるわけである．

6　血液型による検査の時代からDNA鑑定の時代へ

　最近まで親子鑑定に用いられてきた血液型は数十に及ぶが，よく知られている血液型はやはりなんといってもABO式血液型であろう．

　ABO式血液型の発見以後，他の多くの血液型が発見され，それらを用いることで親子鑑定の精度が高められた．基本的にはABO式血液型と同じ考え方を用いて個々の血液型で確率計算をし，それらが独立に遺伝することを仮定してそれぞれの確率を掛け合わせることで総合の確率を得るわけである．

それでも，個々の血液型は対立遺伝子が2個のものが多く，識別能力は低いので，20～30の血液型を検査しても，後述の父権肯定確率や父権否定確率はせいぜい99%程度であった。統計学的な意味が明確な父権否定確率で言えば，99%とは，100人の人がいれば，そのうち1人は父親として矛盾しない血液型の組み合わせを持つことを意味している。

血液型は，法医学講座の重要な研究テーマであったので，親子鑑定は，DNA鑑定が始まるまでは大学の法医学講座でのみ行われていた。全国では80の医学部医学科を持つ大学があり，すべてに法医学講座が置かれているが，親子鑑定はすべての大学で行われていたわけではなく，総数も年間で200件程度であった。

ジェフリーズによるDNA指紋の報告後，DNA鑑定の刑事事件への応用はSLPを中心に急速に進んだが，血液資料が採取できる親子鑑定の領域では，これまでの多種類の血液型検査の手法の蓄積もあり，血液型との併用の時代が長く続いた。1989年の国際法医血液遺伝学会の最初のDNA鑑定に関する勧告でも，親子鑑定については血液型との併用を勧めている[2章51]。

このように，SLPは，次第に多く用いられるようになったが，各種血液型検査が減ってくるのは，1995年にSTRが用いられるようになってからである。そして，1999年になって，STRが急増してくる頃には，血液型はほとんど用いられなくなり，MLPやSLPが減少傾向となってきた。前述のAABBの親子鑑定についての調査報告要約では，2000年では74%がSTRであり，24%がMLPやSLPであったとしている。2003年では93%がSTRとなりMLPやSLPは2%に減少し，2010年には99.76%がSTRになり，Y染色体STRが0.12%で続いている[10]。

その他，AABBの報告書によれば，鑑定機関数は2000年で42であったのが2010年では26と大幅に減っている。また，鑑定数は2000年で30万件であったのが年々増加し2006年で42万件と最大となったが，その後はやや減少し，2009年に32万件と急激に落ち込んだ。2010年は38万件とやや持ち直したが，2006年までの増加の勢いは見られず，低迷傾向である。

AABBの報告書は，AABBの品質管理を受けている鑑定機関からの無記名の

アンケートの集計で作られているが，2010年の報告書の序文には，残念ながら約60％の研究所からしかアンケートの回答がなかったと述べている。したがって，鑑定数の落ち込みは，アンケート回収の落ち込みによるものと思われる。これは，DNA鑑定の倫理の項で述べる郵送資料による"non-legal" testが増えた関係で，鑑定機関によっては報告してこないためと思われる。

なお，鑑定資料は2000年で頬粘膜が79％で血液が20％であったが，2003年で頬粘膜が92％，血液が8％，さらに2010年には頬粘膜が99.3％となった。このように，DNA鑑定による親子鑑定は急速に頬粘膜をSTRで検査する手法にシフトしてきている。

すでに見てきたようにSTRは，資料からのDNA抽出，PCR，PCR産物の電気泳動によるサイズ測定，型判定の各ステップがほとんど自動化されてきており，検査の品質管理にあまりコストがかからない。しかしながら，SLPはPCRのステップがないものの，電気泳動，サザン・ブロッティング，標識プローブによるバンド検出，型判定などのステップは熟練を要し，品質管理のコストが大きい。

STRは自動化による大量処理に適しているが，個々のローカスの識別力はMLPやSLPより低い。そのため，多数のローカスを組み合わせることで，通常のトリオであればSTRで高いPI（尤度比）を得ることが可能であるが，同じ第1度血縁関係である同胞鑑定では，尤度比の値が高値にならないことも多い。また，第2度血縁関係（半同胞，叔父一姪関係など）では，尤度比が低くなり，明確な判断が難しくなることも多い。

その点，MLPやSLPは，個々のローカスの識別力が大きいため，第2度血縁関係でも高い尤度比となることも少なくない。もちろん，MLPやSLPのためには，熟練した技術者が必要であり，品質保証にかなりのコストをかけなければならない。しかしながら，第2度血縁関係の鑑定には，MLPやSLPは，なくてはならない手段となっている。

なお，一般に血縁関係では，対照となるヒトが多ければそれだけ尤度比が高くなる。例えば，あるヒトが，ある男性と同胞であるかどうかの同胞鑑定でいうと，ある男性と同胞であることがわかっている男性ないし女性が複数いた場

合には，それら既知の同胞全体に対して同胞であるかを計算できる。また，対照者が1人では尤度比が上がらない第2度血縁関係以上でも，対照となる血縁者が増えれば高い尤度比が期待できる場合も出てくる。このような計算は極めて複雑な場合分けを必要とし，手計算では大変であったが，現在では高価であるものの市販ソフトウェア（DNAview）が出てきて便利になっている。

7　mtDNAおよびY染色体STRをどう用いるか

現在広く用いられているSTRは，一般のヒトと血縁者の識別能力はあまり高くない。今では，マルチプレックスキットにより10～15ローカスを組み合わせて検査するとトリオでは高い尤度比であるPI値（10^6程度）が得られるが，父子鑑定や同胞鑑定ではかなり低い尤度比となる。半同胞（第2度血縁関係）や従兄弟（第3度血縁関係）になるとさらに低くなり，尤度比の計算はできるものの，実際には明確な識別は困難となる。STRローカスを増やせばある程度は尤度比の増加が期待できるが，対照者が1人の場合には個々のSTRの識別能力が高くないので多くは望めない。

男性から男性に伝わる遺伝形式であるY染色体のSTRは，男性同士の同胞関係や親子関係については有用であり，この検査を加えると高い確度の判断が可能となる。また，mtDNAは母系遺伝を示すので，同じ母から生まれたヒトは基本的に同じ遺伝配列を持つことになり，やはりこの検査を加えると高い確度の判断が可能となる。

もちろん，これらの遺伝マーカーを用いる場合は，前述のISFGの勧告に見られるような配慮が必要であり，常染色体STRのような確率計算とは意味合いが違うことを明確に述べなければならない。

3—2
親子鑑定における確率計算

1 母と子と擬父の組み合わせにおける父である確率の従来の計算方法

　ある母子の組み合わせにおいて，問題となる男性が生物学的に父として否定できる場合，確率を計算する必要がない。しかし，否定できない場合には，真に生物学的な父であるのか，父でないのに偶然否定されないのかをできるだけ見分ける必要がある。そのためには，偶然否定されない事態がどの程度起こりうるかを確率計算で示すことになる。この確率計算には，従来から事後確率を条件付き確率から計算するベイズの定理を用いてきた。

　2つの可能な条件付き確率がある場合にベイズの定理は次の式で表わされる。

$$P(A_1|E) = \frac{P(A_1)P(E|A_1)}{P(A_1)P(E|A_1) + P(A_2)P(E|A_2)} \tag{2.1}$$

但し，

　　$P(A_1|E)$　：Eという結果が起こった場合のA_1が生ずる確率（事後確率とも言う）
　　$P(A_1)$　　：$P(E|A_1)$が起こる確率（一般に事前確率と呼ぶ）
　　$P(A_2)$　　：$P(E|A_2)$が起こる確率（一般に事前確率と呼ぶ）
　　$P(E|A_1)$　：A_1という結果が起こった場合のEが生ずる確率
　　$P(E|A_2)$　：A_2という結果が起こった場合のEが生ずる確率

ここで注意しなければならないのは，A_1とA_2が排反であり，かつ合わせて全体をカバーしているもの（$P(A_1)+P(A_2)=1$）であることである。つまり，A_1とA_2のいずれかしか起こりえず，かつ同時に起こることがないということである。また，$P(A_1)$と$P(A_2)$はわからない場合が多いが，そうであれば中立で

ある 0.5 を用いる。ベイズの定理をほぼそのまま式に表わしたのが，小松の式[2,3]である。小松の式は 1936 年と 1939 年に発表され，次のように表わされる。

$$W = \frac{\pi_1}{\pi_1 + \pi_2} \quad (2.2)$$

但し，

　　$W = P(F_1, M | C)$：当該子（C）が存在している場合，擬父（F_1）と母（M）の子である確率（父権肯定確率）

　　$\pi_1 = P(C | F_1, M)$：擬父と母から当該子 C が生まれる確率

　　$\pi_2 = P(C | F_2, M)$：一般の男性（F_2）と母から当該子 C が生まれる確率

小松の式では，擬父と母が出会う確率 $P(F_1, M)$ を含む子が生まれるまでの事前確率（2.1 式の $P(A_1)$ に相当する）を π_1 に乗じ，一般の男性と母が出会う確率 $P(F_2, M)$ を含む，同様の事前確率（2.1 式の $P(A_2)$ に相当する）を π_2 に乗ずる必要があるが，$P(A_1)$ と $P(A_2)$ は共に 0.5 と仮定しているため省略してある。なお，π_1 の $P(C | F_1, M)$ は，事前確率にあたる部分は含まず，あくまで精子と卵子が出会い C という子ができたことを前提としての確率となる。従って，例えば F_1 が無精子症で，生物学的に事前確率が 0 となるような場合であっても，無関係に設定される確率となる。

一方，エッセンメラーは 1939 年に父権肯定確率として次式を示している[11]。

$$W = \frac{X}{X+Y} = \frac{1}{1+Y/X} \quad (2.3)$$

但し，

　　$X = \dfrac{P(F_1) P(M) P(C | F_1, M)}{P(M) P(C | F_2, M)}$

　　$Y = P(F_1)$：擬父の出現確率（$P(M)$ は母の出現確率）

松永は，X を子 C と母 M で規定される父親の集団での擬父（F_1）の出現確率としているが[12]，これは擬父と母から C という子が生まれる確率を，その母が一般の男性（出現確率 = $P(F_2) = 1$）と出会い C という子が生まれる確率（母子結合確率）で除す形で表わされる。X は結局，下記の式となる。

$$X = P(F_1) \times \frac{P(C|F_1, M)}{P(C|F_2, M)} = P(F_1) \times \frac{\pi_1}{\pi_2}$$

この式は，F_1 の一般男性（F_2）と比べた父親らしさの比（後に説明するPaternity Index ＝ PI）を $P(F_1)$ に乗じた形になっている。従って2.3式は，XがCという子が生まれたという前提のもとでの擬父の出現確率であるのに対し，特別の条件がない場合の擬父の出現確率をYと置くことでベイズの定理の形にあてはめたことになる。すなわち，小松の式は子が生まれる確率をもとに式をつくったのに対し，エッセンメラーは擬父の出現確率をもとに式をつくったことになる。いずれの式においてもそれぞれの項に乗ぜられるべき事前確率は共に0.5と仮定されている。なお，2.2式と2.3式が同値であることはすでに証明されている[13]。

小松の式もエッセンメラーの式も擬父（F_1）に対して一般の父親（F_2）を仮定し，F_1 と F_2 の父親としての事前確率を共に0.5としている。但し，F_2 は実在の父親のように特定の型を持ったヒトではなく，一般集団での出現頻度に応じて各型を持ちうる架空のヒトになっている。

各型を持ちうる架空のヒトである F_2 をあたかも実在の1人のヒトとして計算する点に関しては浜上ら[13]が批判しており，彼らはシミュレーションにより実際の集団を構成した上で計算すべきであるとした。ただ，この点に関しては，標本集団で観察された各型の頻度を用いてシミュレーションするため，理論上は F_2 を仮定することと同じことになると理解されており，大きな論争にはなっていない。

2　グローバルに用いられているPIによるトリオの計算方法

PIは，擬父が生物学的な父親であると仮定した場合の確率と，擬父が生物学的な父親ではないと仮定した場合の確率の比で表わされる。

$$PI = \frac{\pi_1}{\pi_2}$$

但し,

$\pi_1 = P(C|F_1, M)$：擬父（F_1）と母（M）から当該子 C が生まれる確率
$\pi_2 = P(C|F_2, M)$：一般の男性（F_2）と母から当該子 C が生まれる確率

事前確率を共に 0.5 と置いた場合に,PI から父権肯定確率（W）を計算するには次式を用いる.

$$W = \frac{PI}{PI+1} \qquad (2.4)$$

PI は前述の如く尤度比にあたる値であり,擬父の一般男性と比べた父親らしさを数値化したものである.そして,PI に対し,中立的な値である 1 と比較して W を求めることとなる.0.5 に代わる事前確率を用いる場合には,$P(C|F_1, M)$,$P(C|F_2, M)$ のそれぞれの事前確率の比を PI に乗じた値を 2.4 式の PI に代えて用い,W 値を計算する.

以上に示した 2.2〜2.4 式の 3 つの式のうち,わが国ではエッセンメラーの 2.3 式か小松の 2.2 式が用いられることが多いが,国際的には前述のように PI を用いた 2.4 式が一般的である.ただ,いずれの式を用いても同じ W の値に到達する.

3 父権肯定確率や PI の計算

PI ないし Y/X は個々のケースごとに各ローカスの問題となるアリールの頻度から計算される.擬父,母,子に見られるアリールを A,B,C,D,それらの出現頻度をそれぞれ a,b,c,d と置く.遺伝子型は相同染色体の 2 つのアリールの組み合わせになる.母,子,擬父の遺伝子型が決定できれば,$P(C|F_1, M)$,$P(C|F_2, M)$ を簡単に求めることができる.

$$\frac{Y}{X} = \frac{P(F_1)}{P(F_1) \times \frac{P(C|F_1, M)}{P(C|F_2, M)}} = \frac{P(C|F_2, M)}{P(C|F_1, M)}$$

となるので,$P(C|F_1, M)$ と $P(C|F_2, M)$ から Y/X が計算できる.

母,子,擬父の遺伝子型から計算される Y/X を表 3-3 に示す.母が（B,

表 3-3 トリオの計算表

遺伝子型 母 / 子 / 擬父	グループの特徴	PI	Y/X
AA AA AA AB AA AA BB AB AA BC AB AA	子と擬父がホモ接合体か，擬父がホモ接合体で母子が同じヘテロ接合体でない	1/a	a
AB AB AA AB AB AB	母子が同じヘテロ接合体で擬父が同じヘテロ接合体かホモ接合体	1/(a+b)	(a+b)
AB AB AC	母子が同じヘテロ接合体で擬父が違うヘテロ接合体	1/{2(a+b)}	2(a+b)
AA AA AB AB AA AB AB AA AC BB AB AB BB AB AC BC AB AB BC AB AC BD AB AC	上記のいずれでもない	1/2a	2a

D)，子が (A, B)，擬父が (A, C) の場合をとって説明する。母 (B, D) と擬父 (A, C) から子 (A, B) が生まれる確率は $P(C|F_1, M)$ で 0.5 と 0.5 の積となり 0.25 となる。一方，母 (B, D) と一般の男性から子 (A, B) が生まれる確率は母から B がくる確率 (0.5) と一般的な A の出現確率 (a) の積なので，0.5a となる。これらの値から Y/X は次のように求めることができる。

$$\frac{Y}{X} = \frac{0.5a}{0.25} = 2a$$

PI の具体的な計算としては，別に次のような考え方が示されている。そこでは，カップルとする女性と男性のアリールの出現確率も考慮に入れる。そうすれば，近縁者間のカップルの場合でも正確な評価ができることになる。それぞれの確率は，同様の考えで計算される。母親の遺伝子型を (B, D)，子の遺伝子型を (A, B)，擬父の遺伝子型を (A, C) とした場合を考えてみる。

まず，擬父が父親であると仮定した場合の確率，$P(C|F_1, M)$，を考えてみ

よう。遺伝子型が（B, D）の女性が集団の中でランダムに選ばれる確率は，その遺伝子型の出現確率であり，2bd となる。同様に，遺伝子型が（A, C）の男性が集団の中でランダムに選ばれる確率は，その遺伝子型の出現確率であり，2ac となる。そして，その女性から遺伝子型が（A, B）の子が生まれる確率は（B, D）から B が選ばれる確率であるので 0.5 となる。同様にその男性から遺伝子型が（A, B）の子が生まれる確率は（A, C）から A が選ばれる確率であるので 0.5 となる。したがって，総合した確率は，

$$P(C|F_1, M) = 2bd \times 2ac \times 0.5 \times 0.5$$

で表わされる。

一方，同じケースで，擬父が父親でないと仮定した場合の確率，$P(C|F_2, M)$，については，母親に関しては $P(C|F_1, M)$ と同じく $2bd \times 0.5$ となるが，擬父に関しては違ってくる。すなわち，遺伝子型が（A, C）の男性が集団の中でランダムに選ばれ，その確率が，2ac となるのであるが，父親でないので，子の遺伝子 A は一般の集団の中から A が選ばれる確率である a となる。したがって，総合した確率は，

$$P(C|F_2, M) = 2bd \times 2ac \times 0.5 \times a$$

で表わされる。

以上の考察から，PI は

$$PI = \frac{2bd \times 2ac \times 0.5 \times 0.5}{2bd \times 2ac \times 0.5 \times a}$$
$$= 0.5/a = 1/2a$$

で表わされる。

結局，Y/X と PI は逆数の関係となっている。

4　複数のローカスを用いた場合の父権肯定確率の計算

親子鑑定では，高い確率を得るために多数のローカスで検査をするが，その場合の計算方法を PI を用いる式を例にとって述べる。複数のローカスでの PI

をPI$_1$, PI$_2$, …, PI$_n$とすると，総合確率は次式となる．

$$W = \frac{\prod_{j=1}^{n} PI_j}{\prod_{j=1}^{n} PI_j + 1} \tag{2.5}$$

但し，このようにそれぞれのローカスから得られたPIを掛け合わせるには，それぞれのローカスが互いに連鎖していないことが必要である．一般に染色体が違う場合はもちろんのこと，染色体が同じであるローカスでも，互いに十分離れている場合にはそれぞれのローカスは独立に遺伝すると仮定して良い．同一染色体上のローカスでも減数分裂時に相同染色体間でかなりの組換えが起こるので，連鎖がほとんど見られなくなることが知られているからである．

5 トリオにおける父権否定確率の求め方

ある母子の組み合わせにおいて，一般のなかでその子の父としてはありえない型を有する男性の出現確率を父権否定確率（PE）と言う．そのとき（1−PE）は，父として否定されない男性（RMNE：Random Men Not Excluded）の出現確率となる．

アリールが5個あるDNA型を例に取ってみよう．アリールを仮に1から5とする．トリオの遺伝子型を以下のものと仮定する．

母　：(3, 5)
子　：(1, 3)
擬父：(1, 2)

母と子の遺伝子型から生物学的な父は1のアリールを持っていなくてはならない．擬父は1のアリールを持っているので否定されない．遺伝子型で言うと(2, 2), (2, 3), (2, 4), (2, 5), (3, 3), (3, 4), (3, 5), (4, 4), (4, 5), (5, 5)を持つ男性が否定されることになり，(1, 1), (1, 2), (1, 3), (1, 4), (1, 5)を持つ男性が否定されない．

この場合の父権否定確率は，否定される遺伝子型すべての出現確率の和となる．

表3-4 トリオでの擬父の否定確率

遺伝子型 母 / 子	PE	RMNE*	父の条件
AA　AA AB　AA	$(1-a)^2$	$a(2-a)$	少なくとも一方にアリールAを持つ
AA　AB AC　AB	$(1-b)^2$	$b(2-b)$	少なくとも一方にアリールBを持つ
AB　AB	$(1-a-b)^2$	$(a+b)(2-a-b)$	少なくとも一方にアリールAかBを持つ

＊ Random Men Not Excluded（父として否定されない男性の集合）

　あるローカスで，母と子に見られるアリールをA，B，C，それらの出現頻度を a，b，c とする。母の遺伝子型が AA，子の遺伝子型も AA の場合を例にとって説明する。父は2つのアリールのうち少なくとも一方にアリールAを持たねばならない。父の母方のアリールが A の場合は父方のアリールはすべてのアリールが可能なので，出現確率は a×1=a となる。一方，父の父方のアリールが A の場合は母方のアリールはすべてのアリールが可能なので，出現確率は 1×a=a となる。ただ，父方と母方のアリールが共に a の場合については両方でカウントしているので a^2 を引かねばならない。従って，全体の出現確率（RMNE）は $(2a-a^2)$ となる。父権否定確率は（1−RMNE）として計算される。なお，父権否定確率として直接計算することも可能であり，その場合には A アリールではないアリールが同時に出現しなければならないので $(1-a)^2$ と計算できる。以下同様にして計算した結果を表3-4にまとめて示す。

6　親子鑑定に用いるローカスの選定について

　親子鑑定では，キット化された簡便な DNA 検査，とりわけ最近は 10〜15 前後の STR ローカスを組み合わせて1回の PCR で増幅するマルチプレックスキットが国際的に広く用いられている。例えばアプライドバイオシステムズ社（ABI）は9個の STR ローカスと性別判定用ローカスを一度で増幅できるキッ

ト（アンフルスタープロファイラープラスキット）を市販しており，6個の一部重複する STR ローカスのキット（コファイラーキット）と組み合わせると 13 個のローカスが検査できる。この 13 ローカスは FBI が中心となって開発されたデータベース（CODIS）に採用されており，全米および世界各国で刑事鑑定用に広く用いられている。その後 ABI は，CODIS の 13 ローカスを含む 15 ローカスの STR を 1 回の PCR で増幅して型判定するキット（アイデンティファイラーキット）を販売するようになった。さらに 2013 年には，22 ローカスの STR を検出する新しいキットの販売を始めた。

　なお，他のいくつかの会社も類似のキットを市販している。

　欧州では，前述の国際学会である ISFG のメンバーが中心になって EDNAP というグループを形成して親子鑑定と個人識別の両方について，品質管理や情報交流などに努めているが，そこでは SGM Plus と称する 10 ローカスの STR システムが推奨されている。この SGM Plus も CODIS と共通のローカスが多い。

　これらの状況は，個人識別の項（2—2）に詳述したとおりである。日本には，残念ながら EDNAP にあたるようなグループはなく，各研究機関が独自にそれぞれの基準で検査をしており，確率計算もそれぞれの機関で行っているのみである。

　いずれにせよ，これらのキットを用いると，高い精度の鑑定が可能になる。筆者らの研究室はほぼルーチンに ABI の 15 ローカスの STR を用いていたが，その場合には一般の父子鑑定での父権肯定確率や父権否定確率は $1-10^{-6}$ 程度となっている。なお，後述するが STR の突然変異が起こると確率は大きく低下するので，その場合は新しい STR ローカスを加えることで低下した確率を上げることができる。前述の「ミディ 6」は，その目的もあって開発したものである。ミディ 6 を加えることで，合計 21 ローカスの STR を用いると，少なくとも 1 個の突然変異には十分に対応した高い確率を得ることができる。最近発売された ABI の新しいキットは新しい 7 ローカスを加え，22 ローカスの STR となっているので，同様に突然変異があっても高い確率が得られるようになった。

7 母親資料のない場合の父子鑑定

ベイズの定理に即して考えると，

$$W = \frac{P(C|F_1)}{P(C|F_1) + P(C|F_2)} = \frac{P(C|F_1)/P(C|F_2)}{P(C|F_1)/P(C|F_2)+1} = \frac{PI}{PI+1} \quad (2.6)$$

但し，

$W = P(F_1|C)$：当該子（C）が存在している場合，擬父（F_1）の子である確率（父権肯定確率）

$P(C|F_1)$　　：擬父（F_1）が父である場合に子Cが生まれる確率

$P(C|F_2)$　　：一般の男性（F_2）が父である場合に子Cが生まれる確率

$PI = P(C|F_1)/P(C|F_2)$

ここでも，2.2式での考え方と同様にP(F_1)を含む事前確率P(A_1)と，P(F_2)を含む事前確率P(A_2)は共に中立的な0.5と仮定してある。表3-3に準じて擬父と子のアリールの組み合わせごとにPIを求めると表3-5となる。擬父がAA，子がAAの場合を例にとって説明する。擬父から子供がAアリールを受け継ぐ確率は1であり，もう一方のアリールがAとなる確率はaなので，P($C|F_1$)は1×aで表される。P($C|F_2$)は子のAAの遺伝子型の一般的出現確率（a^2）となる。従って，PIは1/aとなる。擬父がAB，子がABの場合も同様に考えればよい。すなわち，子が父からAアリールを受け継ぐ確率は1/2であり，もう一方のアリールがBとなる確率はbであるので，その場合の確率はb/2とな

表3-5 母親資料のない父子鑑定における尤度比（PI）と否定確率（PE）

遺伝子型 擬父	子	グループの特徴	PI	PE
AA	AA	子と擬父がホモ接合体	1/a	$(1-a)^2$
AB	AA	子がホモ接合体で擬父がヘテロ接合体	1/2a	
AA	AB	子がヘテロ接合体で擬父がホモ接合体	1/2a	$(1-a-b)^2$
AB	AB	子と擬父が同じヘテロ接合体	(a+b)/4ab	
AB	AC	子と擬父が違うヘテロ接合体	1/4a	$(1-a-c)^2$

る。一方，子が父から B アリールを受け継ぐ確率は 1/2 であり，もう一方のアリールが A となる確率は a であるので，その場合の確率は a/2 となる。従って，全体で $P(C|F_1)$ は $(a+b)/2$ となる。

なお，子の 2 つのアリールが同じ場合（ホモ接合体）は PI の値は母親資料のあるトリオの場合と同じであるが，子の 2 つのアリールが違う場合（ヘテロ接合体）は一般に PI の値はトリオに比べ小さくなり，W の値も小さくなる。

さらに，表 3-4 と同様の考え方で PE を求めることができるので，その値も表 3-5 にまとめて示した。

なお，父親資料のない場合の母子鑑定についても父母の記号が入れかわるのみで同様に計算され，表 3-5 を利用できる。

8　父親が確定している場合の母子鑑定

父親が何らかの理由で確定している（Y 染色体の DNA 鑑定などを含む）が，母親が長期間行方不明の後発見されるなどで確認を要する場合がありうる。そのような場合には，父親を前提として擬母と子の血縁関係を検討しなくてはならない。このような例をベイズの定理に即して考えると，次式となる。

$$W = \frac{P(C|F, M_1)}{P(C|F, M_1) + P(C|F, M_2)} = \frac{P(C|F, M_1)/P(C|F, M_2)}{P(C|F, M_1)/P(C/F, M_2) + 1}$$
$$= \frac{MI}{MI+1} \tag{2.7}$$

但し，

$W = P(F, M_1|C)$：当該子（C）が存在している場合，父（F）と擬母（M_1）の子である確率（母権肯定確率）

$P(C|F, M_1)$　　：父（F）と擬母（M_1）から当該子 C が生まれる確率

$P(C|F, M_2)$　　：父（F）と一般の女性（M_2）から当該子 C が生まれる確率

$MI = P(C|F, M_1)/P(C|F, M_2)$：擬母が生物学的な母である指標（Maternity Index）

ここでも，2.2式での考え方と同様に，$P(F, M_1)$を含む事前確率$P(A_1)$と，$P(F, M_2)$を含む事前確率$P(A_2)$を共に中立的な0.5と仮定してある。式の上から明らかなように，この場合は擬父が擬母，父が母と入れかわるだけで，計算上はMIとPI，ME（母権否定確率）とPEは同値となり，表3-3をそのままあてはめて計算することができる。

9 母子結合が不明の場合の両親鑑定

産院での子の取り違えや，長期間行方不明の後発見された人がある夫婦の子供であるかなど，通常は前提とされる母子結合が不明の場合がありうる。そのような場合には，問題となる擬父母と子との血縁関係を検討しなくてはならない。このような例をベイズの定理に即して考えると，次式となる。

$$W = \frac{P(C|F_1, M_1)}{P(C|F_1, M_1) + P(C|F_2, M_2)} \tag{2.8}$$

但し，

$W = P(F_1, M_1|C)$：当該子（C）が存在している場合，擬父（F_1）と擬母（M_1）との子である確率

$P(C|F_1, M_1)$ ：擬父（F_1）と擬母（M_1）から当該子Cが生まれる確率

$P(C|F_2, M_2)$ ：一般の男性（F_2）と一般の女性（M_2）から当該子Cが生まれる確率

ここでも，2.2式での考え方と同様に，$P(F_1, M_1)$を含む事前確率$P(A_1)$と，$P(F_2, M_2)$を含む事前確率$P(A_2)$を共に中立的な0.5と仮定してある。ここで，PIに準じて問題の男性と女性（F_1, M_1）が子の両親である指標としてParents Index（PSI）を下記のように定める。

$$PSI = \frac{P(C|F_1, M_1)}{P(C|F_2, M_2)}$$

そうすると，Wは

$$W = \frac{PSI}{PSI + 1}$$

表 3-6 両親鑑定における尤度比（PSI）と否定確率（PSE）

遺伝子型 擬母*	子	擬父*	グループの特徴	PSI	PSE	グループの特徴
AA	AA	AA	すべて同じホモ接合体	$1/a^2$		
AA	AA	AB	子がホモ接合体で擬父母の一方がホモ接合体	$1/2a^2$	$2(1-a)^2-(1-a)^4$	子がホモ接合体
AB AB	AA AA	AB AC	子がホモ接合体で擬父母が共にヘテロ接合体	$1/4a^2$		
BB	AB	AA	子がヘテロ接合体で擬父母が違うホモ接合体	$1/2ab$		
AB AB BC	AB AB AB	AA AB AA	子がヘテロ接合体で，擬父母が同じヘテロ接合体または一方がホモ接合体	$1/4ab$	$2a^2b^2+4ab(a+b-2)+1$	子がヘテロ接合体
AB BC BD	AB AB AB	AC AC AC	子がヘテロ接合体で，擬父母が違うヘテロ接合体	$1/8ab$		

＊擬母と擬父は入れ替わりが可能。

で表わすことができる。

表 3-3 に準じて，擬母，擬父，子のアリールの組み合わせごとに PSI を求めると表 3-6 となる。擬母が AA，擬父が AA，子が AA の場合を例にとって説明する。擬父 AA と擬母 AA からは常に子 AA が生まれるので，子が AA となる確率である $P(C|F_1, M_1)$ は 1 である。一方，一般の両親から子 AA が生まれる確率は AA の出現確率 a^2 に等しい。従って，PSI は $1/a^2$ となる。母子結合が前提の場合の一般のトリオではこの場合の PI は表 3-3 に示すように $1/a$ であるので，母子結合が前提でない場合の PSI の方が大きな値となる。このことは母親が限定されていない場合に子 AA が生まれる確率が母親 AA が前提となった場合に子 AA が生まれる確率よりずっと小さくなることを反映している。以下同様にして表 3-6 に示した値を求めることができる。

なお，表 3-4 に準じて両親の否定確率（PSE）を求めることができるので合わせて表 3-6 に示した。子の遺伝子型が AA の場合では，父または母で A アリールでないアリールが同時に出現しなければならないので，$(1-a)^2+(1-a)^2$ とな

る。ただし，両方共に A を含まないことまでは要求しないので $(1-a)^4$ を引くことになり，結局 PSE は $2(1-a)^2-(1-a)^4$ となる。また，子の遺伝子型が AB の場合はやや複雑であり PSE は $2a^2b^2+4ab(a+b-2)+1$ となる。

10 同胞および半同胞鑑定の考え方

父（F）と母（M）の子である当該子（C）が存在し，別に問題となっている擬同胞子（C_1）が C と同胞であることの確率をベイズの定理に即して考えると，

$$W = \frac{P(C_1|F, M)}{P(C_1|F, M) + P(C_1|F_2, M_2)} \tag{2.9}$$

但し，

$W = P(F, M|C_1)$：擬同胞子（C_1）が当該子（C）の両親（F, M）の子である確率

$P(C_1|F, M)$　　：擬同胞子（C_1）が当該子（C）の両親（F, M）から生まれる確率

$P(C_1|F_2, M_2)$：擬同胞子（C_1）が一般の両親（F_2, M_2）から生まれる確率

ここで PI に準じて Sibship Index（SI）を下記のように定める。

$$SI = \frac{P(C_1|F, M)}{P(C_1|F_2, M_2)}$$

そうすると W は

$$W = \frac{SI}{SI+1}$$

で表わすことができる。

具体的には C と C_1 がアリールを共有するか否かについて場合分けし，その事前確率と，現実の遺伝子型が生ずる確率を乗じたものを場合ごとに計算し，総和を全体の確率として計算すればよい。この求め方についてはウェンク[14]らが詳細に説明しているので興味があれば参照願いたい。

表 3-7 同胞および半同胞鑑定における尤度比 (SI)

大分類	遺伝子型 子*	遺伝子型 擬子*	グループの特徴	SI
同胞	AA	AA	両者が同じホモ接合体	$(1+a)^2/4a^2$
	AA	AB	一方がホモ接合体で一方がそのアリールを含むヘテロ接合体	$(1+a)/4a$
	AB	AB	両者が同じヘテロ接合体	$(1+a+b+2ab)/8ab$
	AB	AC	両者が一方のアリールを共有するヘテロ接合体	$(1+2a)/8a$
	AA AA AB	BB BC CD	両者が同じアリールを共有しない	$1/4$
半同胞	AA	AA	両者が同じホモ接合体	$(1+a)/2a$
	AA	AB	一方がホモ接合体で一方がそのアリールを含むヘテロ接合体	$(1+2a)/4a$
	AB	AB	両者が同じヘテロ接合体	$(a+b+4ab)/8ab$
	AB	AC	両者が一方のアリールを共有するヘテロ接合体	$(1+4a)/8a$
	AA AA AB	BB BC CD	両者が同じアリールを共有しない	$1/2$

＊子と擬子は入れ替わりが可能。

　ウェンクらは前述の論文で同様な考え方による 2 人の人の血縁関係を計算する手法を一般化して示している。なお，半同胞についても $P(C_1|F, M)$ が $P(C_1|F, M_2)$ ないし $P(C_1|F_2, M)$ となり，同様に場合分けすることで計算できる。

　これらの同胞および半同胞の場合については複雑な場合分けになるので，ここでは計算結果のみを表 3-7 にまとめて示す。

　なお，ここで示した同胞鑑定の計算値は，あくまで同胞と考えられる 2 人の間でのものであり，対照となる同胞が 2 人以上いる場合には両親の遺伝子型が特定できる場合がある。そのような場合には，同胞として可能なアリールを限

定できるので，さらに確率は高くなる。ただし，場合分けが極めて複雑となるので，コンピュータによる計算が必要になる。そのためのソフトウェアも市販されている。

11 STRにおいて鑑定例に新しいアリールが出現した時の扱いについて

　刑事鑑定においては，被告人・被疑者に不当に不利にならないように控えめに計算すべきことを前に述べた。しかしながら，民事事件にはこのような考え方は適用されない。原告と被告いずれにも公平な扱いが求められる。

　稀なアリールの頻度がばらつきやすいのは事実であるが，現実に観察されているデータが唯一であって，大きくなるのか小さくなるのかどちらにばらつくかはわからない。したがって，民事事件における親子鑑定では，稀なアリールもそのままの頻度を確率計算に用いるのが適当である[1章68)]。

　実際にはほとんど起こらない現象であるが，もし，サンプル集団での頻度調査には含まれていない新しいアリールが出現した場合にはどのように計算すべきであろうか。

　本来は，確率計算に用いるデータベースは固定されていて，資料で観察されたアリールは計算に入れないので，新しいアリールの場合は計算ができない。強いて計算をするとなると，データベースのサンプル数を n とすると $1/n$ 未満となる。あるいは試料のデータを加えるバルディングとニコルスの補正を行う考えもあろう（103ページ）。

12 Y染色体STRとmtDNAについて

　Y染色体DNAについての親子鑑定への応用は，基本的には個人識別の項で述べたISFGの勧告に従うことになる。

　mtDNAの親子鑑定への応用も，Y染色体STRと同様にISFGの勧告に従うことになる。一般に稀なハプロタイプとなることの多いmtDNAでは，前述の

ようにバルディングとニコルスの補正[2章20] を行う（112 ページ）。再掲すると，

$$p = \frac{x+2}{n+2}$$

ただし，x はサンプル集団での当該ハプロタイプの出現数，n はサンプル集団の数である。

　ただ，Y 染色体 STR にしても，mtDNA にしても常染色体 STR の確率計算とは意味合いが違うので，計算せずに参考に留めることが多く，計算しても常染色体 STR の確率計算とは別に示されることが普通である。

3―3
親子鑑定の落とし穴

1　血液型における矛盾例について

　血液型検査による親子鑑定では，20〜30の血液型が検査されるが，それでも父権肯定確率は必ずしも高くならなかった。したがって，もし仮にひとつだけの検査で否定された場合，真の親子関係であって突然変異が生じたのか，偶然他人が父親として矛盾しない血液型の組み合わせを持っていたのか区別が難しい事態になる。このような事例を**孤立否定**と呼んでいた。

　さらに厄介なのは，多くの血液型検査を駆使するため，特殊で貴重な抗体を用いなければならず，その活性を十分保持した状態で保存しているかが問題になったり，赤血球凝集反応や，細胞傷害試験などの判定法では，血液型によっては微妙な判定になったりするので，判定の間違いの可能性もあることである。とりわけ識別力の高い白血球の血液型であるHLA型では，判定が難しい場合がある。したがって，孤立否定が起こった場合，きわめて慎重な対応が必要となる。たとえば，慣れた検査機関では，信頼の置ける他の検査機関に検体を送って確認検査を依頼する場合もある。そこで誤判定が判明し，孤立否定が解消されることもありうる。

　あまり慣れていない検査機関が孤立否定に遭遇した場合，そのまま報告して，再鑑定になり，問題となった例もあったと聞く。親子鑑定において，多くの血液型を検査することは，熟練を要するゆえんである。

2　DNA鑑定における突然変異の判定について

　DNA鑑定でも突然変異は当然問題となる。ただ，DNA鑑定では，とりわけ

現在主流となっている STR の検査では，型判定そのものはすべて同じ原理で行われ，しかも機械化されてきており，血液や頬粘膜細胞などの資料から抽出された DNA であれば個々のローカスの型判定に迷うことは少ない。

STR では，現在は 4 塩基リピートユニットのものがほとんどであるのに対し，型判定のための PCR 断片長の評価は，自動判定の場合は最大でも 0.5 塩基の誤差なので，4 塩基の差がある次のアリールと間違う可能性はきわめて小さいわけである。強いて言えば，4 塩基を正確に繰り返していない不規則アリールを持つローカスの判定に注意が必要であるが，自動的に断片長を測定し，さらに型判定をも行う手法をとれば，たとえ，1 塩基の違いの不規則アリールでも，問題はほとんどない。

キットに取り入れられているローカスでは，4 塩基が正確に繰り返されているアリールが多いが，時に 2 塩基の違いを判定する必要があるローカスもあり，まれに 1 塩基の違いを判定しなければならないローカスもある。仮に蛍光標識による自動判定法を用いず，銀染色法で電気泳動したゲルでアレリックラダーと比較するマニュアル方式を用いて型判定する場合は，1 塩基の違いを正確に判定することはやや困難となる。

ここで特に問題となるのは，以前からよく用いられている TH01 ローカスである。このローカスでは，9.3 というアリールがあって，10 アリールとは 1 塩基しか違わない。この違いをマニュアル方式で判定するのは容易ではない。この 9.3 アリールと 10 アリールは合わせても 4.1% と日本人では頻度は低いが（表付-2），他の集団では，9.3 アリールが白人で 29.1%，黒人で 11.6% と高く，問題が大きい[2章12]。したがって，銀染色によりバンドを染色し，眼で型判定をするマニュアル法では，慎重な判断が求められ，熟練を要する。

もちろん，キットを用いた標準的な方法は，新鮮な血液から抽出した壊れていない DNA を想定しており，ホルマリン固定された標本や，血痕，組織片など壊れた DNA の検査については，熟練が必要なことは言うまでもない。

いずれにしても，DNA 鑑定の主流になっている STR については，突然変異で PCR 断片長が違った場合でも判定法の誤りである可能性はほとんどない。この点は蛍光標識による STR マルチプレックス市販キットの大きな利点の 1

つになっている。

3 DNA鑑定における突然変異

　DNA鑑定に用いるSTRやミニサテライトは多型性に富むが，このことは突然変異が起こりやすいことを示している。広く用いられているSTRで言えば，減数分裂での突然変異はおよそ0.2％程度の頻度で起こるとされている[15]。2008年までのAABBの年次報告でもローカスによる違いはあるが，ほぼ同様の値が報告されている。

　STRにおける突然変異は，複製の際にリピートユニットを1つ飛ばしてしまう（欠失）か，あるいは余分に複製してしまう（挿入）ことが多い。このような突然変異を**slippage**と言う。一般にslippageは1リピートユニットのみの欠失や挿入が多く，2リピートユニット以上の欠失や挿入は数が多くなるほど稀となることが観察されている[16]。

　もし0.2％の頻度で突然変異が起こるとすると，10ローカスのSTRを用いて通常の親子鑑定を行うと，およそ25組で1回は突然変異が見られることになる。筆者らの調査でも，ほぼ予測どおりの突然変異が観測されている[17]。

4 プライマー結合部位のSNPによる見かけ上の突然変異

　ヒトゲノムでは，数百から千塩基に1個程度のSNPがある。したがって，たまたまプライマー結合部位にSNP多型があることがあとから気づかれることがある。SNPは，特定のヒト集団にのみ見られる場合もあり，問題のSTRを開発した研究者の属するヒト集団ではSNPがなくても，他のヒト集団でSNPが見られることもある。広く用いられている市販のSTRマルチプレックスキットでさえ，このようなプライマー結合部位のSNPが親子鑑定の孤立否定例から発見されたこともある。

　プライマー結合部位にSNPが存在する場合，SNPの一方のタイプに基づいて設計されたプライマーのみを使っていると，SNPのもう一方のタイプでは，

プライマー結合部位の塩基配列が1つ違うことになり，増幅が弱くなるかほとんど増幅が見られなくなることが起こりやすい。このように，何らかの原因でヘテロ接合体の一方の染色体上のアリールなど出現するべきアリールが増幅できなくなる現象をアリールドロップアウトと言うことは前述した。このような場合には，見かけ上親子関係が否定されてしまうことが起こりうる[18]。

SNPは約千塩基に1つは見られるとされるので，常に考慮しなくてはならない。このようなタイプの否定は，プライマー結合部位のSNPすなわち多型現象によるもので，STRの突然変異ではない。ただ，見かけ上は突然変異に見えてしまう。

プライマー結合部位のSNPと真のSTRの突然変異を区別するひとつの方法は，プライマー部位を変えて違う長さの断片長をつくり，型判定を行うことである。プライマー結合部位のSNPが原因のアリールドロップアウトであれば，プライマー部位を変えてPCRを行えば，それまで増幅ができなかったアリールが現われてくるのがわかる。

従って，新しいローカスを用いる際には，ホモ接合体については別のプライマーでも増幅してアリールドロップアウトがないことを確認するなどの注意が必要である。

STRのプライマーを設計するときは，なるべくSNPのない部位をプライマー結合部位とする。どうしてもSNPのある部位をプライマー結合部位にしたいときや，後からSNPがあることが判明したときには，SNPの2つのタイプに対応した2種類のプライマーを混合して用いればアリールドロップアウトを解消することができる。

5 突然変異を計算に加える方法

DNA鑑定では，STRを用いた場合でも突然変異の発生頻度からは，数十組に1つはこの孤立否定例が出現することになり，稀ではないので，この取扱いを定めておく必要がある。グジェルストンはAABBが発行する親子鑑定のマニュアルで，ミニサテライト（MLPやSLP）における孤立否定例についても

次式により $\overline{\mathrm{PI}}$ を計算し、それをそのローカスの PI として総合の確率を算出するべきことを提案している[19]。

$$\overline{\mathrm{PI}} = \hat{\mu}/\overline{\mathrm{PE}} \tag{3.1}$$

但し，
$\overline{\mathrm{PI}}$：平均突然変異の PI
$\hat{\mu}$：平均突然変異率
$\overline{\mathrm{PE}}$：総合父権否定確率

ここで突然変異率に平均の値を用いているのは，個々のアリールでの突然変異の起こりやすさは不明なので，ランダムに起こると仮定し，観察された突然変異の平均値を適用しているからである。$\overline{\mathrm{PE}}$ は，否定できるすべての組み合わせを足し合わせることで，全体でどの程度父権否定が可能かを示す確率である。$\overline{\mathrm{PE}}$ はローカスごとで各アリール頻度調査ごとに定まる値であり，AABBでは SLP や STR について表にまとめて数年おきに報告していた。この場合，分母が総合父権否定確率となるのは，突然変異が起こる場合と，一般集団のなかでも父親として矛盾したグループの出現確率との尤度比になるからである。

一般に，STR の方がミニサテライトよりは突然変異が少ないとされているが，STR についても同様に考えることができ，3.1式は STR にも用いることができる。

他方，ブレンナーは STR の突然変異についての PI の計算のために次の式を提案している[20]。すなわち，Q' というアリールを持つ父親が子供に Q' を伝える際に突然変異して Q というアリールを伝えたと仮定すると，PI は次式で表わされる。

$$\mathrm{PI} = \frac{\mathrm{X}}{\mathrm{Y}} = \frac{(1/2)\mu(1/2)(1/10)^{s-1}}{P(Q)} = \frac{\mu}{4q}\left(\frac{1}{10}\right)^{s-1} \tag{3.2}$$

但し，
X：(Q' のアリールを伝える確率)×(Q' が Q に変異する確率)×(反復配列が増えるあるいは減る確率)×(反復配列増減の数の影響) = 父親のアリール Q' が突然変異して Q を伝える確率

Y：P（Q）＝一般の男性が偶然 Q を伝える確率＝q
μ：突然変異率
s：反復配列の増減の数

この式は，STR の突然変異率においては反復配列の増減に差はなく，1 つ増減することが多く，増減の反復配列の数が 1 つ増すごとに頻度はおよそ 1/10 となるという観察結果[16]に基づいている。

6 実際の鑑定での突然変異の扱い

STR キットを利用した DNA 鑑定について，突然変異をどう計算に組み入れるかは今後さらに検討する必要があろう。ブレンナーの式にしても根拠となっている突然変異の観察数が少ない点は否めない。例えば，1 リピートユニットの増と減については同じ比率でよいか，2 リピートユニットの増減は本当に 1 リピートユニットの増減の 1/10 でよいかなどは確実とは言えない。

従って，当面は突然変異がランダムに起こることを前提としたグジェルストンの式を用い，該当するローカスの平均突然変異率をもとに計算することが適当であろう。一般に 3.1 式と 3.2 式は近似した値を与える[1章52]。なお，2010 年の AABB の調査報告では，62.7％の機関がグジェルストンの式，25.9％がブレンナーの式となっている[10]。

STR ではプライマー設定部位の SNP 多型によって，一方のアリールが増幅されないこと（アリールドロップアウト）が起こりうる[18]。従って，突然変異が疑われた場合で，前述のプライマー部位の SNP によるアリールドロップアウトの可能性がある場合には，別のプライマーで増幅を試みたり，プライマー結合部位の塩基配列を確認するなどで SNP の存否をチェックしておくことが望ましい。PCR 断片長のみのデータからは突然変異と思われた場合でも，プライマー部位の SNP によって説明がつくことも十分ありうるからである。これまでに報告された市販キットにおけるアリールドロップアウトはプライマーの工夫により解消されている。

7 鑑定についての関係者の法的カウンセリング

親子鑑定をするような場合は，当事者間の意思疎通ができなくなっていることも多い。もちろん，なかには，カップルが双方とも親子関係に疑問がないが，双方の親戚関係者に十分理解しておいてもらうために，鑑定を依頼する場合がある。そのような時は，鑑定試料採取には，子供を連れて仲むつまじく現われ，ほほえましい。

しかしながら，試料採取時には顔を合わせたくないので，時間をずらしたり，採取日を変えるなどの注文がつくことが圧倒的である。このような場合は当然配慮しなければならない。稀には，問題がないので同時刻に採取してほしいとのことでそのような設定をしたところ，双方が顔を合わせたとたんに激しい言い争いになったケースもある。意思疎通が少ない中で，不満がたまっていたのであろうと思われるが鑑定者は大変な思いをすることになる。鑑定に関わる双方の対立での法的なカウンセリングについては弁護士や相談員などの専門の方々に責任を持って対応していただく必要がある。

8 資料提供者の確認

親子鑑定の鑑定者は，特別な場合を別にして誰から資料を採取したかは明確に記録しておかなくてはならない。特別な場合としては，既に亡くなっている人の試料として，へその緒，毛髪，歯ブラシなどが提供されることなどが考えられる。このような場合には，試料の由来について法廷で了解されているなど法的に関係者間で異論がないことを確認しておくことが望まれる。そのような場合でも，受け取る際には，採取時と同様の書類を作成し，聞き取った状況を記載する必要がある。

なお，医療記録上明確な形での血液型判定紙（血痕），血液，組織などについては，保管者である医療機関からの試料受け渡しの書類を受け，受領書を発行する。そして，残余試料が出た場合，責任を持って保管するか，本来の保管者が求めればそれを返還することになる。

提供者から試料を採取する場合は，本人であることの確認としては，一般に，写真を撮るほか，本人の確認のサインをいただき，鑑定書に添付する。なお，指紋をいただくと確実であるので，できるだけ指紋も採取する。ただし，その場合は，個人を同定してしまうような試料なので保管に注意する。本人の同意があれば鑑定書に添付することはありうるが，どうしても確認が必要になった場合に備えるために用いるのが望ましい。

　なお，頰粘膜を擦った綿棒などの郵送試料による親子鑑定は，採取者の確認を郵送者の申告に全面的に依存することになり，提供者本人の同定に不安が残る。このような試料で親子を決定するような重要な判断につながる DNA 鑑定を行うことは倫理的に問題があるが，この点は後述する。

9　親子以外の血縁関係についての尤度比と確率の考え方

　通常の母・子・擬父の組み合わせ（トリオ）による親子鑑定での PI の値（尤度比）の解釈については，AABB の 2010 年の報告書[10]での集計で，基準を 100 以上とする検査機関が多いことは前述のとおりである。

　この報告書では，擬父と子（片親）検査，擬父がいない場合に擬父の近親者の DNA を用いて鑑定する検査（再構成検査：reconstruction），同胞（兄弟姉妹）検査，半同胞検査における基準尤度比の調査も行われている。片親検査では，基準を 100 とする検査機関が 53.6％ とやや多いほかはトリオとほぼ同じパターンを示した。再構成検査は，擬父の近親者の血縁関係や数，母の参加の有無などでかなり難易度に幅があるが，特に基準を設けないで尤度比を示して説明する検査機関が 50％ と多く，その他は 100 を基準とする検査機関が 16.7％ であるほかは 5 から 2500 までに散在していた。同胞検査と半同胞検査は，特に基準を設けない検査機関が共に 78.3％ と大部分で，その他は 100 までに散在していた。なお，検査機関によっては，再構成検査については擬父の近親者を少なくとも 2 名で，母がいない場合は 3 名以上を条件にしているところがあるが，意味のある鑑定を行うには妥当な要求と思われる。

　同じ第 1 度血縁関係でも，必ず一方のアリールを共有する親子に対し，その

ような制約がない同胞や半同胞では尤度比は上がりにくい。このことを反映して，基準尤度比がトリオや片親検査では 100 から 10000 までに分布しているのに対し，同胞や半同胞では基準を 100 としているのが最大となっている。実際の同胞例についての研究によれば，尤度比が 4.6 から 10 億の間に分布し，血縁のない 2 人が同胞として矛盾がない場合の尤度比は 0.000000045 から 0.12 で両者に重なりがなかった[21]。一方，半同胞についての研究では，尤度比が 0.1 から 3763 の間に分布し，血縁のない 2 人が半同胞として矛盾がない場合の尤度比は 0.0001 から 42 で，両者に多少の重なりが見られた[22]。

再構成検査については，擬父の代わりとなる近親者の血縁関係や数，母の参加の有無などにより一定しないが，トリオや片親検査よりはかなり低い尤度比となると考えられる。この検査に対応する実例による研究は見あたらなかったので，見当が付けにくいが，検査機関の基準尤度比も 5 から 2500 の間に広く分布している上，特に基準を設けていない機関が 50％と多くなっている。

半同胞や第 2 度血縁関係ではゲノムの共有が 25％となるので，期待される尤度比も低くなる。そのため，問題とする血縁関係によって，基準とする尤度比を低く設定したり，特に基準を設けないことも仕方がないのかもしれない。ただ，鑑定を請け負ったからには，事前や事後に十分な説明をしなければならない。

10 研究への残余試料の転用

DNA 鑑定は，ヒトの遺伝情報を検査することになるが，基本的には研究ではなく社会的利用に当たる。もっとも，微量な試料などで通常の方法では結果が得られない場合，PCR の阻害物質を取り除いたり，高感度法を応用するなど様々な工夫をする。これらの過程でまったく新しい手法が開発されるなど研究とみなされる場合はありうる。

また，もし鑑定の残余試料を，再検査のために保存することとは別に，遺伝子頻度や突然変異などの集団遺伝学的研究に利用するために保存する場合は，やはり研究とみなされる。

親子鑑定であっても，あらかじめ研究にも役立てたいと考えている場合は，後述する研究のための指針に従って試料採取時に試料提供者に説明したうえで同意を取っておく必要がある。

11　鑑定における状況の不確実性

　親子鑑定などの血縁関係の鑑定の場合，一般には，ある前提のもとで試料提供者が選ばれる。もっとも多いトリオでは，母と子の関係を前提として擬父と子の血縁関係を調べる。その場合，母であることが前提となっている試料も採取するのは，生物学的な父親の遺伝子型の範囲を母と子の型から絞り込んで確率を上げるためである。

　トリオの場合，仮に母親が真の母親であれば，子の相同染色体の一方の型を共有するはずであり，検査結果により，母親であることも同時に確認できる。したがって，トリオとして試料を採取することは，親子鑑定の確率を上げるとともに，母と子であるとの前提の検証も同時に行うことができ，より確実な鑑定を行うことができるわけである。

　他方，相同染色体の一方の型を必ず共有するわけではない血縁関係，たとえば同胞関係を確認する鑑定では，状況も単純ではなくなる。たとえば，同胞関係では，問題の2人が父も母も同じくすることを前提に，それぞれのローカスでのアリールの共有状況を調べ，同胞である確率を計算する。もし，問題の2人が一方の親を共有していても，一方の親を共有していないと通常の同胞関係である50％共有でなく，半同胞関係である25％の共有となる。昔は，母親の違う子を実子として育てた例もあると聞くので，とりわけ高齢者の同胞鑑定では問題となりかねないので注意が必要である。割り切って同胞としての確率のみを計算する考えもあるが，半同胞としての確率をも計算し，十分な説明を付す考えもあろう。

　時にかなりあやふやな伝聞をもとに鑑定を依頼されることがあるが，DNA鑑定の信頼性を確保する上でも，前提となる血縁関係の確からしさについては慎重に検討することが望ましい。

3—4
DNA 鑑定の倫理

1　家族は生物学でのみ規定されるか

　筆者は，血液型による親子鑑定が行われていた時代には，ABO 式血液型の判定法については研究を進めていたが，他の血液型については十分な研究をしていたわけではなく，他の多くの血液型判定のための特殊な抗体の収集や変異型・亜型の判定などについて熟練と経験を重ねていたわけではなかった。実際に，難しい血液型検査では，別の検査機関による再鑑定でまったく違う判定結果となることもそれほど稀ではないと聞いていた。したがって，その当時は，筆者は親子鑑定の依頼があっても，すべてお断りをしていた。

　ABO 式血液型ひとつをとっても，稀とはいえ多彩な亜型や変異型があり，判定に注意が必要なことを痛感していたこともある。例えば，日本人に多い Bm 型は，オモテ試験では O 型と判定されるがウラ試験では B 型と判定される特殊な B 型である。また，A_2B_3 型またはシス AB 型は，通常は相同染色体の一方に A 遺伝子，もう一方に B 遺伝子が乗っているところ，一方の遺伝子に A 遺伝子と B 遺伝子の両者が乗ってしまい，もう一方の染色体には O 型ないし遺伝子欠損が見られる特殊な変異型である。検査では AB 型と判定される。シス AB 型は通常の AB 型の 0.012% に見られる[23]。

　DNA 鑑定がまだ始まっておらず，もっぱら血液型による親子鑑定が行われていた時期に，ある女性から筆者の法医学教室に相談の電話があった。実は，血液型，親子鑑定をはじめ，遺伝相談のような電話が一般市民からかかってくるのは珍しいことではない。簡単なことはお答えしているし，遺伝相談などは県や市の相談窓口を紹介しているが，時に深刻なお話にこちらも悩んでしまうケースがある。このケースは，大学生のご子息の血液型検査結果についてで

あった。

　ご子息がたまたま ABO 式血液型検査をする機会があって，AB 型と判定された。ところが，ご両親の一方は AB 型，一方は O 型であることはわかっていたので，メンデルの法則からは明らかに親子関係は矛盾することになってしまう。すなわち AB 型のヒトは子供には A 型遺伝子か B 型遺伝子の一方のみ伝え，O 型のヒトは子供にいずれも O 型遺伝子を伝える。その結果，子供は A 型か B 型のいずれかになるはずであり（図 3-1，トランス AB 型），AB 型が生まれるはずがないことになっている。したがって，検査結果をそのまま受け取ると，生物学的には親子関係がないことになる。そうだとすると，別の男性が真の父親である可能性もあり，産院での赤ちゃんの取り違えの可能性もあることになる。相談者である母親やその家族の中では別の男性の問題ではなく，産院の取り違えを心配され，そのような可能性が検査で判明するかどうかの問い合わせであった。

　筆者は，ABO 式血液型の判定でも，慣れていないと判定ミスが起こりうること，問題の遺伝関係はシス AB 型であれば真の親子関係でも起こりうること（図 3-1，シス AB 型），他の多くの血液型を検査すれば，真の親子関係かそうでないかはある程度判断できると思われることを伝えた。そして，もし検査をしたいようなら適当な検査機関を紹介するが，法律上の手続き等については家庭裁判所などでご相談することをすすめた。いずれにしても，ご家庭で十分ご相談されたうえで再度ご連絡くださいとお願いし，電話を終えた。

　数日してかかってきた電話で，その女性は，筆者からの情報を家族で十分に話し合った結果，検査はしないとの結論になったと話してくれた。正直言って，産院での取り違えの可能性が十分あることが認識されたという。ただ，親子として実際に 20 年近く生活してきている事実がある。シス AB 型のように真の親子でもこのような血液型の関係がありうることがわかったのならそれで十分で，今までどおり親子で暮らしたいとの家族の結論だったとのことであった。

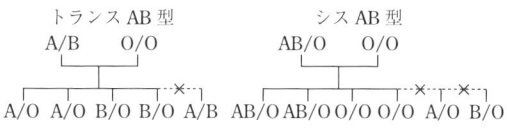

図 3-1　ABO 式血液型変異型での矛盾例

この例は，必ずしも突然変異，あるいはシス AB 型と確認されたものではないが，突然変異を念頭に置く必要性を再確認したものであった。それとともに，とかく生物学的な親子関係をいかに正確に確認することに関心が集中しがちな鑑定者にとって，家族として暮らした関わりを大切にする考えは，きわめて新鮮な響きを持つものであり，以後，親子鑑定を引き受ける際に，常に家族の意思を大切にしたいと願う原点になっている。

2 米国における親子鑑定の基準づくりの歴史

米国では，子どもの養育についての援助制度（AFDC：Aid to Families with Dependent Children）がある。この制度への申請は，扶養者の死亡や障害だけでなく，むしろ父親の母子遺棄が多く，とりわけ第2次世界大戦後には，私生児の増加が問題となってきた。そこで，連邦政府は，1975年に父親を確認させることとし，できるだけ養育の責任者を確定し，扶養させる制度を法律（Title IV-D Legislation）で定めた。そして，各州に父親確認の基準を設定し，その基準を達成すればその州に追加補助金を出し，基準を達成できない州は減額することとした。

父親の確認は，遺伝形質によったが，ABO 式血液型を含む赤血球血液型のほか，HLA 型や他の血清型などの強力な手法を導入することで格段に精度が高まり，間違った男性を排除するのみでなく，父親らしさを計算することも可能となった。ただ，これらの親子鑑定の手法の多くは煩雑で熟練を要し，法廷での対応も難しくなってきたこともあり，関係する法曹界と医学界が適切なガイドライン作成の話し合いを行った。その最初の結果が，1976年に Family Law Quarterly に発表された弁護士協会（ABA：American Bar Association）と医師会（AMA：American Medical Association）との合同ガイドラインである[24]。

親子鑑定に用いる種々の血液型の研究者を多く抱えた米国血液銀行協会（AABB：American Association of Blood Bank）が親子鑑定の技術的な検討を行うのは自然な流れとなった。AABB は，技術的な基準を作成すべく，親子鑑定の委員会を作り，1978年に最初の調査を行った。そして，その年には，259の検

査機関があり，11,000件のテストを行っていて，1機関の平均は年42件であった。

　AABB委員会の最初の基準は，確率計算についてのものとして1983年に発表された[25]。これはガイドラインであり強制的なものではなかったが，適切な検査の品質管理プログラムが1984年に示された。さらに，AABBは，連邦健康省の予算（Federal Office of Child Support Enforcement of the Department of Health and Human Services）と，ABA，AMA，その他関連学会の援助を受けて，親子鑑定検査所基準（Standards for Parentage Testing Laboratories）を作成し，現在は第11版（2014）となっている。

　AABBは，さらに品質管理プログラムに合った認定機関を発表し，これらの認定機関がほとんどの親子鑑定をこなすようになってきている。その結果，AABBの認定を受けた機関の検査は法廷で信頼され，法廷での事実認定における手続きが大幅に簡素化される結果となっている。AABBが最初の調査をした1978年には259機関が親子鑑定をし，平均の件数が42件と小規模だったのに比し，2010年では認定機関が26，件数が約380,000件となり，少数の認定機関が多数の件数をこなす結果となっている[10]。米国では離婚が多いが，その際の養育費の支払いについては，高額になるためか親子鑑定を行うことが多い。その場合，法廷は，検査機関がAABBの認定を受けていることで検査結果を信頼している。実は，以前は米国でも親子鑑定を請け負う機関が多く，品質管理が行き届かず，再鑑定で違う結果が出るなどの問題を抱えていた。親子鑑定で確認できないと，結局は母子の生活は福祉予算で面倒を見なくてはならなくなる。そこで，政府は，まとまった予算をAABBにつけて親子鑑定の品質管理を委託し，弁護士会や医師会，各種学会の支援を受け，現在のような効率的な体制にしたという歴史があるわけである。結果として，本来責任のある父親が離婚後も養育費を負担することになり，福祉予算の有効な活用にも役立っているとのことになり，米国の合理的な考え方が反映されていると共に，この問題に対する社会的な関心の高さを感じることができる。

3　わが国における DNA 鑑定会社の出現

　筆者が DNA 多型学会の DNA 鑑定検討委員会でガイドラインの仕上げにかかっていた 1997 年の 4 月に，びっくりするような広告が朝日新聞の関東地区に掲載された。そこでは，唾液による親子鑑定を請け負う会社が「貴方がパパと断言できますか？　誰にも知られずだ液で DNA 鑑定ができます」と宣伝していた。DNA 検査技術が進んで唾液でも（実際には頰粘膜を擦って細胞を採取する）検査が可能になっていたので，このようなビジネスは起こりうるとは思っていたが，やはり驚きだった。
　このようなビジネスの基本コンセプトは，簡便な検査の機会を提供するというものである。クライアントは手紙，電話，ファクス，インターネットなどで申し込むと，その会社から申し込み用紙や頰粘膜採取用の綿棒（今はそのための用具が市販されている）が送られてくる。クライアントは自分の頰と問題の子供の頰を擦って送り返す。会社は，その試料を米国の契約している検査機関に送る。検査機関は 1 週間程度で検査結果を確率をつけて送り返してくる。会社はそれらの書類を日本語に訳し，クライアントに報告する。このような検査は Do-It-Yourself paternity test ないし Paternity test by Post などと呼ばれる。
　たしかにそれまでの親子鑑定は裁判所の鑑定嘱託があるか，あるいは弁護士からの依頼などに基づいて行われており，個人からの依頼に直接答えることはほとんどなかった。
　親子鑑定をするような状況では，正面から話し合うことは当事者としてはあまりしたくないであろう。そのようなことを言い出すのは，相手に不信感を抱いていることを告げることにもなりかねないからである。だから，相手に内緒でこっそりと検査をして，問題がなければ黙っていればよいと考えるのもわかるような気がする。
　しかしながら，そのような欲求にかられ，究極のプライバシーとも言われるDNA 検査を安易に行うことはやはり好ましくないと思われる。
　当時，厚生省などにこのようなビジネスを認めてはいけないのではないかと問い合わせたが，あまり取り合ってもらえなかったことを覚えている。しかし

ながら，父親に疑いを持つように教唆している点や，一方の親権者であるはずの母親にも内緒で検査してあげますとも受け取れる文面にはどうしても納得がいかなかった．

やむなく，1997 年 12 月に発表した DNA 多型学会の「DNA 鑑定についての指針（1997 年）」に，鑑定に当たっては"関係者の同意が不可欠"との表現を盛り込むとともに，委員有志による Paternity test by Post に対する懸念を声明として同時に発表した[2章69]．

この指針と声明はマスコミにも取り上げられ，一定の反響を呼んだ．ある大新聞の広告審査担当の方から連絡をいただき，全文を送ったが，その方が，その新聞にも同じ広告の依頼があり，検討した結果，適切でないと判断して掲載を断ったが，自分がなぜ適切でないと思ったかの根拠が良くわかったと御礼を言われたのが印象に残っている．

しかしながら，実際にはこの種のビジネスは，インターネットを仲介にしてむしろ拡大し，多くの会社が参入して現在も盛んにビジネスを展開し，競争の結果，当初は 245,000 円だった価格が大幅に下がって安い業者では 2 万円を切るものまで現われている．最近では私立探偵社が大々的にビジネスを展開したり，葬儀社のサービスに DNA 保存が加わるなど業者の幅も広がっている．

筆者は，このような会社の鑑定者と当初何度か話し合う機会を持ち，なぜこのようなビジネスを始めたかなどの話を聞いたが，Paternity test by Post については互いの意見は平行線であった．なお，そのときの話では，米国の鑑定会社に最初にこの企画を持っていったところ，その会社では，「法廷で採用されないような検査に 245,000 円もの大金を払うのかがわからない」と言い，乗ってこなかったとのことである．というのは，ガイドラインに従わない持ち込み試料（採取に鑑定者が責任が持てない）なので，報告書には検査会社は結果に責任が持てないと断らざるをえないからである．事実，Paternity test by Post での報告書では，そのような断り書きがある．したがって，このような鑑定書は個人的な交渉事には使えるかもしれないが，正式な裁判になったとすると，法廷に提出しても本来は証拠能力がないことになる．

しかしながら，日本人は裁判には抵抗があるので，この形式で必ずニーズが

あると説得してようやく始まったものだそうである。結果として，確かにニーズはあるようでいまだに繁盛している。ただ，筆者は，親子関係についての法的な意味合いや，個人遺伝情報の持つ意味合いとプライバシー保護の仕組みなどについて十分知らされていないままに宣伝にうまく乗せられている面もあるのではないかと心配している。このビジネスモデルは，その後米国でも広く行われるようになっていったが，その点は後述する。

4 親子鑑定における関係者の同意

親子鑑定は，基本的には家族内における血縁関係を確認するものである。最も多いトリオは，母親と子供の組み合わせに対し，父と考えられる男性が真に生物学的に父親であるかを調べる。その場合，母親が失踪ないし死亡しているなど資料提供が不可能であれば，子供と男性のDNAの遺伝関係のみでの父子鑑定も確率はやや低くなるが可能である。

ここで問題となるのは，母親がいるにもかかわらず，男性が母親に黙って自分と子供の頬粘膜を採取し，検査を依頼する場合である。また，逆に男性と子供の生物学的関係を確認したい母親が，寝ている男性から勝手に頬粘膜を採取し，子供の資料とともに送って検査を依頼する事例などまで新聞では紹介されている[26]。このような場合には，子供の福祉に共同して責任を負うべき一方の親の意向はまったく無視されていることになる。

もともと，親子鑑定においては，子供が小さい場合も多く，子供の意見を聞くことまではあまり想定されていないようである。しかしながら，親子鑑定が行われるような状況において，最も深刻な影響を受ける当事者は子供であることを忘れてはならない。したがって，親子鑑定では，子供本人が意見を表明できない場合においても，子供の福祉に最大限の配慮をすることが重要と考えられる。

1998年夏に，日本での郵送資料による親子鑑定と同じようなコンセプトのPaternity test by Postを手がける会社がロンドンに上陸し，タブロイド版の新聞（隣がバイアグラの宣伝だった）に広告を載せた事件が報じられたことが，当

3—4 DNA 鑑定の倫理　221

時英国留学中の筆者の研究室の玉木助教授（当時，現京都大学教授）から伝えられた（図 3-2）。たまたまその 3 ヵ月ほど後で British Council の会で名古屋に来られた Human Genetics Advisory Commission（HGAC）の委員長を務めておられたコリン・キャンベル卿と会食したときに，その後の顛末を聞いた。キャンベル卿はノッチンガム大学の学長を務めておられたが，この件では HGAC 委員長として反対されていたことは新聞記事にも書かれていた。キャンベル卿のお話によると，有識者や政府関係者の猛烈な抗議で，その会社は 3 日で撤退したとのこと

Calls for ban on do-it-yourself DNA testing kit

BY A CORRESPONDENT

THE chairman of the Commons Health Select Committee called yesterday for a do-it-yourself DNA testing kit, which checks a child's paternity, to be banned.

The DNA Testing Agency has placed newspaper advertisements for the £298 kit, which can be used at home and does not require a blood sample. The test — targeted at men who have "nagging doubts" about whether a child is theirs — involves taking a swab from the child's mouth. There is then a five-week wait for the result.

The Human Genetics Advisory Committee yesterday raised doubts about the tests, and David Hinchliffe, chairman of the Health Select Committee, called for them to be banned. He told BBC Radio: "It's the children who could suffer most. I think they [the firm] are blundering into a dangerous area. They are enticing fathers, obviously on the back of the Child Support Agency issue, to carry out tests without any reference whatsoever to the child's feelings or discussion with the mother.

"I hope that the Government will find some way to block the activities of this agency and others undertaking similar testing. I intend to pursue the matter with the Department of Health. I want to see it stopped."

Sir Colin Campbell, chairman of the Human Genetics Advisory Commission, said the tests raised ethical issues.

The DNA Testing Agency said the advertisements had been running in a national newspaper for some months. A spokesman said: "As many mothers as alleged fathers have been buying the test. We are giving people the opportunity to do private testing. There is nothing deceitful or underhand about it."

図 3-2　タイムズ（1998 年 7 月 14 日）の記事

だった。しかし，油断はできないので，規制を考えているとも言われていた。日本との違いに再び驚いた経験だった。なお，英国では，親子鑑定は限られた検査機関で行い，法的，遺伝的カウンセリングのもと，医師の関与で試料を採取しているとのことであり，その際，子供の福祉を最優先して考えるとのことであった。

英国において，親子鑑定会社の進出が阻まれた際の反対論の重要な根拠も，子供の福祉への配慮がなされないとの危惧であった。その意味で，当初の親子鑑定会社の前述の新聞広告は，象徴的であった。あきらかにこの広告は，男性

に対して母親に内緒で子供との血縁関係をこっそりと調べることを勧めており，子供の福祉への視点は感じられない．

　本来，家庭内の問題は，当事者の真剣な話し合いが先行すべきであり，また，社会的，法的な助言を得て，子供の福祉に配慮しつつ適切な解決を探るべきものであり，DNA鑑定という強力な手段を持っていきなり土足で踏み込むようなアプローチは避けるべきであろう．

　フランスでは，研究や医療を別として，ヒトの遺伝情報を検査するには刑事事件や親子鑑定などで裁判所から命ぜられなければならないと法律で定めている[27]．しかもそのようなDNA鑑定を行う鑑定人は，政府が定める鑑定人に限定されている．この法律に違反すると10万フランの罰金が課される．フランスでは，家族という形を突然のDNA検査などの外部からの襲撃から保護するという生命倫理の考え方があり，法律に定められているのである．ただ，このような法律がない国に郵送して検査を依頼する抜け道があり，フランスでも悩ましい問題となっている．

　一方，ドイツでは，日本と同様の郵送による親子鑑定が問題となっている．2005年1月12日に，ドイツ連邦通常裁判所が，子供の母親の同意を得ないで行ったDNA父子鑑定をもとに養育義務の破棄を求めた男性の訴えを退けた．そのような鑑定は，子供の自己決定権を侵害しており，証拠能力がないとしたものである．女性の法務大臣は，夫が妻の同意を得ずにDNA親子鑑定を行うことを禁じ，違反した場合には1年以下の禁固刑に処す方針を表明し，年内に法改正を実施するとした．これについては反対意見も多く，論争になった．背景に，鑑定請負業者が子供の噛んだチューインガムなどでも鑑定を行うなどの派手な宣伝があったとのことである．結局，ドイツでは，2009年に病気予防のための体質検査，保険のための検査，親子鑑定の検査などの遺伝子検査全般における人権を守るための法律を成立させ，2010年に施行した．親子鑑定でも，他の検査と同様に，医師による説明やカウンセリング，鑑定関係者の書面による同意，証明書などによる本人確認が義務づけられた．そのため，郵送による親子鑑定は法律で禁止されたことになる．ただ，フランスと同様に，外国に検査を依頼する抜け道の問題はあると思われる．

5　親子鑑定のガイドラインの策定

1997年のDNA多型学会の「DNA鑑定についての指針（1997年）」は，刑事鑑定と親子鑑定をともにカバーしていたが，とりわけ議論が集中したのは，刑事事件における再鑑定の配慮であった。そして，同年に始まった親子鑑定会社によるPaternity test by Postについては有志の声明は出したものの，適切な対応については指針に十分に盛り込む余裕がなかった。

そこで，次に日本DNA多型学会の母体となった日本法医学会の理事会内に親子鑑定についてのワーキンググループを1998年に設置し，親子鑑定にポイントを絞り，もう少し踏み込んだ形の指針をつくることとなり，筆者が座長となった。このグループは，専門的にやや詳細な指針を目指したので，学会員である10名の法医学者で構成された。

ここでは，米国の前述のAABBのガイドラインの第3版を参考に，日本の状況に合わせた指針作りを目指した。そして，その中に"倫理的配慮"の項を設け，「鑑定人は，個人や家族の福祉を重んじ，鑑定ができるだけ害をもたらさないよう注意しなければならない。そのため，鑑定の直接の当事者，すなわち想定された父母と子や資料の提供者等の間に鑑定実施について異論がないことに留意しなければならない。」との表現を盛り込んだ。また，"資料の採取や保管及び記録の管理"の項には「資料採取には鑑定人または鑑定補助者が立ち会うものとする。」との表現も盛り込んだ。

ワーキンググループは，1999年春に「親子鑑定についての指針（1999年）」の原案をまとめ，同年4月の評議員会での意見聴取を経て，同年6月12日に発表した[28]。

この指針はDNA鑑定のあるべき姿を示したものであるが，あくまで学会内のものであり，学会に属していないDNA鑑定会社は関わりがないとも言える。このあたりが学会内の指針の限界であろう。

6　米国における Home Paternity Test の出現

　米国では，現在は，年間約 38 万件を超える親子鑑定が行われている。1999 年の DNA 多型学会に参加した米国の鑑定会社の研究者に聞いたところ，裁判所要請の鑑定で忙しく，日本からの少数のものは別にして個人のものまで受ける暇がないと言っていた。

　さらに，AABB では親子鑑定のガイドラインとマニュアルを定期的に発行しているが，ガイドラインでは，関係者の同意の下で鑑定を行うとの行動規律とともに，鑑定者が試料採取に責任を持つべきことが明記されている。したがって，当時の米国では，わが国のような Paternity test by Post は基本的に行われていなかったと考えられる。

　筆者は，前述の米国の研究者には，学会発表の際の質問で，米国で許されないような鑑定様式とわかっていてなぜ日本からの試料について検査をするのかを問いただしたが，ニーズがあるからなどと言葉を濁していた。あとでフロアでじっくり話し込んだが，そのようなニーズが多いのは日本の問題ではないかとも指摘してきた。米国では許されていない農薬を輸出に際しては使用することと類似の考え方なのかとも思われ，倫理とは何かについて考えこんでしまった。

　ところが，2005 年頃から米国の鑑定会社のホームページに法廷利用の鑑定のほかに，割安の費用で Home Paternity Test なる検査の宣伝が目立つようになってきた。内容的には，法廷に適さないが，郵送での同意と資料送付で検査を行うとされ，日本での郵送資料による親子鑑定と同じ仕組みと考えられる。このビジネスモデルは日本で開発されたものであるが，米国へ逆輸入されたと思われる。

　法廷で用いられる鑑定では，すべての手続きが間違いなく行われたという証拠が必要で，試料の採取も間違いなく被検査者から採取されたという証明が求められる。これを chain of custody（証拠の連鎖）と言う。被検査者からの郵送による鑑定は，この証拠の連鎖が断ち切られており，法的には認められない鑑定となる。これを AABB は non-legal test（非法的検査）と言っている。

AABBは2004年の年次報告からこの非法的検査の調査を始めている[29]。それによると，2004年では報告があった機関のうち48.5％がnon-legal testを実施しており合計18,025件であった。すべての件数の4.6％にあたるが，いくつかの機関はnon-legal testを追跡していないので実際にはこれより多いことになるものの，おそらくは10％未満であろうと述べている。AABBは，以後2年おきにしか年次報告を公開しなくなる。そして，non-legal testは，2006年では53％の機関で19,582件（5.55％）であったが[29]，2008年は58％の機関で5,707件（1.38％）[29]，2010年は54％の機関で5,610件（1.68％）[10]と急減した。

　2008年からnon-legal testが急減したのは，必ずしも実態を反映しているわけではなさそうである。実際には，2006年まで順調に増えていたAABBへの登録数が減少傾向を示し，AABBの認証制度そのものが揺らぎ始めているように見える。AABBは，2004年から一貫して「認証機関がnon-legal testを実施することを禁止できないが，non-legal testがAABBの基準を満たしていると説明することは禁止する」旨の立場を表明している。2010年の年次報告では，「残念ながら多くの検査機関が認証に協力しなくなり，基本データをAABBに提供することを拒否しており，この年次報告は，親子鑑定機関の約60％のデータしか反映されていない」旨を述べている[10]。どうも米国では，日本と同様にnon-legal testが根付いてきているようである。

　前述の英国，ドイツ，フランスの例にもあるように，概してヨーロッパ諸国はこのような郵送資料による親子鑑定に否定的である。親子鑑定分野においても，米国とヨーロッパ諸国の生命倫理の規制方法の違いが目立ってきたようである。

　すなわち，ヨーロッパ諸国では，倫理的規制がEU指令として各国の法的な規制を促し，生命倫理が法的に規制される傾向があるのに対し，米国は，法的規制は最小限とし，自由な研究や営業活動をできるだけ保証している。そして，米国では，問題があれば個々に法廷で争い，個別の判例を積み重ねて社会的なコンセンサスを作り上げていく手法をとる。代理母に対する対応が典型的である。ヨーロッパ諸国では基本的に代理母は禁止されているが，米国では代理母の斡旋会社が営業し，個々のトラブルが時々法廷で争われている。

日本は，親子鑑定について言えば，明らかに米国型と言えるが，品質保証システムが整備されていないので，裁判となったときの裁判所の戸惑いが大きい。現在のところは，親子鑑定の事例が米国に比べて圧倒的に少ない（米国の38万件に対し，1000件程度と推定されている）ので，大きな問題にはなっていないが，離婚も増えている現状からは，親子鑑定が社会的課題となってくることが考えられる。

7 ヒトゲノム解析研究に関する倫理的指針

わが国では，ヒトゲノム解析研究が進むにつれ，十分に説明せずにヒト試料からヒトゲノムの研究をしているのではないかとの点がマスコミで問題にされることが多くなってきた。たとえば，献血で提供され，保存期限を過ぎたので廃棄される血液を提供者の同意なく用いた研究や，医学の研究のためというあいまいな説明で提供を受けた血液でヒト遺伝子を調べた研究などへの糾弾が相次いだ。

そこで，厚生省では，2000年のミレニアムを期して始めたヒト遺伝情報に関する大々的なミレニアムプロジェクトに際し，厚生科学審議会先端医療技術評価部会が厳しいガイドライン「遺伝子解析研究に付随する倫理問題等に対応するための指針」を平成12年4月28日付で作成し，厚生科学研究費の交付に当たって遵守を義務付けた。さらに，少し遅れて科学技術庁では，科学技術会議生命倫理委員会が「ヒトゲノム研究に関する基本原則について」を同年6月14日に発表し，ヒト遺伝子解析研究の憲法的文書と位置付けた。

これらの少し違うガイドラインが並立し，また厚生省の指針が厳しすぎて守れないとの意見も多く出されたので，厚生省，文部省，科学技術庁，通産省の4省庁が合同事務局を設置して，より一般的な共通指針を作ることになった。このことは縦割り行政が言われる中では画期的な試みであり，大変な努力の結果，平成13年3月29日に「ヒトゲノム・遺伝子解析研究に関する倫理指針」がまとめられた。

この指針は，発表時点で省庁の統合がされており，厚生労働省，文部科学

省，経済産業省の三省による指針なので，**三省指針**と呼ばれている。この指針制定に伴って，従来の2つの指針は廃止された。

　三省指針は，それぞれの省の科学研究費などの研究助成にあたって遵守が条件とされるなど，活用されている。文部科学省では，管轄する大学や研究所に，遵守を促すとともに，指針を守らない場合には，懲戒など行政処分がありうることを通達している。

　これまでの倫理委員会による研究プロジェクトのチェック体制が，適切な研究となるように助言するとの考え方だったのに対し，三省指針は機関の長による適切な管理を義務付けるなど，管理色の強いものとなった。

　しかしながら，審査や管理は各機関の長とその諮問機関である倫理委員会等に任せているのみで，管理に必要な予算措置はなく，審査や管理についての担当者の研修システムの支援もなく，各機関は激増している研究プロジェクトの処理に追われ，対応に苦慮しているのが実情である[30]。

　なお，三省指針は，ヒトゲノム・遺伝子解析研究全般を扱っており，必ずしもタンパクに合成されるコード領域に限定されないので，人類遺伝学的研究でのヒト集団の遺伝的特徴を非コード領域で調査する研究も含まれる。ただ，これはあくまで研究を対象にしているので，医療など遺伝子情報の利用については対象とならない。一方，学会などの個別的なガイドラインはあったが，前述の親子鑑定会社のほとんどは学会に属しておらず，結局はなんらの規制なく，いわば野放しで事業が展開されていたのが実情であった。後述のように，この三省指針は，後に成立した個人情報保護法に合わせて手直しされ，平成25年2月には全文改正されたが，基本的な内容は変わっていない。

8　鑑定は研究か

　筆者は，第2次世界大戦における遺骨，とりわけシベリア抑留者の遺骨のDNA鑑定による個人の特定と，それに伴う遺族への返還事業の立案に関わったが，その過程で，そのようなDNA鑑定は遺伝子解析研究に関する倫理指針の対象に含まれるか否かを厚生労働省の担当部局に問い合わせた。

基本的には，すでに学問的に確立している手法を用いた DNA 鑑定は，「研究」とは言えないことから，三省指針の対象外となるとの判断が示されている。ただ，遺骨が置かれた自然環境の条件ごとに，DNA 鑑定が可能か否かを「研究」する目的で行われるデザインされた実験を行う場合は，指針に含まれるとの判断もあり，個別の判断部分も残ると思われる。

結局は，確立された手法を用いる DNA 鑑定は一般的には三省指針の対象にならないと考えてよいであろう。微量な資料への高感度法の適用や，PCR 阻害物質の除去操作なども，個別資料への一般的な手法の適用の範囲であれば，鑑定行為に含まれると考えてよいので，「研究」とはみなされないと思われる。しかしながら，新しい手法を工夫するために「研究」の目的でデザインされ，成果が論文にまとめられる場合には，「研究」として倫理委員会に申請する必要があると思われる。

また，鑑定に用いるために，あるヒト集団のデータベースを調査するだけであれば，鑑定作業に含まれると言えようが，そのデータベースを他の集団と比較し，各集団の遺伝的特徴を研究することも目的としたデータベース作成であれば，「研究」とみなし，倫理委員会に申請し，承認を得る必要があると思われる。

このように，研究のためであるかどうかで指針の対象となるかが左右されることはおかしな話である。鑑定であっても医療であっても，個人遺伝情報を扱う限り，プライバシーが損なわれる危険は研究とまったく同様に存在する。また医療は，医療者に業務で知りえた秘密を守る義務が課せられているが，鑑定については，必ずしも医療者が扱うものではない。とりわけ，非侵襲的な資料採取法である頬粘膜採取を提供者に任せるような Paternity test by Post は，実際には何の資格も必要とされない，したがって法的に守秘義務を課されない仲介業者が実施している。

9　経済産業省による個人遺伝情報に関するガイドライン制定

日本でも平成 15 年 5 月に個人情報保護法が定められ[31]，2 年後の平成 17 年

度に完全施行されたが，それまでに関係各省庁が従来の指針などを見直し，必要であれば新たな規制をかけることとされた．三省指針については，三省それぞれでの関連する委員会が合同で見直し作業を行い，パブリックコメントを経て改正された．

　経済産業省では，産業活動についての個人情報保護のための全般的なガイドラインを定めたが，特に検討を要する分野として，個人遺伝情報保護についての委員会を別途設けた．この委員会は，三省指針の見直しについても経済産業省から合同委員会に加わった．筆者はこの委員会に参加し，三省指針の見直しと，経済産業省のガイドライン作成に携わった．

　三省指針すなわち「ヒトゲノム・遺伝子解析研究に関する倫理指針」[32]と，「経済産業分野のうち個人遺伝情報を用いた事業分野における個人情報保護ガイドライン」[33]のうち，ここでは，DNA鑑定に関連が深い後者について簡単に説明する．なお，このガイドラインは，参考資料として巻末に収載した．

　個人情報保護法は，個人情報すべてについて保護する法律であり，条文に違反すると罰則が適用される．ただ，個人情報は広範に取り扱われているので，5,000件以上を取り扱っているものに義務を課すが，それ未満のものについては努力義務を課すこととしている．

　個人情報保護法は概括的な法律であるので，経済産業省は，金融など関連する事業分野について，この法律に基づいた運用の詳細を，「個人情報の保護に関する法律についての経済産業分野を対象とするガイドライン」で定め，法の円滑な運用を図った．そして，個人情報の中でもとりわけ慎重な扱いが求められる個人遺伝情報について，個人情報保護の全体的ガイドラインの上乗せガイドラインとして定めたのが「経済産業分野のうち個人遺伝情報を用いた事業分野における個人情報保護ガイドライン」という位置づけになる．

　個人遺伝情報保護のガイドラインの主な対象は，遺伝子・体質などについての遺伝子検査，DNA鑑定及び親子鑑定等のサービス，遺伝子受託サービスなどを行う事業者となる．ガイドラインでは，これらの事業者が事業を行う場合に，試料取得，説明やカウンセリング，管理，使用，試料の保存・廃棄などが適切に行われるよう規定している．

親子鑑定においては，日本DNA多型学会や日本法医学会での指針の遵守が求められており，個人や家族の福祉を重んじることとしている。そして，DNA鑑定及び親子鑑定においては，試料採取にあたって鑑定結果が及ぼす法的効果について，適切かつ十分な説明を，対面で文書により行った上で同意を取ることが必要であることとされた。対面で説明や採取を行う者を学会の指針での鑑定補助者と位置付けることもできる。

なお，このガイドラインの普及のため，経済産業省と関わりの深い財団法人バイオインダストリー協会は個人遺伝情報取扱審査委員会を設け，ガイドラインに照らして適切な機関の認定を行った。また，ガイドラインに沿った鑑定を目指していくつかの鑑定機関が個人遺伝情報協議会をつくり，自主基準を定めるなどの活動も少しずつ広がっている。2014年6月時点で協議会には26社が参加している[34]。ただ，この協議会に参加せず，匿名で親子鑑定ができることをインターネットで宣伝している会社が多数存在しているのが実情である。

10　DNAについての倫理的，法的，社会的諸問題について

もともと日本では，新しい生命科学に基づいた人類遺伝学の教育はほとんど行われていないという状況がある。文部科学省の中学・高校の「指導要領」でも，理科において，物理や化学を選択した生徒では，生物の教育は限定的となり，DNAのような難しい部分は教えないこととされているようである。米国では，新しい生物学の教育に熱心で，生物の教科書が工夫されており，早い時期から，DNAを基本とする新しい生命科学をわかりやすく伝える工夫がされている。また，大学においても，新しい生物学の教育は，文系・理系を問わず必修とされている。

欧米において，新しい生命科学教育が盛んであるのは，ひとつには，ELSIの影響があるであろう。ELSIはEthical, Legal, and Social Issuesの略であり，倫理的，法的，社会的諸問題と訳される。1980年代に，ヒトゲノム・プロジェクトが計画され，米国連邦議会に巨額の予算が要求されたとき，科学者に対する不信感が表明された。かつて原子爆弾を生み出したように，遺伝子を勝

手に操作して，とんでもないことを起こしてしまわないかが真剣に心配されたのである。そのとき，ヒトゲノム・プロジェクトのリーダーだったワトソン博士（DNAの2重らせん構造を突き止めた研究者）は，連邦議会に，予算全体の5％をELSIに投入し，科学の適正な発展と応用を期すると説明し，ようやく認められた。その結果，多額の研究費が倫理的，法的，社会的問題に投入され，生命倫理学の研究所もいくつか設置された。そして，このような学際的な分野に多くの研究者が参入していった。ELSIの進展に伴い，多くの議論がなされ，教育にも多くの工夫がされ，すぐれた教科書も数多くつくられた。2001年の報道によれば，それまでにELSIにつぎ込まれた金額はおよそ1億ドルに達するという[35]。

残念ながら，わが国では，ELSIへの投資は乏しく[36]，研究所の創設はおろか，大学などでの生命倫理に関する講座の開設もあまり進んできておらず，学際的な研究者のこの分野への参入も限られている。今後，遺伝子の研究が進むにつれ，ELSIが問題になってくることが多くなると考えられるので，わが国でも真剣に取り組む必要があると思われる。

なお，ユネスコの生命倫理委員会では，ヒトゲノムと人権に関する宣言（Universal Declaration of the Human Genome and Human Rights, 1997）を1997年に発表し[37]，ヒトゲノムは象徴的な意味で人類共通の財産であるとした。さらに，同委員会は，2003年に，かなり実務に踏み込んだヒト遺伝データについての国際宣言（International Declaration on Human Genetic Data）を発表し[2章1]，DNA鑑定に関しても言及している。すなわち第1条のc項において，犯罪事件における捜査や親子鑑定などでの遺伝子検査については，人権保護に関する国際法に合致する国内法に基づいて行われるべきとしている。なお，第5条では，民法，刑法に関わる検査の他，法医学検査も第1条c項を考慮すべきとされている。ここでの法医学検査は，身元不明者の確認などの行政的目的で行われるDNA鑑定を指していると考えてよいであろう。

11 母体血を用いた父子鑑定について

　細胞死に伴いDNAは血液中に放出されるが，妊娠中の母体血ではその中の約10％程度が胎児由来と考えられている。この母体血中の胎児DNAを用いた新型の染色体異常検査が始まるに当たり，2013年3月9日に日本産科婦人科学会から「母体血を用いた新しい出生前遺伝学的検査に関する指針」が示された[38]。この検査は，ダウン症候群などの染色体異常の診断を，羊水や絨毛の採取という侵襲の大きい処置をせずに母体血で簡便にできる出生前診断として話題になった。実は同じ原理で，母体血を用いて妊娠の早い時期に父子鑑定ができるという論文が2012年に米国の医学雑誌に発表されている[39]。

　この簡便な父子鑑定については，すでに日本で米国の検査機関に資料を送るなどの斡旋をする会社がインターネットで見られる。検査には，母親の血液と，父親とされる男性の血液が必要であるが，それらは医療機関で採血するとされている。この検査については，日本産科婦人科学会は平成25年6月22日に発表した「出生前に行われる遺伝学的検査および診断に関する見解」の中で「法的措置の場合を除き，出生前親子鑑定など医療目的ではない遺伝子解析・検査を行ってはならない」としている[40]。この見解は産科婦人科にのみとどまらず広く社会的，倫理的な観点から出されているものであるが，任意団体である産科婦人科学会の会員に向けたものであり，それ以外の医師に強い拘束力があるわけではない。産科婦人科医師でない医師が採血をし，それを書面で確認するとすれば，少なくとも証拠の連鎖が断ち切られているわけではなく，米国でいうnon-legal testではないことになる。ぜひ，日本法医学会による親子鑑定についての指針や，経済産業省による個人遺伝情報保護ガイドラインに沿って，法的，社会的，倫理的観点から慎重に対応してほしいと願っている。

3—5
想定事例に基づいた親子鑑定の概要

1 トリオ（母，子，擬父）の肯定例（突然変異あり）

A. 事例の概要
ある女性Aさんの子供のB男君が，ある男性C夫さんの子であると，認知を求めて裁判となった。裁判所では，この点をDNA鑑定で明らかにすることとなった。

B. 鑑定嘱託事項
Aさんの子であるB男君とC夫さんとの間に父子関係が存在するか

C. DNA試料の採取
Aさん，B男君，C夫さんから頬粘膜を鑑定者が採取した。採取に当たって，提供者に提供資料の研究利用について，書面をもとに詳しく説明し，同意が得られたので，それぞれのDNAの残余試料は匿名化した上で研究のために保存された。研究は，各ヒト集団における遺伝マーカーの研究であり，DNA鑑定のデータベース充実にも貢献するものである。このような研究の成果により信頼性の高い確率計算が可能になり，将来のクライアントに益するところが大きい。

D. DNA鑑定の手法
現在では，親子鑑定は，15種類程度のSTRのマルチプレックスの市販キットを用いることが普通となっている。従来各機関で行っていた試薬の検定などの確認が必要なく，また，操作も標準化されており，自動化システムや適切な読み取り及び型判定のソフトウェアを用いれば，PCR増幅，電気泳動，PCR産物の長さの測定，型判定などの操作を自動的に行い，結果を出力させることができる。

なお，この鑑定では，結果の項で述べるように，1つのSTRで突然変異と思われる否定が見られたので，追加として，名古屋大学が開発した前述の6種類のSTRシステムで検査した。このシステムは，市販キットと同様に，アレリックラダーを作成し，すべてキットと同様にソフトウェアを整備し，自動化システムとして開発されているので，市販キットと同様に使用できる。

E. DNA検査の結果

市販されている15ローカスのSTRと男性・女性判別用のローカスの型判定キットにより検査した。15ローカス中14ローカスのSTRは，Aさんの子B男君がC夫さんのアリールの一方を持っており，B男君とC夫さんの父子関係に矛盾しない結果であったが，1ローカスのみが両者の父子関係に矛盾する結果であった（表3-8）。矛盾するD3S1358ローカスにつき，母，子，擬父のアリールの塩基配列を確認したところ，母は4塩基のリピートユニットが17回と18回繰り返している遺伝子型を持ち，子は16回と18回繰り返している

表3-8　親子鑑定の想定例①（市販STRキット）

ローカス	蛍光色素	遺伝子型 母	遺伝子型 子	遺伝子型 擬父	PI	総合PI
D8S1179	青	10, 13	10, 13	13, 13	2.96	2.96
D21S11		31, 31.2	31, 32.2	31, 32.2	3.97	11.8
D7S820		8, 11	8, 11	10, 11	1.14	13.4
CSF1PO		10, 13	11, 13	11, 13	2.37	31.7
D3S1358	緑	17, 18	16, 18	15, 15	0.00219	0.0695
TH01		7, 9	7, 9	7, 9	1.38	0.096
D13S317		11, 13	9, 13	9, 11	4.39	0.421
D16S539		12, 13	10, 13	10, 12	2.79	1.18
D2S1338		21, 24	19, 21	19, 20	2.53	2.97
D19S433	黄	13, 15.2	14, 15.2	14, 14	3.05	9.07
vWA		14, 20	14, 20	14, 18	0.89	8.07
TPOX		8, 11	8, 11	8, 8	1.18	9.52
D18S51		13, 15	13, 16	16, 17	4.13	39.3
Amelogenin	赤	X, X	X, Y	X, Y	–	–
D5S818		12, 13	12, 12	10, 12	1.84	72.4
FGA		21, 21	21, 21	21, 23	3.62	262

父権肯定確率：PI/(PI+1) = 0.9962

遺伝子型を持ち，擬父は15回繰り返しているアリールのホモ接合体であった。

このケースのように1つのローカスのみで父子関係が矛盾する例では，C夫さんの遺伝子型がプライマー結合部位の塩基置換多型（SNP）による見かけ上のホモ接合体で，実際には15回と16回の組み合わせであることがある。プライマー部位でたまたま塩基置換の多型があって，プライマーが結合できず，一方のアリールのみが増幅されるわけである。そうであれば，型判定の手技上の問題であって父子関係は矛盾しないことになる。この点を確認するためには，別の部位にプライマーを設定して同じローカスを増幅し，ホモ接合体がヘテロ接合体となるかどうかを見ればよい。

本件でも，D3S1358について別のプライマーを設計し，型判定したところ，C夫さんの遺伝子型はやはりホモ接合体となった。したがって，この矛盾は，プライマー結合部位のSNPによるものではなく，真のホモ接合体と考えられた。

本件のように1ローカスの矛盾があった場合，突然変異によるものと仮定して確率を計算すると，確率が大幅に低下してしまい，15 plexでも高い確率とならないことが多い。生物学的に父子関係がないにもかかわらず偶然に1つを除いて矛盾しなかったかを確認するためにも，ローカスを増やして矛盾するローカスがさらに出ないかを検査することが望ましい。真の生物学的な父子

表3-9　親子鑑定の想定例①（名古屋大学6STR）

ローカス	蛍光色素	遺伝子型 母	子	擬父	PI	総合PI
D20S480	青	11, 12	11, 12	12, 12	3.25	3.25
D6S2439		19, 22	19, 22	20, 22	1.2	3.9
D6S1056	緑	14, 16	13, 16	13, 14	2.37	9.24
D9S1118		8, 14.3	8, 12.3	12.3, 15.3	5	46.2
D4S2639	紫	10, 14	10, 14	14, 14	5.52	255
D17S1290		16, 17	16, 19	17, 19	3.85	982
15plex		−	−	−	−	262	257,326

ミディ6による父権肯定確率：PI/(PI+1) = 0.99898
15plexとミディ6を合わせた総合の父権肯定確率：PI/(PI+1) = 0.9999961

で，突然変異による矛盾であれば，通常は追加検査で矛盾なく，確率が上昇していくし，真の生物学的な父子でなければ，他のローカスでも矛盾がでることが期待される。

本件では，名古屋大学で開発した前述の6ローカスを追加して検査したところ，いずれのローカスでも父子関係に矛盾はなく（表3-9），結局は，矛盾があったのはD3S1358のみであった。

F. 検査結果の説明と確率計算

1ローカスのみが父子関係に矛盾する場合を従来から「孤立否定」と言い，突然変異の可能性もあることから慎重に取り扱うこととしてきた。本件では，突然変異とすると，子のアリール18は母からきていると考えられるので，子のアリール16が父のアリール15のうちの1つからリピートユニットを1つ増やす突然変異をしたものと考えるのが適当である。STRの突然変異はかなりよく調べられており，減数分裂時の突然変異は平均で0.2%程度であることが示されている。また，突然変異はリピートユニットが1つ増えるか1つ減るものが圧倒的に多いことが示されている。

米国の血液銀行協会（American Association of Blood Bank：AABB）は，多くの親子鑑定機関の認定などを行っており，ガイドラインやマニュアルを作成しているが，突然変異については，平均の突然変異率を考慮した計算方法を用いることを勧告している（207ページ）。突然変異が起これば，肯定確率は2桁ないし3桁低下する。

本件では，新たに追加した6ローカスのSTRでも父子関係に矛盾が見られなかった。したがって，生物学的に父子関係のない場合，21ローカス中20ローカスで矛盾がないことになり，まず考えられない。そこで，D3S1358ローカスが突然変異したものと仮定し，計算に加えることとした。D3S1358の突然変異率 $\hat{\mu}$ は，鑑定時点での2003年のAABBの報告書[29]で示された父の減数分裂時の0.00128を用い，同じく総合父権否定確率として示されている0.585を用いてPIを計算した。

以上の考察のもとで，矛盾が見られたローカスを含め，すべてのPI値が算出されたので，総合のPI値，および事前確率を0.5と置いた場合の総合父権

肯定確率を計算した。

　通常の市販の 15 plex キットによる父権肯定確率は，D3S1358 ローカスの突然変異で大きく低下し，総合でも 0.9962 にとどまった（表 3-8）。ミディ 6 のシステムを追加して検査したところ，すべて父子関係に矛盾なく，確率もミディ 6 のみで 0.99898 となり，さらに 15 plex と合わせた総合の PI 値は 257,326，総合父権肯定確率は 0.9999961 と十分に高い確率となった（表 3-9）。

　この例では，父子関係に矛盾がある結果が 1 つのローカスで見られるので，父権否定確率は計算できなかった。

　父権肯定確率については，従来からフンメルの基準（表 3-1）が引用されることが多いが，そこでは 0.998 以上で「父としてよい」とされている。米国の AABB の年次報告（2003 年）によれば，トリオの場合に父とするための基準の PI は 100 から 10000 に分布しているものの，100 としている認定機関が 59% と最も多かった。今回のケースでは，1 ローカスで矛盾があり，これを計算に入れると 15 plex のみでは確率は 0.9962 とやや低かった。しかしながら，名古屋大学で開発した 6 種類の STR のマルチプレックスシステムを追加することで最終的に極めて高い父権肯定確率（0.9999961）が得られている。この確率の値は，PI では 10000 をはるかに超える 257,326 となる。したがって，D3S1358 ローカスにおける父子関係の矛盾は突然変異と解釈してよいと考えられる。これらの結果から，本件では，父子関係があるとしてよいと考えられる。

　なお，突然変異がなければ市販の 15 ローカスの STR キットで，0.99999 程度の父権肯定確率が見られることが多い。また，否定される場合は通常の 15 ローカスの STR を検査すれば，数個以上のローカスで否定されることが大部分である。

G. 鑑定結果

B 男君と C 夫さんとの間に父子関係があると考えられる。

2 父子鑑定肯定例

A. 事例の概要

ある子供のB男君が，ある男性C夫さんの子であることを証明することが必要となった。母親のA子さんは，行方不明となっているので子と擬父の試料のみで鑑定を行うこととなった。

B. 鑑定嘱託事項

B男君とC夫さんとの間に父子関係が存在するか

C. DNA試料の採取

B男君，C夫さんから頬粘膜を鑑定者が採取した。採取に当たって，提供者に提供資料の研究利用について，書面をもとに詳しく説明し，同意が得られたので，それぞれのDNAの残余試料は匿名化した上で研究のために保存された。

D. DNA検査の結果

市販されている15ローカスのSTRと男性・女性判別用のローカスの型判定キットにより検査した。15ローカスのSTRは，B男君がC夫さんのアリールの一方を持っており，両者の父子関係に矛盾しない結果であった。これらの検査結果をまとめて表3-10に示す。

E. 検査結果の説明と確率計算

母親の資料がない場合は，母親のアリールがわからないので限定できず，確率はトリオのときに比べ通常大幅に低下する（197ページ）。ただ，実際に検出した型により確率は変化する。生物学上の父子関係では，突然変異がないかぎり子は父のアリールのいずれか一方を必ず持っているはずである。本件では，15ローカスのSTRのいずれにおいても，B男君がC夫さんのアリールの一方を持っており，両者の父子関係に矛盾しない結果であった。本件でのPIと父権肯定確率の計算結果を同じ表3-10に示す。

表3-10では，ローカスによって尤度比が1より低くなる例も見られている。このことは，そのローカスでは，父親というよりは父親でない方がありそうな現象であることを示している。つまり，そのローカスを加えたために矛盾はな

表 3-10　父子鑑定の想定例②（市販 STR キット）

ローカス	蛍光色素	遺伝子型 子	遺伝子型 擬父	PI	総合 PI
D8S1179	青	10, 13	13, 13	2.3	2.3
D21S11	青	31, 32.2	31, 32.2	4.39	10.1
D7S820	青	8, 11	10, 11	0.714	7.21
CSF1PO	青	11, 13	11, 13	1.65	11.9
D3S1358	緑	16, 18	15, 16	0.859	10.2
TH01	緑	7, 9	7, 9	1.56	15.9
D13S317	緑	9, 13	9, 11	2.19	34.9
D16S539	緑	10, 13	10, 12	1.4	48.9
D2S1338	緑	17, 21	17, 20	2.69	131
D19S433	黄	14, 15.2	14, 14	1.52	200
vWA	黄	14, 14	14, 18	2.39	478
TPOX	黄	8, 11	8, 8	1.02	487
D18S51	黄	13, 16	16, 17	2.07	1008
Amelogenin	赤	X, Y	X, Y	—	—
D5S818	赤	12, 12	10, 12	1.84	1855
FGA	赤	21, 21	21, 23	3.62	6717

父権肯定確率：PI/(PI+1) = 0.99985

いものの，かえって確率は低下したわけである．このような現象はそれぞれのアリールの組み合わせで起こりうることである．トリオの場合でも時に見られるが，擬父と子のみでの父子鑑定ではより起こりやすい．

　一般に，母親のいない場合の父子関係の鑑定では，通常のトリオ，すなわち母親がいる例に比べて確率が上がりにくい．今回のケースでは，総合の PI 値として 6717，父権肯定確率として 0.99985 という比較的高い値が得られているので，この段階で父子関係があるとしてよいと考えられる．

F. 鑑定結果

　B 男君と C 夫さんとの間に父子関係があると考えられる．

3 同胞の鑑定例

A. 事例の概要

小さな子供の頃に外国で別れ別れになったA男さんが50年ぶりに帰国し，兄弟ではないかと申し出た人（B子さん）と血縁関係の鑑定をすることとなった。

B. 鑑定嘱託事項

A男さんは，B子さんとの間に同胞（兄弟姉妹）関係が存在するか

C. DNA試料の採取

A男さん，B子さんから頰粘膜を鑑定者が採取した。採取に当たって，提供者に提供資料の研究利用について，書面をもとに詳しく説明したところ，一方から同意が得られなかったので，結局はそれぞれのDNAの残余試料は鑑定終了後に廃棄された。

D. 検査方法

同胞関係は，親子関係と同様に理論的には50％の遺伝情報を共有している第1度血縁関係であるが，親子関係と違い，同一ローカスで必ずしも同じアリールを共有していない（183ページ）。したがって，肯定確率は親子関係に比べ低くなる。そこで，本件では市販されている15ローカスのSTRと男性・女性判別用のローカスの型判定キットに加え，名古屋大学で開発した6ローカスのSTRセットについても検査した。

E. 検査結果の説明と確率計算

A男さんとB子さんの同胞である総合尤度比は，通常の15ローカスのキットでは57.5にとどまった。この値から計算される同胞の肯定確率は，0.9829であり，同胞であることを強く示すものではなかった。しかしながら，ミディ6システムで検査したところ，総合尤度比は47.1となり，同胞の肯定確率は0.9792となった。そして，15 plexとミディ6を合わせた総合尤度比は2709に達し，同胞の肯定確率は0.99963と0.999を上回った。

結局，合計21ローカスのSTRでの総合尤度比から計算される同胞である確率は，0.99963とまずまず高いので，A男さんはB子さんの兄妹であると考え

表 3-11　同胞鑑定の想定例③（市販 STR キット）

ローカス	蛍光色素	遺伝子型 A男さん	遺伝子型 B子さん	SI	総合 SI
D8S1179	青	13, 14	14, 14	1.41	1.41
D21S11	青	31, 31.2	30, 31	1.45	2.04
D7S820	青	10, 12	11, 12	0.76	1.55
CSF1PO	青	9, 9	9, 14	1.26	1.96
D3S1358	緑	15, 18	15, 18	8.16	16
TH01	緑	6, 7	7, 9	0.77	12.3
D13S317	緑	9, 10	9, 12	1.35	16.6
D16S539	緑	11, 13	11, 13	8.62	143
D2S1338	緑	18, 23	19, 24	0.25	35.8
D19S433	黄	13, 14	11, 15, 2	0.25	8.95
vWA	黄	16, 18	18, 19	0.6	5.37
TPOX	黄	11, 11	11, 11	3.66	19.6
D18S51	黄	15, 16	16, 17	1.28	25.1
Amelogenin	赤	X, Y	X, X	—	—
D5S818	赤	11, 13	10, 13	1.11	27.9
FGA	赤	21, 24	21, 21	2.06	57.5

同胞肯定確率：SI/(SI+1) = 0.9829

表 3-12　同胞鑑定の想定例③（名古屋大学 6STR）

ローカス	蛍光色素	遺伝子型 A男さん	遺伝子型 B子さん	SI	総合 SI
D20S480	青	11, 12	11, 13	1.43	1.43
D6S2439	青	19, 22	20, 23	0.25	0.36
D6S1056	緑	14, 15	15, 15	1.69	0.60
D9S1118	緑	15.3, 15.3	15.3, 15.3	8.52	5.15
D4S2639	紫	13, 14	13, 14	10.4	53.5
D17S1290	紫	16, 18	16, 19	0.88	47.1
15plex	—	—	—	57.5	2709

ミディ 6 による同胞の確率：SI/(SI+1) = 0.9792
15plex とミディ 6 を合わせた総合の同胞の確率：SI/(SI+1) = 0.99963

てよいと思われる。これらの検査結果をまとめて表 3-11, 3-12 に示す。

F. 鑑定結果

　A男さんはB子さんと兄妹であると考えられる。

おわりに

　ここまで，驚異的な識別力を持つ DNA 鑑定について，その等身大の現状を述べてきた。読者はどのような感想をもたれたであろうか。

　ミニサテライトを利用した DNA 指紋（MLP）で衝撃的なデビューをしたこの技術は，同じミニサテライトによる SLP を経て，STR を利用したマルチプレックス PCR のキットで，ほぼ成熟したと言えよう。

　現在のグローバル・スタンダードは 10〜15 ローカスの STR のマルチプレックスキットである。このキットを用いれば，個人識別ならば通常は 100 京人に 1 人程度ないしそれ以上の識別力があり，親子鑑定ならば通常は 10,000 以上の尤度比（0.9999 以上の父権肯定確率に相当）が得られる。しかも，検査技術そのものはマニュアル化されており，血液や頬粘膜細胞といった標準的な試料であれば，コンタミネーションなどに気をつけることにより一般的な研究室でも再現性よく実施できるような安定した技術になっている。標準的な手法が確立してきた 2005 年に本書旧版にあたる前著を世に出してからすでに 9 年になり，標準的な手法による DNA 鑑定は実務に定着し，法廷で問題となることはあまりなくなってきている。しかしながら，新たな問題も生じてきている。刑事鑑定と親子鑑定に分けて，現状を振り返っておこう。

　刑事鑑定における DNA 鑑定は，その圧倒的な識別力のため決定的な証拠となりうるので，当初から，控えめな対応，すなわち被告人に不当に不利にならない配慮が求められてきた。そのため，標準的な蛍光標識キットを用いた型判定においては，バックグラウンドなどのピークを確実に排除するために相対蛍光強度 150 RFU を閾値として定め，それ以上のピークを機械的に拾うという自動判定方式をとり，鑑定人の裁量で勝手にピークを選ぶことができない仕組みとしている。また，確率計算においても，稀なアリールを出現数 5 と仮定するなど控えめに評価する取扱いもとられている。

ただ，従来の標準的な DNA 鑑定の手法は，控えめな対応をとるあまりに，ほんのわずか閾値に達しないピークがあると判定不能となりうることや，ヘテロ接合体の一方のピークが読めずに間違ってホモ接合体と読んでしまうような微妙なケースがあり，DNA 鑑定数が増えるにつれ問題となることが多くなった。このようなケースは，慎重な取扱いとしては「判定不能」となるが，鑑定者によっては，ほぼ問題ないとして説明する場合もある。その場合には，試料 DNA は問題のヒトのものと一致しているなどの説明となる。このような鑑定結果は，微妙なケースとしての鑑定者の裁量によるものであることをできるだけ正確に伝えれば問題は少ない。しかし，何の説明もないと，法廷はその鑑定が示す意味を汲み取ることができない。

　また，以前からの課題であった 2 人以上のヒトの混合斑痕の DNA 鑑定は，今でも微妙な判断が必要な例が少なくない。一般に，一方が 10 分の 1 以上含まれると 1 人では説明できないピークが現われることが多いが，ぎりぎりの混合割合であると，検査のたびにピークが見えたり消えたりして再現性が見られにくくなる。そうなると，鑑定者の裁量による判断が必要となる。

　こういった鑑定者による裁量は，どこまで許されるかの基準がないことが一番の問題である。鑑定の現場から退いて医療職教育に就いている筆者に時に意見書の依頼がくるが，多くは標準的な鑑定から外れたケースである。実際には，微妙なケースというより，明らかに LCN と言えるような信頼性の低い結果であるにもかかわらず，鑑定者の裁量で型判定している例が少なくない。そのような場合には，筆者は，まず，なぜ LCN が不安定な型判定結果を示すのかについてのメカニズムを説明し，法廷で事実認定する場合には，それを踏まえることをお願いしている。

　残念ながら，そのようなケースの鑑定書を見ても，LCN についての説明はほとんど書かれていないのが実情である。それは科学的な鑑定としてフェアとは言えない。鑑定人は検察側，弁護側にかかわらず，DNA 鑑定の限界を正確に把握し，それを踏まえてできるだけ正確に情報を伝えるべきである。このことは，明確な基準がない場合には特にあてはまる。最近問題となることが多くなってきた標準的な手法から外れた，いわば DNA 鑑定の限界領域にあたる問

題について，本書でできるかぎり詳細な解説を試みたのは，このような問題を関係者に広く知っていただきたいからである。

世界的に見ると，DNA鑑定の限界へ挑戦するような研究は，英国をはじめとする欧州で盛んに行われており多くの研究論文が出されている。そして，相対蛍光強度150 RFUという控えめな閾値を設定すると判定不能例が多くなりすぎるとして，欧州では50 RFU程度の閾値を用いるようになってきている。ただ，そうなると，必然的にアリールドロップアウトやアリールドロップインの頻度が高まり，標準的な型判定から外れる例も多くなる。そのため，世界的には，アリールドロップアウトやアリールドロップインが起こっても，その起こりやすさを評価して確率計算に取り込むためのソフトウェアづくりが熱を帯びている。いずれも，アリールドロップアウトやアリールドロップインなどを確率低下要因と捉え，これらによって低下した確率を計算して示すものである。これらの研究は，結局は鑑定者の裁量という不確定要素をなるべく避け，計算ソフトに任せることで客観性を担保しようとしている。ただ，今のところ，誰もが認める標準的なソフトの完成には至っていない。

このような状況で，新たに閾値が50 RFU程度のDNA鑑定キットが登場することになるので，鑑定者の裁量が求められるケースは今後ますます増えると思われる。鑑定者は，科学者としての真摯な態度で適切な判断を行い，また，その判断の信頼性について詳細に説明すべきである。特に裁判員裁判においては，裁判員はさまざまなバックグラウンドを持つ人々なのであるから，鑑定者は説明を怠ってはならない。また，法廷は，提出された個々のDNA鑑定について学会で認められた手法であるか，鑑定者の熟練度は十分か，型判定に無理はないか等をしっかりと批判的に吟味していただきたい。事実認定するのは法廷の責任であることを肝に銘じてほしい。

また，刑事鑑定では，試料の採取，移動，保管，検査，保存などの管理，廃棄等が責任を持って行われる，いわゆる検査の品質保証が適切に行われなければならない。日本では，刑事鑑定は基本的には各都道府県警察本部に置かれた科学捜査研究所において行われている。警察庁は，それらの科学捜査研究所にDNA鑑定に必要な機材を配布し，詳細な実施マニュアルを整え，ブラインド

テストを伴う熟達度試験を実施するなど，技術水準の維持に努力している。また，各研究所の特定の技術吏員を警察庁科学警察研究所で研修させたうえで鑑定者の資格を与えるなど，検査の品質保証に努めている。ただ，これらの品質保証体制は，国際標準規格に沿ったものではなく，警察庁内部にとどまっている。世界的には，刑事鑑定のためのDNA鑑定機関が国際標準規格の認定を受ける例が増えているので，警察庁も国際標準規格の認定を受けることは信頼性をさらに高めると思われる。

　むしろ，大学等で行われるDNA鑑定では，品質保証体制が整っていないことが気になるところである。大学等で行われるDNA鑑定は，難易度などが特別に問題となる刑事事件で求められることが多く，どちらかというと研究の応用といった形であり，多くの鑑定や検査を行う機関を対象とした品質保証体制にはなじまない。とはいえ，刑事鑑定である以上は，関係者の一生に大きな影響を与える可能性があり，できる限り科学的に適正に行い，その結果をありのままに伝えなければならない。その場合に用いる手法は，学会などで認められたもので，再現性に疑問を持たれるものであってはならない。研究の世界では，時に再現性のないデータが論文となることがあり，あとで取り下げられる例もある。しかし，法廷ではそのようなことはあってはならない。鑑定は研究ではないのである。

　米国では，新しい手法が法廷の証拠となるためにはフライ基準に則り，学会などで認められているか否かが確認される手続きがある。最近は，少し緩められたドーバート基準も用いられるが，やはり学会で認められていることが重要な判断材料とされる。わが国ではこのような基準がなく，個々の法廷に任されている。したがって，鑑定人は，できるかぎり確立され，再現性が確認されている手法を用いるべきである。また，法廷も，研究的要素の強い手法の応用については鑑定人の説明を鵜呑みにするのではなく，科学的妥当性について慎重に検討する責任がある。

　刑事鑑定に関連する話題としては，犯罪者DNAデータベースを構築すると，再犯が多い性犯罪の防止に特に有用とされている。英国では500万人以上，米国では1000万人以上のデータベースが構築され，犯罪捜査や再犯防止

に活用されている。このように大きなデータベースの構築は，個々の事件での現場試料（遺留 DNA）だけではなかなか進まない。やはり，自動型判定のシステムを構築しやすい標準的な試料，すなわち検挙した被疑者などから採取する頬粘膜などの試料をデータベース化することが不可欠である。日本でもこれらの試料の自動処理が進み，データベースが整備されつつある。

　遺伝情報を扱う DNA 鑑定やデータベースは，その重要性に鑑み，多くの国では法律で手続きを定めている。しかしながら，日本には，まだそのような立法措置はない。日本でも，これからは，立法措置により手続きを明確化していきたいものである。

　次に，日本における親子鑑定の現状，特に前著刊行以後の状況を振り返っておこう。

　日本では，「郵送による親子鑑定」の斡旋会社が 1997 年に設立された。この会社は，DNA 鑑定を米国の鑑定機関に委嘱していた。以後，同様の営業形態の会社がインターネットなどで業績を伸ばしている。このビジネスモデルは，その後，米国にも出現し，従来の法廷で用いられる通常の親子鑑定に対し，家でできる親子鑑定（Home Paternity Test）として割安な値段で提供されている。この方式は，郵送による資料提供なので AABB のマニュアルに反して提供者の確認ができないので法廷では用いられないが，この方式の親子鑑定が次第に増えた結果，それまで順調に増えていた AABB に報告される DNA 鑑定数が減りつつある。AABB は，2010 年の年次報告において，認定機関ですら品質管理のレポートを提出しないところがあると述べている。

　ただ，このビジネスモデル発祥の地である日本においては，経済産業省による個人遺伝情報保護ガイドラインに従った DNA 鑑定を標榜する機関も着実に力をつけており，日本の民事法廷に提出される DNA 鑑定の大半を担うようになっていることは心強いことである。

　親子鑑定では，母と子を前提としてある男性が父親であるかという通常の鑑定（トリオ）のほか，同胞鑑定，半同胞鑑定，祖父母，叔父─姪関係など複雑な血縁関係の鑑定のニーズが増えてきている。これらの鑑定では，血縁関係が薄くなるほど識別が困難となり，低い確率しか得られない。ただ，関係者の数

が多くなると確率は高まるので，そのようなケースでも比較的高い確率が得られることもある。

　AABB の年次報告では，血縁関係判断の基準となる尤度比についても各機関からの報告をまとめている。機関にもよるが，標準的なトリオ以外の血縁関係についてはそれぞれの関係ごとに，低めの尤度比を基準としている。血縁関係の鑑定，とりわけトリオでない血縁関係の鑑定では基準の定め方について統一見解はないので，ここでも鑑定者の裁量が問題になってくる。鑑定者としては，尤度比や確率の値だけでなく，その持つ意味合い，基準とする尤度比や確率の説明などをできる限り適正に法廷に伝えなければならない。

　以上，これまで DNA 鑑定の能力と限界について，現在の段階をできるだけ正確に，そしてわかりやすく述べるよう努めてきた。日本社会が，すばらしい識別能力をもつ DNA 鑑定についての等身大の理解を深め，限界をも十分に理解しつつ，その能力をフルに利用していただくために，本書がいささかでも役立てば幸いである。

　本書で述べた内容は，筆者の研究室が 1990 年頃から続けてきた DNA 関連の研究活動によって支えられてきた。多数の研究室関係者の皆様に，この場を借りて感謝申し上げる。

　また，本書は名古屋大学出版会神舘健司氏の適切なサポートと励ましによるところが大きい。感謝申し上げる次第である。

　最後に，筆者の気ままな学究生活を常に支えてくれた妻慶子にあらためて感謝したい。

2014 年 6 月

著　者

引用文献

第1章
1) Jeffreys AJ, Wilson V, Thein SL. Nature, 314 : 67-73, 1985.
2) Jeffreys AJ, Wilson V, Thein SL. Nature, 316 : 76-79, 1985.
3) Jeffreys AJ, Brookfield JFY, Semeonoff R. Nature, 317 : 818-819, 1985.
4) Cawood AH. Clin Chem, 35 : 1832-1837, 1989.
5) Gill P, Jeffreys AJ, Werrett DJ. Nature, 318 : 577-579, 1985.
6) White RM, Greenwood JJD. The Modern Law Review, pp145-155, 1988.
7) 「輸血療法の実施に関する指針」厚生労働省ホームページ. http://www.mhlw.go.jp/new-info/kobetu/iyaku/kenketsugo/dl/5tekisei3a.pdf
8) タマリン，メンデルの原論文からの抜粋．『遺伝学［原書第2版］上』, 木村資生監訳, pp8-9. 培風館, 東京, 1988.
9) Saiki RK, Scarf S, Faloona F, Mullis K, Horn GT, Erlich A, Arnheim N. Science, 230 : 1350-1354, 1985.
10) Dallas JF. Proc Natl Acad Sci USA, 85 : 6831-6835, 1988.
11) パネルディスカッション. Techno Innovation, 48 : 4-13, 2003.
12) http://www.ncss.go.jp/main/gyomu/hinsyuhogo/hinsyuhogoQandA.html
13) http://www.dna-kanteigakkai.or.jp
14) Cann RL, Stoneking M, Willson AC. Nature, 325 : 31-36, 1987.
15) Goldstein DB, Linares AR, Cavalli-Sforza LL, Feldman MW. Proc Natl Acad Sci USA, 92 : 6723-6727, 1995.
16) Stokening M, Fontius JJ et al. Genome Res, 7 : 1061-1071, 1997.
17) Yuehai K, Bing S et al. Science, 292 : 1151-1153, 2002.
18) Krings M, Stone A, Schmitz RW, Krainitzki H, Stoneking M, Pääbo S. Cell, 90 : 19-30, 1997.
19) Green RE, Krause J et al. Science 328 : 710-722, 2012.
20) ブライアン・M・フェイガン, 河合信和訳, 『現代人の起源論争』, どうぶつ社, 東京, 1997.
21) 佐藤洋一郎, 『DNA考古学のすすめ』, 丸善ライブラリー 355, 丸善, 東京, 2002.
22) Woodward SR, Weyand NJ, Bunnell M. Science, 265 : 1229, 1994.
23) Hedges SB, Schweitzer MH. Science, 268 : 1191-1192, 1995.
24) Uchihi R, Tamaki K, Kojima T, Yamamoto T, Katsumata Y. J Forensic Sci, 37 : 853-859, 1992.
25) Uchihi R, Yamamoto T, Nozawa H, Tamaki K, Ozawa T, Yamada TK, Katsumata Y. Jpn J Legal Med, 52 : 157-162, 1998.
26) Nozawa H, Yamamoto T, Uchihi R, Yoshimoto T, Tamaki K, Hayashi S, Ozawa T, Katsuma-

ta Y. Legal Med, 1: 61-67, 1999.
27) Hawass Z, Gad YZ et al. JAMA 303: 638-647, 2010.
28) Uchihi R, Yamamoto T, Kojima T, Tamaki K, Katsumata Y. Jpn J Legal Med, 48: 329-335, 1994.
29) Watson JD, Crick FHC. Nature, 171: 737-738, 1953.
30) Hayflick L. Exp Cell Res, 74: 2092-2100, 1965.
31) レーニンジャー,山科郁男監修／川嵜敏祐編集,『レーニンジャーの生化学』,pp1120-1122, 廣川書店, 東京, 1998.
32) 井出利憲編,『老化研究がわかる』,わかる実験医学シリーズ,pp40-47, 羊土社, 東京, 2002.
33) International Human Genome Sequencing Consortium. Nature, 409: 860-921, 2001.
34) Venter JC et al. Science, 291: 1304-1351, 2001.
35) 日刊工業新聞電子版 2012 年 9 月 20 日, www.nikkan.co.jp/news/nkx1020120920cah.html
36) ネイチャー特別編集,『ヒトゲノムの未来』,pp135-137, 徳間書店, 東京, 2002.
37) 中村祐輔, SNP の医学的意義.『SNP 遺伝子多型の戦略』, 中村祐輔編集, pp2-17, 中山書店, 東京, 2000.
38) タマリン, ヘテロ接合優性.『遺伝学[原書第 2 版]上』, 木村資生監訳, pp317-320, 培風館, 東京, 1988.
39) 松田一郎監修,『医科遺伝学改定第 2 版』, pp269-272, 南江堂, 東京, 1999.
40) Tamaki K, Yamamoto T, Uchihi R, Katsumata Y, Kondo K, Mizuno S, Kimura A, Sasazuki T. Human Hered, 41: 209-214, 1991.
41) レーニンジャー, DNA クローニング：その基礎.『レーニンジャーの新生化学第 2 版』, 山科郁男監修, pp1254-1266, 廣川書店, 東京, 1993.
42) Kasai K, Nakamura Y, White R. J Forensic Sci, 35: 1196-1200, 1990.
43) Helmuth R, Fildes N, Blake E, Luce MC, Chimera J, Madej R, Gorodezky C, Stoneking M, Schmill N, Klitz W, Higuchi R, Erlich HA. Am J Hum Genet, 47: 515-523, 1990.
44) Perkin Elmer. Part No. N808-0057, 1995.
45) Yoshimoto T, Yamamoto T, Uchihi R, Tamaki K, Huong XL, Mizutani M, Tanaka M, Armour JAL, Katsumata Y. J Forensic Sci, 46: 448-452, 2001.
46) Uchihi R, Yamamoto T, Usuda K, Yoshimoto T, Tanaka M, Tokunaga S, Kurihara R, Tokunaga K, Katsumata Y. Int J Legal Med, 117: 34-38, 2003.
47) 河野重行,『ミトコンドリアの謎』, 講談社現代新書 1455, 講談社, 東京, 1999.
48) Pääbo S, Irwin DM, Willson AC. J Biol Chem, 265: 4718-4721, 1990.
49) http://telegraph.co.uk/science/science-news/9912822/DNA-ancestry-tests-branded-meaningless.html
50) Jeffreys AJ, Macleod A, Tamaki K, Neil DL, Monckton DG. Nature, 354: 204-209, 1991.
51) 玉木敬二, 山本敏充, 打樋利英子, 小島俊典, 勝又義直, Jeffreys AJ. 日本法医学雑誌, 46: 474-482, 1992.
52) Yamamoto T, Tamaki K, Kojima T, Uchihi R, Katsumata Y, Jeffreys AJ. Forensic Sci Int, 66:

69-75, 1994.
53) 伊藤美春, 山本敏充, 打樋利英子, 吉本高士, 水谷正樹, 田中美和, 李士林, 勝又義直, 玉木敬二. DNA 多型, 9：268-271, 2001.
54) Yamamoto T, Tamaki K, Huang XL, Yoshimoto T, Mizutani M, Uchihi R, Katsumata Y, Jeffreys AJ. J Forens Sci, 46：374-378, 2001.
55) 村松正実編, 『ラボマニュアル遺伝子工学（増補版）』, pp34-35, 丸善, 東京, 1990.
56) Yamamoto T, Tamaki K, Kojima T, Uchihi R, Katsumata Y. J Forens Sci, 39：743-750, 1994.
57) Waye JS, Willard HF. Mol Cell Biol, 6：3156-3165, 1986.
58) Walsh PS, Varlaro J, Reinolds R. Nucleic Acids Res, 20：5061-5065, 1992.
59) 法科学的 DNA 型判定法に関する技術作業グループ. 科警研報告, 50：1-9, 1997.
60) Editorial, Forensic Sci Int, 52：125-130, 1992.
61) National Research Council, The Evaluation of Forensic DNA Evidence, National Academy Press, Washington, D. C. 1996.
62) Chakraborty R, Kidd KK. Science, 254：1735-1739, 1991.
63) Lewontin RC, Hartl DL. Science, 254：1745-1750, 1991.
64) タマリン, ハーディーワインベルグの平衡. 『遺伝学［原書第2版］上』, 木村資生監訳, pp259-268, 培風館, 東京, 1988.
65) Cochran WG. Biometrics, 110：417-451, 1954.
66) Weir BS. Genetics, 130：873-887, 1992.
67) Guo SW, Thompson EA. Biometrics, 48：361-372, 1992.
68) 勝又義直, 水谷正樹, 野澤秀樹, 打樋利英子, 山本敏充, 玉木敬二. 日本法医学雑誌, 53：218-226, 1999.
69) Yoshida K, Takahashi K, Kasai K. J Forensic Sci, 50：718-719, 2005.
70) Tsai LC, Yuen TY, Hsieh HM, Lin M, Tzeng CH, Huang NE, Linacre A, Lee JCI. Int J Legal Med, 116：179-183, 2002.
71) Schmidt U, Meier N, Lutz S. Int J Legal Med, 117：211-217, 2003.
72) Kurihara R, Yamamoto T, Uchihi R, Li SL, Yoshimoto T, Ohtaki H, Kamiyama K, Katsumata Y. Int J Legal Med, 118：125-131, 2004.

第 2 章

1) http://portal.unesco.org/en/ev.php-URL_ID=17720&URL_DO=DO_PRINTPAGE&URL_SECTION=201.html
2) Tanaka M, Yoshimoto T, Nozawa H, Ohtaki H, Kato Y, Sato K, Yamamoto T, Tamaki K, Katsumata Y. J Forensic Sci, 45：674-676, 2000.
3) http://www.columbia.edu/cu/lweb/indiv/usgd/wtc.html
4) Ohtaki H, Yamamoto T, Yoshimoto T, Uchihi R, Ooshima C, Katsumata Y, Tokunaga K. Electrophoresis, 23：3332-3340, 2002
5) Handt O, Richards M, Trommsdorff M, Kilger C, Simanainen J, Georgiev O, Bauer K,

Stone A, Hedges R, Schaffner W, Utermann G, Sykes B, Paabo S. Science, 264 : 1775-1778, 1994.
6) Kato Y, Katsumata R, Yoshimoto T, Tanaka M, Huang X-L, Tamaki K, Kumazawa T, Sato K, Katsumata Y. Legal Med, 1 : 6-10, 1999.
7) 小島俊典，山本敏充，打樋利英子，大瀧博之，玉木敬二，勝又義直．DNA 多型，4 : 219-223, 1996.
8) Walsh PS, Metzger DA, Higuchi R. BioTechniques, 10 : 506-513, 1991.
9) Legrand B, Mazancourt P, Durigon M, Khalifat V, Crainic K. Forensic Sci Int, 125 : 205-211, 2002.
10) 日本弁護士連合会人権擁護委員会編，『DNA 鑑定と刑事弁護』, p54, 現代人文社，東京，1998.
11) National Research Council, DNA Technology in Forensic Science, National Academy Press, Washington, D. C. 1992.
12) ALLELES WITH LAW FREQUENCY, National Research Council, The Evaluation of Forensic DNA Evidence, p148, National Academy Press, Washington, D. C. 1996.
13) Population Data in AmpFlSTR® Identifiler™ PCR Amplification Kit User's Manual, pp4-43〜4-53.
14) Roberts L. Science, 257 : 732-736, 1992.
15) Weir BS. Proc Natl Acad Sci USA, 89 : 11654-11659, 1992.
16) 野澤　謙，『動物集団の遺伝学』, p36, 名古屋大学出版会，名古屋，1994.
17) Basis of Concern About Population Substructure, National Research Council, DNA Technology in Forensic Science, pp79-80, National Academy Press, Washington, D. C. 1992.
18) The Ceiling Principle : Accounting for Population Substructure, National Research Council, DNA Technology in Forensic Science, pp82-85, National Academy Press, Washington, D. C. 1992.
19) Population Genetics, National Research Council, The Evaluation of Forensic DNA Evidence, pp89-124, National Academy Press, Washington, D. C. 1996.
20) Balding DJ, Nichols RA. Forensic Sci Int, 64 : 125-140, 1994.
21) Violent Crime Control and Law Enforcement Act of 1994, Title XXI-State and Local Enforcement Subtitle-C DNA Identification, http://www.humanidentity.org/identificationact.html
22) Budowle B, Chakraborty R. Legal Med, 3 : 29-33, 2001.
23) Pääbo S. Nature, 421 : 409-412, 2003.
24) Maiste PJ, Weir BS. Genetica, 38 : 96-125, 1995.
25) Yamamoto T, Uchihi R, Nozawa H, Huang X-L, Leong Y-K, Tanaka M, Mizutani M, Tamaki K, Katsumata Y. J Forensic Sci, 44 : 167-170, 1999.
26) Mizutani M, Yamamoto T, Torii K, Kawase H, Yoshimoto T, Uchihi R, Tanaka M, Tamaki K, Katsumata Y. J Hum Genet, 46 : 448-455, 2001.
27) Carracedo et al. Forensic Sci Int, 110 : 79-85, 2000.
28) Tully G et al. Forensic Sci Int, 124 : 83-91, 2001.

29) Bandelt HJ, Salas A, Lutz-Bonengel S. Int J Legal Med, 118: 267-273, 2004.
30) Gill P, Brenner C, Brinkmann B, Budowle B, Carracedo A, Jobling MA, Knijff de P, Kaser M, Krawczak M, Mayr WR, Morling N, Olaisen B, Pascali V, Prinz M, Roewer L, Schneider P, Sajantila A, Tyler-Smith C. Forensic Sci Int, 124: 5-10, 2001.
31) Rolf B, Keil W, Brinkmann B, Loewer L, Fimmers R. Int J Legal Med, 115: 12-15, 2001.
32) Roewer et al. Forensic Sci Int, 114: 31-43, 2000.
33) Schneider PM, Fimmers R, Woodroffe S, Werrett DJ, Bar W, Brinkmann B, Eriksen B, Jones S, Kloosterman AD, Mevag M, Pascali VL, Rittner C, Schmitter H, Thompson JA, Gill P. Forensic Sci Int, 49: 1-15, 1991.
34) Lander ES. Nature, 339: 501-505, 1989.
35) 笠井賢太郎，坂井活子，吉田日南子，水野なつ子，関口和正，佐藤　元，瀬田季茂．科警研報告，46：121-128, 1993.
36) 宇都宮地裁判決平成5年7月7日．判例タイムズ，820号，p177.
37) 佐藤　元，水野なつ子，吉田日南子，笠井賢太郎，坂井活子，瀬田季茂．科警研報告，46：110-117, 1993.
38) 福岡高裁判決平成7年6月30日．判例時報，1543号，p181.
39) Gill P et al. Forensic Sci Int, 91: 41-53, 1998.
40) Gill P et al. Forensic Sci Int, 160: 90-101, 2006.
41) Technical Working Group on DNA Analysis Methods (TWGDAM), California Association of Criminalists Ad Hoc Committee on DNA Quality Assurance. Crime Lab Digest, 18: 44-75, 1991.
42) Yoshimoto T, Tamaki K, Katsumata S, Huang X-L, Uchihi R, Tanaka M, Uchida H, Yamamoto Y, Chen TS, Armour JAL, Katsumata Y. Int J Legal Med, 113: 15-18, 1999.
43) 日本弁護士連合会人権擁護委員会編，『DNA鑑定と刑事弁護』，p53, 現代人文社，東京, 1998.
44) Gill P et al. Forensic Sci Int Gen, 6: 679-688, 2012.
45) Gill P et al. Forensic Sci Int, 112: 17-40, 2000.
46) Budowle B et al. Croat Med J, 50: 207-217, 2009.
47) 小林　了，伊藤幸夫，木村博子，松沢茂隆．DNA多型　1：117-121, 1993.
48) Gill P, Werrett DJ, Bar W et al. Forensic Sci Int, 53: 29-43, 1992.
49) Lander ES, Budowle B. Nature, 371: 735-738, 1994.
50) Editorial, Forensic Sci Int, 43: 109-111, 1989.
51) Editorial, Forensic Sci Int, 55: 1-3, 1992.
52) Editorial, Forensic Sci Int, 87: 179-184, 1997.
53) Gill P, Sparkes R, Kimpton C. Forensic Sci Int, 89: 185-197, 1997.
54) 黒須三恵，長谷場健，大野曜吉，田淵浩二．季刊刑事弁護，No. 14, 162-169, 1994.
55) 村井敏邦，欧米の実務裁判例①イギリス．DNA鑑定と刑事弁護（日本弁護士連合会人権擁護委員会編），現代人文社，pp142-147, 1998.
56) 田淵浩二，欧米の実務裁判例②ドイツ．DNA鑑定と刑事弁護（日本弁護士連合会人権

57) 渡邉斉史, 外国の立法, 227：106-109, 2006.
58) http://www.truthinjustice.org/labs-flawed.htm
59) Scientific Working Group on DNA Analysis Methods (SWGDAM), Forensic Science Communications, July 2004, Vol. 6, No. 3.
60) 稲葉一人, 深萱恵一, 井上悠輔, 米本昌平. Studies, No. 7, p80, 2004.
61) http://www.innocenceproject.org/index.php
62) http://prosecutor.cuyahogacounty.us/en-US/20140131-PR-First-John-Doe-Identified.aspx
63) Honma M, Yoshi T, Ishiyama I, Mitani K, Kominami R, Muramatsu M. J Forensic Sci, 34：222-227, 1989.
64) 水戸地裁下妻支部判決平成4年2月27日. 判例時報, 1413号, p35.
65) 名古屋高裁判決平成8年3月18日. 判例時報, 1577号, p129.
66) 読売新聞2011年7月21日.
67) DNA鑑定検討委員会. DNA多型, 6：279-283, 1998.
68) DNA鑑定検討委員会. DNA多型, 6：284-285, 1998.
69) DNA鑑定検討委員会委員有志. DNA多型, 6：285-286, 1998.
70) dnapol.umin.jp/contents/guideline-2012.pdf
71) 日本弁護士連合会人権擁護委員会編,『DNA鑑定と刑事弁護』, pp228-245, 現代人文社, 東京, 1998.
72) DNA Evidence and Various Parties in the Legal System. National Research Council, DNA Technology in Forensic Science, pp146-147, National Academy Press, Washington, D. C. 1992.
73) 稲葉一人, 深萱恵一, 井上悠輔, 米本昌平. Studies, No. 7：25-50, 2004.
74) 日本経済新聞：DNAデータベース英警察が運用開始, 1995年4月10日.
75) 稲葉一人, 深萱恵一, 井上悠輔, 米本昌平. Studies, No. 7：43, 2004.
76) Rinacre A. Lancet, 361：1841-1842, 2003.
77) Home Office National DNA Database Strategy Board Annual Report 2012-2013. https://www.gov.uk/government/uploads/system/uploads/attachment_data/file/252885/NDNAD_Annual_Report_2012-13.pdf
78) 稲葉一人, 深萱恵一, 井上悠輔, 米本昌平. Studies, No. 7：59, 2004.
79) USA PATRIOT ACT, 2001.
80) http://www.fbi.gov/about-us/lab/biometric-analysis/codis/ndis-statistics
81) フランソア＝ベルナール・ユイグ著, 安井亜希子訳,『DNAと犯罪捜査』, 白水社, 東京, 2011.
82) 日経バイオテク：警察に容疑者のDNA採取を認める法案を可決〈カナダ下院〉, 1995年7月17日. p14.
83) http://www.rcmp-grc.gc.ca/nddb-bndg/stats-eng.htm
84) Toom V. New Genetics and Society, 31：311-322, 2012.
85) 米本昌平, 私信.

86）http://www.interpol.int/INTERPOL-expertise/Forensics/DNA
87）稲葉一人，深萱恵一，井上悠輔，米本昌平．Studies, No. 7：82-83, 2004.
88）稲葉一人，深萱恵一，井上悠輔，米本昌平．Studies, No. 7：80-81, 2004.
89）http://epic.org/privacy/kincade
90）犯罪白書のあらまし．犯罪白書データベース．http://www.moj.go.jp/content/000115818.pdf
91）警察庁．捜査手法，取り調べの高度化を図るための研究会最終報告．平成24年2月．http://www.npa.go.jp/shintyaku/keiki/saisyuu.pdf
92）http://www.npa.go.jp/pdc/notification/keiji/kannshiki/kannshiki20120910.pdf

第3章

1）勝又義直，勝又　竜，山本敏充，玉木敬二．日本法医学雑誌，55：205-216, 2001.
2）小松勇作．日本犯罪学雑誌，10：594-600, 1936.
3）小松勇作．日本犯罪学雑誌，13：485-494, 1939.
4）Ludwig W, Wartmann R. Z ges gerichtl Med, 41：289-296, 1952.
5）Gurtler H. Acta Genet, 6：612-613, 1956/57.
6）岡嶋道夫．日本法医学雑誌，18：175, 1964.
7）広瀬　広．日本法医学雑誌，24：247-262, 1970.
8）松永　英．日本法医学雑誌，27：419-431, 1973.
9）Hummel K. Polands Lehrbuch der gerichtlichen Medizin 3 Aufl. Stuttgart, Georg Thieme, pp 551-561, 1967.
10）Annual report summary for testing in 2010 prepared by the Parentage Testing Standards Program Unit. https://www.aabb.org/sa/facilities/Documents/rtannrpt10.pdf
11）Essen-Möller, Theoretische Grundlagen, Mitteilungen der Anthropologischen Geselschaft in Wien Bd, 68S, 12f, 15, 30ff.
12）松永　英．日本法医学雑誌，18：268-294, 1964.
13）浜上則雄，賀茂山茂．ジュリスト，651：118-130, 1977.
14）Wenk RE, Traver M, Chiafari FA. Transfusion, 36：259-262, 1996.
15）Weber JL, Wong C. Hum Mol Gen, 2：1123-1128, 1993.
16）Brinkmann B, Klintchar M, Neuhuber F, Huhne J, Rolf B. Am J Hum Genet, 62：1408-1415, 1998.
17）樋口十啓，神山清文，橋本富範，伊藤和彦，山本敏充，勝又義直．日本法医学雑誌，54：84, 2000.
18）Gusmao L, Amorim A, Prata MJ, Lareu MV, Carracedo A. Int J Leg Med, 108：313-315, 1996.
19）Gjerston DW, Parentage testing. Accreditation requirements manual, Third edition, pp98-99, AABB, Bethesda, 1998.
20）http://dna-view.com/mudisc.htm
21）Reid TM, Wolf CA, Kraemer CM, Lee SC, Baird ML, Lee RF. J Forensic Sci, 49：

1262-1264, 2004.
22) Fu J, Allen RW, Reid TM, Baird M. Transfusion, 47 : 515-519, 2007.
23) 梶井英治，『新人類遺伝学入門』，p108，南山堂，東京，1999.
24) Miale et al. Family Law Quarterly, 10 : 247, 1976.
25) AABB, Inclusion Probability in Parentage Testing, 1983.
26) 「いのちの海図」，信濃毎日新聞，1998 年 5 月 11 日.
27) 北村一郎．ジュリスト，1090：120-131, 1996.
28) 日本法医学会親子鑑定についてのワーキンググループ．日本法医学雑誌，53：247-249, 2000.
29) https://www.aabb.org/sa/facilities/Pages/relationshipreports.aspx
30) 樋口顕子，勝又義直．日本医事新報，4121：57-60, 2003.
31) 個人情報の保護に関する法律（平成 15 年 5 月 30 日法律第 57 号）
32) 官報，平成 16 年 12 月 28 日付（号外　第 291 号）．
33) 官報，平成 16 年 12 月 17 日付（号外　第 279 号）．
34) http://www.cpigi.or.jp/member3/index.html
35) JAMA〈日本語版〉「ヒトゲノム計画社会的，倫理的問題の解決に 1 億ドル」，2001 年，4 月号，pp21-22.
36) 橳島次郎．DNA 鑑定ニュースレター，No. 2：6-7, 1995.
37) http://www.unesco.org/shs/human_rights/hrbc.htm
38) www.jsog.or.jp/news/pdf/guidelineForNITP_20130309.pdf
39) Guo X, Bayliss P et al. N Engl J Med. 366 : 1743-1745, 2012.
40) www.jsog.or.jp/ethic/H25_6_shusseimae-idengakutekikennsa.html

付録1　用語集

[A-Z]

Amelogenin　X染色体とY染色体には一部に共通の配列がある。Amelogeninはそのような共通領域の1つであるが，X染色体では6塩基の欠失部位がある。したがって，この領域をPCRで増幅すると，X染色体のみの女性では1本のバンド，X染色体とY染色体の両方を持つ男性は2本のバンドとなり，男女の識別ができる。

carry over　DNA鑑定でのcarry overは，PCRにおける増幅産物が検査試料に混入して，その型が検出されることを言う。PCRでは数百塩基対の増幅断片が10万から100万コピー産生される。1個の細胞には同じローカスは1ないし2コピー含まれるのみなので，増幅産物のわずか10000分の1が混入しただけで細胞10〜100個の混入と同等となる。したがって，混入の影響はPCR産物の方がはるかに大きいので特別な注意が必要とされる。

ceiling principle　NRC Iの勧告で提案された頻度を控えめに計算する方法。通常の集団でのアリール頻度の最低値を5％に固定するものである。各集団の頻度データが詳細に研究され，全体として大きな差異がないことが知られてきたので，現在は用いられていない。

CODISシステム　FBIが中心になって米国で構築された13ローカスの共通STRからなるDNA鑑定のシステムで，Combined DNA Index Systemの略。表2-2にローカスが示されている。

Dループ（コントロール領域）　mtDNAは，ヒト細胞内の小器官であるミトコンドリアに存在する固有の環状DNAである。mtDNAは，細菌DNAと同様に，ほとんどがコード領域であるが，一部のみ非コード領域があり，その部位をDループと言う。その非コード領域もコード領域の発現をコントロールしているのでコントロール領域とも言う。

DNA鑑定　DNAデータをもとに何らかの判断を行うもの。2つの資料が同じ個体由来であるか推定する個人識別と，血縁関係を推定する血縁鑑定（親子鑑定）がある。また，刑事事件で用いられる刑事鑑定と，民事事件で用いられる民事鑑定という分類もある。さらに行方不明者の同定などの行政的な鑑定（法医学鑑定）や，歴史的な試料を対象とする研究的な鑑定もある。最近は，ヒトばかりではなく，動物や植物も対象となっている。

DNA指紋　DNA鑑定の端緒となった技術で，英国レスター大学のジェフリーズが開発した。ヒトDNAの縦列反復配列で，リピートユニットが数十塩基のものをミニサテライトと言うが，DNA指紋は，アイソトープで標識したプローブにより，ミニサテライトのバンドを20本から30本検出するものである。バンドのパターンが指紋のように個人個人で違うことからDNA指紋と名づけられた。なお，この手法は，1つのプローブで多くのミニサテライトのバンドを検出するのでマルチローカスプローブ（MLP）とも呼ぶ。

DNAプロファイル　DNA鑑定によって判定された多くのローカスの型判定結果で，問題となったヒトの遺伝子型の組み合わせをDNAプロファイルと言う。また，DNA鑑定全体を総称して言うこともある。

ELSI　米国でヒトゲノム計画に多額の予算が組まれたとき，その予算の5％を倫理的，法的，社会的問題（Ethical, Legal, and Social Issues＝ELSI）に投入するとの条件が付され，以後この分野の研究が飛躍的に発展した。日本では，このような条件はなく，ELSIへの投資

は少ない。

LCN Low Copy Number の略で，微量な DNA 試料のこと。PCR は，DNA の標的とするローカスの部分をコピーして増幅する。ヒトの場合，1つの細胞にコピーされるローカスは母と父からの各1個しかなく，ホモ接合体でも2個となる。1個の細胞には 6 pg の DNA が含まれており，PCR に用いる鋳型 DNA 量の下限は通常は 0.2 ng（200 pg），ぎりぎりでもその半分とされているので，約16個がぎりぎりの下限となる。LCN は，それ以下の数の細胞に相当する DNA が試料となる場合と言える。ここまで少なくなると，ピペットで吸引される鋳型 DNA は一定せず，試薬との反応も一定しない。そのため，検出されるべきアリールが検出されなくなったり，混入した別の人の DNA のアリールが検出されてしまうコンタミネーションが起きやすい。また，スタッターバンドも増強しやすいとされている。

MCT118 科学警察研究所の笠井が米国留学中に発見したミニサテライトのローカス。ミニサテライトとしては例外的に全長が短く，最大のアリールでも 800 塩基程度のため，STR のように PCR を利用して型判定ができるので，広く用いられた。ただ，近年は STR のキットに押され，あまり用いられなくなってきている。

MVR-PCR DNA 指紋の開発者である英国レスター大学のジェフリーズが開発した DNA 鑑定の手法の一種。ミニサテライトのリピートユニットが2種類以上あるローカスで，それぞれのリピートユニットの端からの組み合わせを特殊な PCR で検出し，記号化する。番号ないし記号の 40～60 の配列が個人を示すので，きわめて識別力が高い。親子鑑定にも応用が可能である。ただ，操作がやや煩雑で特殊な用途にとどまっている。

nested PCR PCR において，特異性と感度を上げる手法の1つである。一度 PCR で増幅した DNA 断片内にさらにプライマー部位を設定することで，より短い DNA 断片を増幅する2段階の PCR を行う。特異性と感度は高まるが，コンタミネーションの危険性も高まるので，一般に DNA 鑑定には用いられない。

NRC II 全米科学アカデミーに置かれた National Research Council（NRC）が刑事事件における DNA 鑑定について定めたガイドラインで，1992年のものを NRC I と言い，1996年のものを NRC II と言う。このように，米国では，DNA 鑑定を専門家のみに任せず，その適正な運用に全米科学アカデミーが取り組んだ経過がある。

Paternity test by Post 親子鑑定において，鑑定人の責任で試料を採取するのではなく，郵送で綿棒のような器具を送り，依頼者に採取させて返送させた試料について行う方法を Paternity test by Post という。この方法では，鑑定人が資料採取を十分には保証できないので，裁判の証拠にはならないとされている。

PCR DNA の特定の領域（1000 塩基程度までの領域）を10万倍から100万倍に増幅する技術。1985年に開発され，またたくまに分子生物学の基本的な手技となった。開発者のマリスは，1993年にノーベル化学賞を受賞した。

PI Paternity Index（父親指数）の略で，擬父が一般の男性に比べてどの程度父親らしいかを数値化するために比を取ったもの。PI は，統計学で言う尤度比（Likelihood Ratio : LR）にあたるもので，普遍的な概念である。LR は2つの対立した事象の起こりやすさの比を言う。トリオで言えば，擬父が生物学的な父である確率と父でない確率の比となる。

Pi 値 Pi 値は，あるローカスにおいて，同じ遺伝子型が2人偶然にその集団内に存在する確率であり，すべての可能な遺伝子型の2乗を足し合わせたものとして計算できる。そして，それぞれのローカスの Pi は掛け合わせられるので，それぞれの集団ごとに総合の Pi が

計算でき，STR のマルチプレックスシステム全体の識別能力を示すこともできる．

PSI 親子鑑定では，通常は母子関係があることを前提に，子と擬父の生物学的な親子関係を検査する．その場合には，一般の男性と比較した擬父の父親らしさである尤度比を PI と言う．しかし，時に母子関係を前提とできずに一般の男女と擬母と擬父との尤度比が問題となる場合がある．本書では，このような場合の尤度比を PI と区別するために Parents Index（PSI）と呼んでいる．

SI 親子鑑定における PI と同様に，一般の人に対して同胞関係にあるとした場合の尤度比を，本書では Sibship Index とし，略して SI としたもの．

slippage STR の複製に際して，縦列反復配列のリピートユニットが正確に複製されず，1つ多く複製したり，1つ少なく複製することが起こりうる．このメカニズムは，DNA 合成酵素が滑って間違えることだとされている．このように滑って間違えることを slippage と言う．

SLP DNA 上の多型の1つに，ミニサテライトと呼ばれる種類がある．これは，十から数十塩基の単位が縦列に反復しているもので，STR よりも長い領域となり，多型のタイプも多くなる．DNA 鑑定の発端となった"DNA 指紋"は，このミニサテライトを利用しているが，一度に多くのローカスを検出しているために多数のバンドが出現し，再現性に難があった．そこで，ミニサテライトの1つのローカスを分離して検出することで再現性を改善した Single Locus Probe（SLP）が使われるようになった．ただ，この方法は PCR を用いないこと，熟練を要することなどで，今は特殊な用途にのみ用いられている．

SNP DNA 上の多型の1つで，特定の部位の塩基が別の塩基に置換したタイプの多型で，Single Nucleotide Polymorphism の略．ゲノム上では約 1000 塩基に1つ存在すると言われる．ローカスが多く，DNA 鑑定に有用と考えられているが，1つのローカスの識別力が小さく，型判定もやや難しく，今後の研究課題の1つとされ，実務への応用はまだ限定的であるが，壊れた DNA の検査や，あるヒトの所属する民族の推定などに用いられつつある．

STR Short Tandem Repeat の略称．DNA の多型の1つで，2～7塩基の単位が縦列に反復している領域．複製，特に減数分裂時に反復数が読み間違えられる突然変異が起こりやすく多型となる．ヒトゲノム中に2万個ほどあると見積もられている．DNA 鑑定では，反復単位（リピートユニット）が4塩基のものが主に用いられている．

subpopulation ある集団のなかで，遺伝的な交流の少ないいくつかの集団が存在することがある．これを subpopulation と言う．subpopulation があると，H-W 平衡にあると言えなくなる可能性があるが，必ず検定で subpopulation を検出できるわけではない．subpopulation は，全体の集団とアリール頻度が違う場合があり，subpopulation に属する被疑者に全体集団のアリール頻度を適用すると，確率計算が正確でなくなる心配がある．

[ア 行]

アリール 多型において，同じローカス内の違ったタイプをアリールと言う．ヒトは1つのローカスにおいて，母と父から2つのアリールを受け継ぐ．

アリールドロップアウト STR などの検査で，ヘテロ接合体の一方のアリールなど存在するはずのアリールが種々の理由で検出できなくなる現象をアリールドロップアウトと言う．例えば PCR におけるプライマー部位に塩基置換が起こってプライマーが結合できなくなるために一方のアリールが増幅できないことなどが挙げられる．LCN の場合にはしばしば見られる．

アリールドロップイン　STR などの検査で，存在するはずがないアリールが検出される現象をアリールドロップインと言う。PCR は，プライマーの設計や反応液組成，反応条件などを調整してできるかぎり特異的な鋳型 DNA のみを増幅するのであるが，非特異反応を完全に抑えることは困難である。また，LCN のような微量 DNA を試料とする場合には，コンタミネーションも起こりやすく，アリールドロップインのリスクは大きくなる。

アレリックラダー　STR の型判定は，PCR で増幅した DNA 断片を電気泳動し，それらの長さのリピートユニットごと（一般に 4 塩基）の違いを検出する。その際，日本人で観察されるタイプをすべて混ぜ合わせて梯子（ラダー）状にしたスタンダードを同時に流して，それと比較することで型判定する。この梯子状のスタンダードをアレリックラダーと言う。

鋳型 DNA　PCR では，通常は数百塩基以下の DNA の特定部位を増幅する。その部位を，増幅する元の配列という意味で鋳型 DNA と言う。また，PCR 増幅後の DNA 断片をコピーと言う。鋳型 DNA は増幅されたコピーと同一の塩基配列のため，鋳型 DNA をコピーと言うこともある。例えば，1 つの細胞にはホモ接合体であれば 2 コピーの鋳型 DNA があるなどと言う。

遺伝子型頻度　常染色体 STR では個人は母と父由来の 2 つのアリールの組み合わせで表わされ，この組み合わせを遺伝子型と言う。このように個人に見られる遺伝子型が集団内で出現する頻度を遺伝子型頻度と言う。

遺伝子頻度　あるローカスの各アリールが集団内で出現する頻度を遺伝子頻度と言う。遺伝子頻度は，頻度を個人ではなく，染色体単位で考えていることになる。

遺伝的浮動　ある集団のあるローカスにおける遺伝子頻度が偶然によって変動する現象を遺伝的浮動と言う。遺伝子頻度は，H-W 平衡により集団が大きいと変動が起こりにくいので，遺伝的浮動は，隔離された集団など小さい集団で起こりやすい。移住や災害などによる急激な個体数の減少による遺伝的浮動をビン首効果と言う。

陰性対照　DNA 鑑定において，PCR で試料 DNA を増幅する場合，コンタミネーションが起こりやすい。したがって，コンタミネーションをモニターするため，必ず試料 DNA を入れない対照を置いて同時に同じ操作を行い，増幅産物が生じないことを確認する。その対照を陰性対照と言う。

イントロン　1 つの遺伝子において，エクソンの間に入って，エクソンを分断している非コード領域をイントロンと言う。

ウォーランド効果　subpopulation があるとサンプリングがランダムになされても，ホモ接合体の観察値が理論値より上昇することが起こる。この現象をウォーランド効果と言う。この現象を利用して集団の頻度調査の信頼性を検定する検査が homozygosity test である。

エクソン　DNA のなかで，タンパクに翻訳される領域をエクソンと言う。ヒトゲノムでは，2% 程度とされている。なお，タンパクに翻訳される領域全体を遺伝子領域と言うが，エクソンが非コード領域で分断され，いくつかのエクソンで 1 つの遺伝子をコードしていることが多い。

塩基対　DNA は，4 種類の塩基を持つヌクレオチドが連結した高分子構造を持つ。ヒトの遺伝情報は，細胞核にある DNA の二重らせん構造で伝えられる。二重らせん構造では，内側でアデニンとチミン，グアニンとシトシンが水素結合で結ばれ，塩基配列は互いに相補関係にある。DNA の研究では，特定の塩基配列を制限酵素で切り出したり，PCR で増幅しているが，その部分的な DNA 断片は一般に相補対となっているので，塩基対と言う。

[カ 行]

χ^2 検定法　χ^2 検定法は，簡便な計算により，理論値と観察値の比較を行い，差があるかどうかを検定する方法で，従来の血液型における H-W 平衡の検定に用いられてきた。χ^2 値は，観察値（O）と理論値（E）の差の 2 乗を理論値で割った値であり，これらの個々の χ^2 値を合計した値（$\sum \{(O-E)^2/E\}$）を χ^2 分布の表の値と見比べることで判定する。

χ^2 検定法における 5 の法則　5 の法則は，「すべての遺伝子型で理論値が 1 以下になってはならないことと，遺伝子型の 2 割以上の理論値が 5 以下であってはならないことである」ということができる。5 の法則を満たしていれば，合計 χ^2 値の分布は χ^2 分布に近似しているので表の χ^2 値を使って判定してよい。逆に，5 の法則を満たしていなければ，χ^2 値を使った判定は保証されないことになる。

クリーンベンチ　細菌の実験などでは，研究対象の細菌以外の細菌やカビなどが増殖すると困るので，実験器具はすべて滅菌するとともに，操作は外部から細菌が入らないように工夫した装置の中で行う。この装置をクリーンベンチと言う。

クローン細胞　ある単一の細胞から減数分裂を経ずに体細胞分裂で同じ遺伝情報が複製されて増えた細胞をクローン細胞と言う。

コアシークエンス　DNA 指紋（MLP）では，1 つのプローブが多くのミニサテライトのローカスの似たリピートユニットと結合することで多くのバンドを検出している。ミニサテライトは，このようにリピートユニットが似た塩基配列を示すものが多い。そして多くのローカスで共通するよく似た塩基配列部分をコアシークエンスと言う。

コドン　DNA の遺伝子の塩基配列に書かれた遺伝情報は，アミノ酸の配列を示しており，この情報に基づいてアミノ酸が連結され，タンパク質がつくられ，生命活動が営まれる。この遺伝情報は 3 個の連続する塩基が 1 つのアミノ酸を示したり，読み始めや読み終わりを示す暗号となっている。これらの暗号となる 3 個の塩基配列をコドンと言う。

小松の式　親子鑑定における確率の計算方法を示した式で，日本の小松が 1936 年に発表したもの。ベイズの定理に基づいた式であり，日本で広く使われている。現在，世界的に広く用いられている PI に基づく式と同じ値となる。ただし，トリオにおける擬父の父親である確率に限定した式である。

孤立否定　親子鑑定の場合，多くのローカスを用いた DNA 鑑定では，否定例は通常 2 個ないし 3 個以上のローカスで否定される。しかし，時に 1 個のみのローカスで否定されることが起こる。それを孤立否定と言う。その場合，生物学的な親子であって突然変異が生じたものか，生物学的な親子でないが偶然に 1 個でしか否定されないかは慎重に検討される必要がある。いくつかの他のローカスを追加して検討することが普通行われる。

コンタミネーション　PCR で DNA のある領域を増幅する場合，標的とする DNA に別のヒトの DNA が混入し，混入した DNA が増幅されてしまうことをコンタミネーションと言う。標的とする DNA が壊れているような場合に起こりやすいので，注意が必要とされる。

[サ 行]

サザン・ブロッティング　DNA 指紋の MLP や SLP の型判定では，ゲル電気泳動後に DNA を丈夫なナイロン膜に写し取り，プローブで検出する。このナイロン膜に写し取る操作はサザンが開発したもので，遺伝子工学の基本的手技になっている。この手技を開発者の名前を取りサザン・ブロッティングと言う。

三省指針　2001 年 3 月に発表された「ヒトゲノム・遺伝子解析研究に関する倫理指針」

のことで，関係する文部科学省，厚生労働省，経済産業省の三省の共同作業で作られたため，三省指針と言う。遺伝子研究において守るべき手続きが詳細に示されている。平成17年3月に，個人情報保護法が施行されるのに伴って大幅に改正された。さらに，平成20年12月の一部改正を経て平成25年2月に将来の研究への利用などの手続きの規定を加えるなど全部改正された。

シークエンス DNAの遺伝情報を担う塩基配列をシークエンスと言う。また，塩基配列を分析する手法を意味することもある。

事前確率 親子鑑定において，問題となる男性（擬父）が生物学的父親であることの確率は，ベイズの定理で計算される。ベイズの定理を親子鑑定に応用する場合，まず擬父と一般の男性の父親らしさを比較するために比を取る。この比はPaternity Index（PI）に対応する。ベイズの定理では，擬父の父親らしさと一般の男性の父親らしさに対し，さらに事前確率をそれぞれに掛け合わせ，最終的に擬父が父親であることの確率を算出する。事前確率は中立的な値である0.5を用いることが多い。

常染色体STR ヒトの染色体は22対の常染色体と1対の性染色体から構成される。常染色体は母と父からペアとなるものを各1本受け継ぐ。この常染色体にあるSTRを常染色体STRと言う。

ジョン・ドゥDNA起訴 ジョン・ドゥは，名前がわからない男性の総称である。強姦事件で男性のDNAプロファイルは判明しても，犯人が逮捕されないままで時効を迎えてしまうことがないように，DNAプロファイルを持つ不明の人を起訴して時効を有効にさせない起訴をジョン・ドゥDNA起訴と言う。米国のニューヨーク市やミルウォーキー郡で行われ，注目されている。

スタッターバンド STRの型判定において，本来の長さの増幅断片に対し，1リピートユニット短い増幅断片がある割合で増幅される。これが型判定の際にバンドとして観察されるものをスタッターバンドと言う。4塩基リピートユニットのSTRキットでは，数%〜10%のスタッターバンドが観察されるが，型判定ソフトウェアではローカスごとに基準を設けて見分ける上，蛍光強度の閾値を設定するので，多くはカットされ，問題とはならない。

制限酵素 各種の細菌は，特定の塩基配列を識別してその部位を切断する酵素を持っている。それらの酵素を制限酵素と言う。適切な制限酵素を用いることで，DNAの特定の部位を切断できるので，遺伝子の研究に広く用いられている。DNA鑑定では，DNA指紋のMLPやSLPなどのミニサテライトの型判定に用いられる。ミニサテライトはリピート領域には含まれない塩基配列を切る制限酵素で断片化したあとに，プローブでリピート領域を含むバンドを検出することで型判定する。

相同染色体 常染色体で，ペアとなる染色体を相同染色体と言う。

［タ 行］

第1度血縁関係 血縁関係の指標で，50%のDNAを共有する親子，同胞関係を言う。ただし，親子はどのローカスも必ず一方のアリールを共有するが，同胞はそれぞれのローカスについて100%共有する確率が1/4, 50%を共有する確率が1/2, まったく共有しない確率が1/4となる。

対立遺伝子 ヒトは2倍体生物であり，父からの遺伝情報と母からの遺伝情報の両方を受け継ぐ。それらの対になった遺伝情報は，性染色体を例外として対になった染色体（常染色体）上の同じ位置に存在している。このような対になった遺伝子を対立遺伝子と言う。

電気泳動 DNA鑑定では，特定のDNA断片の長さを測定することで型判定を行う。長さの測定は，DNA断片をアガロースやポリアクリルアミドのゲルに入れ，電気泳動することで行う。電気泳動すると，陰性に荷電しているDNA断片は短いものほど速く泳動するため，長さが測定できる。

突然変異 DNAに記録されたヒトの遺伝情報は，基本的には忠実に子孫に伝えられるが，時に間違って伝えられることがある。その間違いを突然変異と言う。突然変異は生殖細胞を作る減数分裂で多く生ずる。DNA鑑定でよく用いられているSTRでは，突然変異は平均すると0.2%程度起こることが観察されている。

トリオ 母と子と父と考えられる男性（擬父）の3名に付き，DNA検査を行い，擬父が生物学的な父であるかを検査する最も一般的な親子鑑定をトリオと言う。

[ナ・ハ行]

2倍体生物 細胞核にある遺伝情報としてのDNAは，いくつかの染色体としてまとめられているが，その染色体が，基本的に母からと父からのペアの2個で構成されている生物を2倍体生物と言う。ヒトはこの2倍体生物の1つである。2倍体生物の集団を2倍体集団と言う。

ハーディ・ワインベルグの平衡（H-W平衡） H-W平衡は，イギリスの数学者ハーディとドイツの医師のワインベルグが1908年に別々に発見した集団遺伝学上の重要な現象であり，いくつかの仮定，すなわち①任意交配②集団の大きさが大きい③突然変異・移住が起こらない④選択が起こらない，が満たされる2倍体集団では，遺伝子（アリール）頻度と遺伝子型頻度に，ある平衡が生じることを言う。この法則を利用して，確率計算のデータベースの信頼性を検定する。

ハプロタイプ 多型において，異なるローカスでもDNA上で近接して存在し，まとまって遺伝し，それぞれが独立して遺伝すると言えない場合には，それらのまとまったローカス群における各アリールの組み合わせを遺伝上はまとまったグループとして考えたほうがよい。それらのまとまったアリールの組み合わせをハプロタイプと言う。その場合，常染色体上のローカス群であれば，母由来と父由来の2つのハプロタイプが存在することになる。

犯罪者DNAデータベース ある罪で有罪となったヒトのDNAプロファイルをデータベース化したもの。別の犯罪現場の採取資料から同じDNAプロファイルが検出されれば，問題のヒトが関与したとわかり，再犯の早期解決や抑止となる。先進国のほとんどがDNA鑑定法などの法律を整備してスタートしているが，日本は法律がないままに犯罪者DNAデータベースが進められている。

半保存複製 ヒトの遺伝や発生では，細胞分裂に伴って遺伝情報が複製されるが，その場合，DNAの二重鎖が1本ずつ解離し，それぞれの塩基配列に相補対が合成される。すなわち，複製で新たに合成された二重鎖では，一方のDNA鎖はもとのままであり（保存され），一方の鎖が新たに合成されたものになっている。したがって，このような複製を半保存複製と言う。

非コード領域 ヒトDNAでは，タンパクに翻訳される領域が約2%とされており，コード領域と言われる。残りの約98%が非コード領域である。非コード領域は，形質に関わらないので進化の上では淘汰を受けず，多型が生じても残りやすいので，DNA鑑定はもっぱらこの非コード領域の多型を利用する。

ヒトゲノム ヒトの遺伝情報は，核にあるDNAの60億塩基対の塩基配列で伝えられる。

ただ，ヒトは2倍体生物なので，その構成は2倍になっているため，基本単位はその半分になる。正確には，常染色体の22対の一方とX染色体とY染色体の24本の染色体に含まれる遺伝情報が基本単位となり，それをヒトゲノムと言う。

ヒト多型現象 ヒトの遺伝情報で，DNAの同一領域に，複数のタイプがある集団内において共存している現象。ABO式血液型におけるA型，B型，O型，AB型が典型例である。遺伝情報では，DNAからタンパクに翻訳され，タンパクの多型となっている各種血液型が最初に発見されたが，タンパクに翻訳されない非コード領域のDNAにおける多型が多い。

123ベースラダー DNA鑑定で，SLPやSTRをPCRを使って検査する場合，PCR産物の長さを測定することでリピートユニットの数に換算し，アリールを決定する。PCR産物の長さの測定には，長さの違う標準の長さのDNAを同時に電気泳動して比較する。標準DNAには，多くの長さのバンドが含まれ，梯子のように見えるので，ラダーと言う。123ベースラダーは，標準DNAの1つで，123塩基ごとに長さが違うラダーであり，初期のMCT118ローカスの型判定に用いられた。

表現型 血液型で，ABO式血液型のO遺伝子のように，劣性の性質を示す場合，遺伝子型がそのまま発現せず，劣性の遺伝子がマスクされてしまう。したがって，遺伝子型とは違う型が表現される。そのような型を表現型と言う。

フェードアウト STRや短いミニサテライト（MCT118など）では，リピートユニットの数の多型を検出している。リピートユニットの数の違いはDNAの増幅断片の長さの違いになり，その違いを電気泳動で検出している。一般にPCRでは，短い断片ほど効率的に増幅され，長い断片は増幅されにくい。そのため，同一ローカスの2つのアリールの長さが大きく異なる場合には，一方のアリールが十分に増幅されず，バンドとしては薄くなったり消えてしまうことが起こりうる。このように長いアリールから消えていくことをフェードアウトと言う。ミニサテライトで起こりやすい。

不規則アリール STRは，基本的には同じリピートユニットの繰り返し数の多型のため，リピートユニットごとのアリールとなるが，時にリピートユニットそのものが変化し，アレリックラダーと一致しないアリールが出現することがある。これらを不規則アリールと言っている。

父権肯定確率 父親であるとされる男性が，親子鑑定で否定されなかった場合に，生物学的な父以外の男性が偶然否定されない確率が問題となる。親子鑑定では，この確率を計算して示すが，これを父権肯定確率と言う。

父権否定確率 父権否定確率は，母親と子の遺伝子型から推定される父親の可能な遺伝子型以外の遺伝子型が出現する確率である。多くの型を検査して，すべての型が否定されないことは，とりわけ識別力が高いとされるDNA鑑定では，きわめて父親らしいことになるが，それを確率で表すのが父権否定確率だと思えばよい。なお，擬父の遺伝子型の頻度そのものは父権否定確率の計算には直接は入ってこない。

フライ基準 米国で1922年に，Fryeという被告の刑事事件において，当時の新しい手法であるポリグラフを採用するか否かが争われた際に示された基準である。フライ基準は，新しい手法が裁判で証拠として認められるには，単に専門家が行っただけでは不十分であり，専門学会で一般に認められた手法に限り，さらに検査する人も学会で評価されていることが求められるというものである。

プライマー DNAを10万倍から100万倍増幅するPCR法で用いられる試薬。増幅する

領域（1000塩基程度まで）の両端から20塩基程度の配列に結合できる相補対となる短い塩基断片。PCRで増幅する範囲を定めるものになる。

ブラインドテスト　検査の品質管理の手法の1つで，型が知らされない資料を配布して型判定をさせ，正確に型判定するかどうかを確認する試験のこと。

フランキング領域　PCRによるSTRローカスの増幅では，通常はリピート領域の両端からある程度はなれた部分にプライマー部位を設定する。そのため，リピート領域の両端にリピート領域でない塩基配列がはさむように存在することになる。このような部位をフランキング領域と言う。

プローブ　DNA鑑定では，DNAの特定の断片にアイソトープや蛍光色素などで標識して検出している。この標識試薬をプローブと言う。

ベイズの定理　ベイズが提唱した事後確率を条件付き確率から計算する定理をベイズの定理と言い，親子鑑定の確率計算に応用されている。ここでは，擬父の一般の人に比べた生物学的な父らしさ（PI）をもとに，一般の人である事前確率と生物学的な父である事前確率を用いて生物学的な父である確率を求める。

ヘテロ接合体　2倍体生物であるヒトは，母と父からペアとなる染色体を引き継ぐ。したがって，同じ多型の領域（ローカス）でペアのタイプを持つことになる。それらが同じものをホモ接合体と言い，違うものをヘテロ接合体と言う。

ヘテロプラスミー　ミトコンドリアDNAは，1つの細胞で千個ものコピーがある。基本的には同じヒトは同じ塩基配列を持つが，時にミトコンドリアによって違う塩基となっているものが混在し，同じ位置に複数の塩基が観察されることがある。これをヘテロプラスミーと言う。ミトコンドリアDNAは核のゲノムDNAと違い，修復機能が不十分であることもあり，すべてのヒトに多かれ少なかれヘテロプラスミーがあると考えられている。

ホモ接合体　2倍体生物であるヒトは，母と父からペアとなる染色体を引き継ぐ。したがって，同じ多型の領域（ローカス）でペアのタイプを持つことになる。それらが同じものをホモ接合体と言い，違うものをヘテロ接合体と言う。

[マ 行]

マルチプレックス法　STRの多型は，PCRによってDNAの特定領域を増幅し，多型による増幅断片の長さの違いを計測することで型判定される。その場合，断片長の範囲が異なるDNA領域（ローカス）と，検出のための蛍光標識試薬の色を組み合わせて相互に明確に区別できるようにすれば，一度のPCRで多数のローカスが同時に型判定できる。この手法をマルチプレックス法と言う。10～16程度のローカスを同時型判定ができるキットが広く使われている。

稀なアリールについての5の法則　刑事鑑定についてのNRC IIの勧告の中で，稀なアリールの頻度を控えめに計算するための対応である。稀なアリールは調査ごとに変動が激しいので，被告人に不当に不利な取扱いになる心配がある。そこで，サンプル集団での出現数が5未満の場合には，5以上になるように他のアリールと結合することが勧告された。STRの市販キットでは，その簡便な対応として，5未満の出現数のアリールは一律に5とする取扱いが推奨されており，本書もその取扱いとしている。

ミトコンドリアDNA（mtDNA）　ヒトなどの細胞には1個の細胞の細胞質中にミトコンドリアという小器官が数百個含まれている。ミトコンドリアは，生命の歴史のなかで核を有する真核細胞が誕生した際に，原始的な細菌が取り込まれたと考えられている。そして，現

在の細菌に見られるような環状の固有の DNA を数個保有している。これをミトコンドリア DNA と言う。

ミニサテライト　ヒトゲノムにあって，十塩基程度から数十塩基を反復単位として数十から数百回縦列に反復しているローカスをミニサテライトと言う。このようなローカスは繰り返し数の多型が生ずる。ヒトゲノムでは数千ローカスあるとされている。DNA 鑑定の発端となった"DNA 指紋"はこれを利用している。

メンデルの遺伝の法則　オーストリアの修道士であったメンデルは，エンドウマメの実験により，さまざまな性質の遺伝様式を研究した結果，遺伝の法則を発見した。彼の業績は遺伝学の基礎となる重要なものであるが，生存中の評価はそれほど高いものではなかったと言われる。

［ヤ　行］

有意水準　DNA 鑑定での確率計算では，あるヒト集団で調査された各ローカスのアリール頻度を用いる。その場合，調査された集団のデータが偏りのないものであるかを検定しておく。その検定では，H-W 平衡にある理想的集団と実際の観察された集団に差があるかを検定する。検定で差があると判定する基準を有意水準と言い，通常は 5% が用いられる。すなわち，仮定された集団の分布の 95% から外れた場合を有意に違うというわけである。

有罪後 DNA テスト　DNA 鑑定は犯人を特定するだけでなく，被告人の無罪を証明することもある。また，すでに有罪となって刑に服している人も，DNA 鑑定で無罪が証明されることもありうる。刑に服しているが，無罪を主張している人について，DNA 鑑定を行うことを有罪後 DNA テストと言う。このテストを支援する米国の NGO 組織，イノセンス・プロジェクトが活発な活動を続けている。

尤度比　父権肯定確率で用いられる PI は，統計学で言う尤度比（Likelihood Ratio : LR）にあたるもので，普遍的な概念である。LR は 2 つの対立した事象の起こりやすさの比を言う。トリオで言えば，擬父が生物学的な父である確率と父でない確率の比となる。この LR は，すぐわかるようにすべての血縁関係の指標となりうる。

陽性対照　DNA 鑑定では，試料 DNA が壊れているなどで PCR 産物が得られないことがある。そのような場合に，試薬や操作の間違いで PCR 増幅が起こらなかったことを否定するために，必ず型がわかっている DNA を一定量入れた対照について，同時に同じ操作を行い，間違いなく既知の型が検出されることを確認する。その対照を陽性対照と言う。

［ラ　行］

リピートユニット　DNA 鑑定では，縦列反復配列の多型がよく用いられる。これらの反復配列における反復単位をリピートユニットと言う。反復配列多型は，リピートユニットが数十塩基であるミニサテライトと数塩基であるマイクロサテライト（STR）がある。

連鎖　DNA の塩基配列に書き込まれたヒト遺伝情報において，同じ染色体上で近い位置にある複数の多型を示すローカスのアリールが独立に遺伝せず，同じアリールの組み合わせで子孫に伝わる現象を連鎖と言う。連鎖があると，それぞれのローカスは独立に伝わらないので，互いの遺伝子型の頻度を掛け合わせることはできない。

ローカス　DNA 上で，あるまとまりのある領域をローカスという。ABO 式血液型の遺伝子領域や，DNA 鑑定に多く用いられる STR の 1 つ 1 つの領域もそれぞれローカスである。

付録2 日本人集団における各STRのアリールの出現頻度

　筆者らが報告した，日本人集団における各STRのアリールの出現頻度データを以下に示す。各種検定結果が示しているように，これらのデータは有意水準を0.05とした場合にH-W平衡が否定されない。なお，一部のローカスについては，H-W平衡が否定されなくなるまで一部のアリールをグループ化している。

　付表-1～5は，市販キットに含まれる17種類のSTRローカスに関する頻度，付表-6は，筆者らが開発したミディ6に含まれる6種類の高感度STRローカスに関する頻度である。

　刑事鑑定のような控えめな確率計算が必要な場合，＊印がついているアリールについては，出現数が5未満の稀なアリールは一律に5出現したとして計算した表最下部の頻度値を用いて，頻度計算をすることになる（NRC II 勧告）。

268 付録2 日本人集団における各STRのアリールの出現頻度

表付-1 キットに含まれる17種類のSTRの日本人集団における各アリールの出現頻度（その1）

D8S1179 (検査人数 207 人)		D21S11 (検査人数 207 人)		D7S820 (検査人数 206 人)		CSF1PO (検査人数 206 人)	
アリール	頻度	アリール	頻度	アリール	頻度	アリール	頻度
7	0.002 *	28	0.053	7	0.002 *	7, 9, 10	0.248
9	0.002 *	28.2	0.007 *	8	0.090	11	0.211
10	0.121	29	0.213	9	0.051	12, 13, 14, 15	0.541
11	0.123	30	0.355	10	0.216		
12	0.109	30.2	0.005 *	11	0.350		
13	0.217	30.3	0.007 *	12	0.243		
14	0.215	31	0.104	13	0.049		
15	0.143	31.2	0.053				
16	0.056	32	0.029				
17	0.007 *	32.2	0.126				
18	0.002 *	33	0.005 *				
20	0.002 *	33.2	0.039				
		34	0.002 *				
		34.2	0.002 *				
homozygosity test	P = 0.9711	homozygosity test	P = 0.3764	homozygosity test	P = 0.3764	homozygosity test	P = 0.1058
likelihood ratio test	P = 0.5708	likelihood ratio test	P = 0.3916	likelihood ratio test	P = 0.3916	likelihood ratio test	P = 0.2491
exact test	P = 0.5459	exact test	P = 0.4006	exact test	P = 0.4006	exact test	P = 0.2920
* 0.012 (NRC 勧告)		* 0.012 (NRC 勧告)		* 0.012 (NRC 勧告)		

表付-2 キットに含まれる17種類のSTRの日本人集団における各アリールの出現頻度（その2）

D3S1358（検査人数 206人）		TH01（検査人数 206人）		D13S317（検査人数 206人）		D16S539（検査人数 207人）		D2S1338（検査人数 200人）	
アリール	頻度	アリール	頻度	アリール	頻度	アリール	頻度	アリール	頻度
14	0.034	6	0.187	8	0.226	8	0.007 *	16	0.010 *
15	0.415	7	0.240	9	0.114	9	0.319	17	0.093
16	0.291	8	0.046	10	0.146	10	0.179	18	0.165
17	0.199	9	0.485	11	0.238	11	0.176	19	0.198
18	0.056	9.3, 10	0.041	12	0.206	12	0.203	20	0.085
19	0.005 *			13	0.061	13	0.109	21	0.020
				14	0.010 *	14	0.007 *	22	0.068
								23	0.163
								24	0.110
								25	0.058
								26	0.030
								27	0.003 *
homozygosity test	P=0.2527	homozygosity test	P=0.0521	homozygosity test	P=0.9711	homozygosity test	P=0.5908	homozygosity test	P=0.2760
likelihood ratio test	P=0.5638	likelihood ratio test	P=0.2027	likelihood ratio test	P=0.5708	likelihood ratio test	P=0.3039	likelihood ratio test	P=0.5897
exact test	P=0.5105	exact test	P=0.2868	exact test	P=0.5459	exact test	P=0.2459	exact test	P=0.4702
* 0.012（NRC勧告）				* 0.012（NRC勧告）		* 0.012（NRC勧告）		* 0.013（NRC勧告）	

270　付録2　日本人集団における各STRのアリールの出現頻度

表付-3 キットに含まれる17種類のSTRの日本人集団における各アリールの出現頻度（その3）

D19S433 (検査人数 200人)		vWA (検査人数 206人)		TPOX (検査人数 206人)		D18S51 (検査人数 207人)	
アリール	頻度	アリール	頻度	アリール	頻度	アリール	頻度
10	0.003 *	14, 15	0.209	8	0.490	11	0.005 *
11	0.005 *	16	0.175	9	0.070	12	0.056
12	0.053	17	0.262	10	0.041	13	0.222
12.2	0.013	18, 19, 20	0.354	11	0.354	14	0.215
13	0.300			12	0.036	15	0.150
13.2	0.045			13	0.005 *	16	0.121
14	0.328			14	0.002 *	17	0.070
14.2	0.105					18	0.048
15	0.058					19	0.029
15.2	0.075					20	0.024
16.2	0.018					21	0.007 *
						22	0.015
						23	0.017
						24	0.007 *
						25	0.005 *
						26	0.007 *
						28	0.002 *
homozygosity test	$P=0.9261$	homozygosity test	$P=0.9711$	homozygosity test	$P=0.7528$	homozygosity test	$P=0.1489$
likelihood ratio test	$P=0.7480$	likelihood ratio test	$P=0.5708$	likelihood ratio test	$P=0.1638$	likelihood ratio test	$P=0.0852$
exact test	$P=0.8114$	exact test	$P=0.5459$	exact test	$P=0.0987$	exact test	$P=0.0640$
* 0.013 (NRC 勧告)				* 0.012 (NRC 勧告)		* 0.012 (NRC 勧告)	

付録2　日本人集団における各STRのアリールの出現頻度　271

表付-4　キットに含まれる17種類のSTRの日本人集団におけるアリールの出現頻度（その4）

D5S818 (検査人数 206 人)		FGA (検査人数 206 人)	
アリール	頻度	アリール	頻度
7	0.005 *	17	0.005 *
8	0.007 *	18	0.022
9	0.083	19	0.073
10	0.214	20	0.121
11	0.252	21	0.138
12	0.272	21.2	0.002 *
13	0.146	22	0.216
14	0.019	22.2	0.002 *
15	0.002 *	23	0.163
		24	0.143
		24.2	0.002 *
		25	0.068
		25.2	0.005 *
		26	0.029
		27	0.010 *
homozygosity test	P = 0.2527	homozygosity test	P = 0.3764
likelihood ratio test	P = 0.5638	likelihood ratio test	P = 0.3916
exact test	P = 0.5105	exact test	P = 0.4006
* 0.012 (NRC 勧告)		* 0.012 (NRC 勧告)	

表付-5　キットに含まれる17種類のSTRの日本人集団におけるアリールの出現頻度（その5）

Penta D (検査人数 265 人)		Penta E (検査人数 265 人)	
アリール	頻度	アリール	頻度
8	0.038	5	0.099
9	0.325	8	0.006 *
10	0.179	9	0.008 *
11	0.174	10	0.044
12	0.162	11	0.113
13	0.089	12	0.118
14	0.023	13	0.025
15	0.011	14	0.040
		15	0.145
		16	0.086
		17	0.074
		18	0.090
		19	0.046
		20	0.052
		21	0.032
		22	0.015
		23	0.006 *
		24	0.002 *
homozygosity test	P = 0.7490	homozygosity test	P = 0.6150
likelihood ratio test	P = 0.4195	likelihood ratio test	P = 0.9165
exact test	P = 0.4922	exact test	P = 0.9433
		* 0.009 (NRC 勧告)	

付録2　日本人集団における各STRのアリールの出現頻度

表付-6　名古屋大学が開発した6種類の高感度STRローカスF16の日本人集団における各アリールの出現頻度

D20S480(270人)		D6S2439(270人)		D6S1056(270人)		D9S1118(270人)		D4S2639(270人)		D17S1290(270人)	
アリール	頻度	アリール	頻度	アリール	頻度	アリール	頻度	アリール	頻度	アリール	頻度
8	0.002 *	17	0.002 *	10	0.002 *	8	0.239	8	0.007 *	10	0.002 *
9	0.07	18	0.019	11	0.044	9	0.031	9	0.213	11	0.028
10	0.046	19	0.261	12	0.091	10	0.006 *	10	0.057	12	0.028
11	0.106	20	0.233	13	0.211	11	0.015	11	0.263	13	0.006 *
12	0.202	21	0.217	14	0.169	11.3	0.106	12	0.165	14	0.007 *
13	0.237	22	0.156	15	0.174	12	0.022	13	0.124	15	0.004 *
14	0.252	23	0.069	16	0.157	12.3	0.1	14	0.124	16	0.2
15	0.065	24	0.026	17	0.109	13	0.009	15	0.028	17	0.263
16	0.019	25	0.015	18	0.033	13.3	0.043	16	0.013	18	0.243
17	0.002 *	26	0.004 *	19	0.009	14.3	0.206	17	0.006 *	19	0.13
						15.3	0.207			20	0.05
						16.3	0.017			21	0.013
										22	0.026
										23	0.002 *
homozygosity test	P=0.2220	homozygosity test	P=0.8848	homozygosity test	P=0.1238	homozygosity test	P=0.0572	homozygosity test	P=0.2010	homozygosity test	P=0.5415
likelihood ratio test	P=0.3967	likelihood ratio test	P=0.6096	likelihood ratio test	P=0.1983	likelihood ratio test	P=0.9510	likelihood ratio test	P=0.2869	likelihood ratio test	P=0.7386
exact test	P=0.5060	exact test	P=0.7296	exact test	P=0.1354	exact test	P=0.9795	exact test	P=0.2501	exact test	P=0.7317
* 0.009 (NRC勧告)		* 0.009 (NRC勧告)		* 0.009 (NRC勧告)		* 0.009 (NRC勧告)		* 0.009 (NRC勧告)		* 0.009 (NRC勧告)	

付録3　資料

付3-1　日本DNA多型学会によるDNA鑑定についての指針

DNA鑑定についての指針（2012年）

平成24年2月20日
日本DNA多型学会
DNA鑑定検討委員会

1. はじめに

　1985年，英国のジェフェリーズ博士のDNA指紋法の発表以来，DNA多型解析技術を用いた個人識別，血縁関係の推定に関する研究は，飛躍的な発展を遂げてきた。この間の研究の発展は，ヒトゲノムおよびDNA多型に関する知識の増加，検査用機器の開発，新しい検査法の開発，検査用キットの広がりなどによりなされてきたものである。DNA鑑定はこれらの成果のヒトの社会活動への応用であり，その適切な実施は，研究の進歩に応じて変わっていく必要がある。

　日本DNA多型学会は，1997年にDNA鑑定の適切な実施に関するわが国における学会レベルの勧告として，「DNA鑑定についての指針」をまとめ発表した。この指針は，学問の進歩や社会の要請に応えて適切に改訂されるべきものとして，発表されたものである。

　近年のヒトに対する一般的なDNA鑑定方法はキットの導入，実用化により，世界的にも一定の傾向をもって進められてきている。また，キットを用いない多型検査についても実際例に応用されている。

　日本DNA多型学会では，現在わが国で様々な場面で多用されてきているヒトDNA鑑定の現状を踏まえ，本指針を現状に適したものに改訂することとした。なお，この指針も今後の学問の進歩と共に，適切に改訂されていくべきものである。

2. 定義および一般的注意
1) 定義および分類

　この指針において，DNA鑑定とは，刑事事件あるいは民事事件に関連して，裁判所の命令，司法警察員・検察官，民間などからの依頼を受け，各種資料中に含有されるDNAを抽出し，一部の構造を解析して，ヒトの個人識別や血縁鑑定，性別や動植物種などの判定を行う鑑定業務を総称したものをよぶ。本指針は主としてヒトのDNAを対象とするが，事件の内容によってはヒト以外の生物のDNA検査が含まれることもある。

　DNA鑑定の対象を，法医資料に代表される低分子化したDNAや微量なDNAを含む場合と，生体から直接採取し，検査に供される資料に代表される比較的高分子のDNAが回収できる場合とに分けると，その検査に際し特に注意を払いながら進めるべき点に違いがある。そこで，ここでは前者を法医資料の鑑定として取り扱い，後者は主として個人識別や血縁関係を知ることを目的に行われるため血縁鑑定として取り扱う。

2) 一般的注意

DNA鑑定の結果は，刑事事件であれば被告人の有罪無罪の判定に，民事の血縁鑑定であれば家族関係や検査対象者の人権などに影響する可能性が高い．したがって，鑑定人にDNA鑑定が依頼される際には，適切な手続きをもって資料が提出される必要がある．

DNA情報はその内容の如何に関わらず安全に管理され，個人情報は厳重に保護されなければならない．DNA鑑定は，犯罪の捜査など法律手続きに基づく資料の他は，関係者の同意の下で実施されるべきものである．

3．法医資料の鑑定
1）資料の取り扱い
（1）資料の由来および採取

DNA鑑定は提出された資料について実施されるものであり，鑑定人は資料の由来について直接責任を持つものではない．しかし，その検査および検査結果の評価に際しては，資料の由来，採取，保管状況などがDNA鑑定に影響を与え得る点を確認する必要がある．資料採取から検査に至るまでの過程で確認すべきことは，以下のような点が挙げられる．

a．資料採取時から，保管，さらに鑑定人に受け渡されるまでの検査資料の由来が明らかであること．
b．採取時の状況—特に，湿気のある状態，乾燥した状態，気温の高さなどが資料に与える影響を考慮すること．
c．採取後の保管状態—保管時の湿気の程度，保管温度，冷凍・冷蔵などの保存状態を変化させていた場合の，後の検査に与える影響を考慮すること．
d．汚染対策—採取時から，その後の保管に至るまでのヒトによる汚染に注意されていること．

これらの注意点は，鑑定人が検査に当たり確認すべき点であると同時に，資料を採取・保管・引渡しをする人間が注意しなければならない点にも当たる．

（2）DNA抽出部位の選別と再鑑定への配慮

DNA鑑定資料は，再度収集可能なものを除き，原則的にDNA未抽出の資料につき再鑑定可能な量を残す．また，資料をすべて消費する必要があるときには，その必要性を説明し，鑑定結果として提示していない実験結果も求めがあれば開示できるようにしておく．

検査にかかる元のデータは鑑定資料の全量を消費するか否かにかかわらず，求めがあれば開示できるように保存する．また，特に斑痕などのように，物体に付着した資料からのDNA検査においては，検査前と検査後の状態がわかるように写真を残すなどの配慮をし，残余資料は他の資料と混同しないよう適切に保管し，検査終了後に返却する．

2）検査の品質の保証

DNA鑑定を実施する機関は，鑑定当時の学問的背景に基づき，一般的に許容された検査法を鑑定に用いると共に，以下に述べる内容を考慮する必要がある．

（1）DNA抽出

法医鑑定において，低分子化したDNAや微量なDNAが抽出されることが予想される資料を取り扱う際には，僅かな量のヒトに由来する汚染が大きな影響を及ぼす可能性がある．そのため，由来の不明な法医資料からのDNA抽出は，鑑定作業において最も注意が必要な過程であることを認識する．

DNA抽出時の一般的注意としては，試薬の入ったものを含めた器具を素手で触れないこと，マスクを着用すること，クロスコンタミネーションを避けるため器具や作業場所を操作目的ごとに使い分けること等に配慮すると共に，全行程に渡り資料の取り違えの防止を念頭に作業を行う。

DNA抽出用資料の準備を含めたDNA抽出手順は，すべての検査で鑑定結果に記載または明示する。またDNAを定量する場合は，目的にあった適切な方法を選択する。

(2) 検査ローカス

ヒトDNA鑑定に用いられるローカスは現状ではマイクロサテライト（STR）多型が多い。また，塩基の違いに由来する多型も利用できる。多数のローカスの検査には，Multiplex PCR法が応用されている。

(2)-1 常染色体上のローカス

常染色体上の多数のローカスを検査する際には，国内外において広く検討され，法医学的応用に際しての有用性が認められていて，日本人集団におけるアリルの出現頻度データが蓄積されており，多くの機関で追試可能なローカス（例としてCODISの13 STRローカス）を選択し，総合して充分な識別力が得られる必要がある。常染色体STRについては市販のキットが広く用いられているが，他のマイクロサテライト（STR），ミニサテライト，塩基の違いによるローカスも，日本人において充分な検体数で一般集団頻度が調査されているものは，その研究の進展度合いに応じて同時に利用することが可能である。

(2)-2 Y染色体上のローカス

男性を対象とした場合，Y染色体上の非組み換え領域の多型は，多数のローカスの型の組み合わせ，すなわち個人のハプロタイプとして型判定できる。近年，Y染色体STRは市販のキットが広く用いられてきているが，他にも日本人において充分な一般集団頻度が調査されている多型は，その研究の進展度合いに応じた利用が可能である。Y染色体多型のハプログループを表す一塩基多型を主体としたローカスも，同様な条件下で利用できる。

(2)-3 X染色体上のローカス

X染色体STR多型は男性と女性で遺伝子型が異なり，それぞれの特徴を生かした応用が可能である。現在までに多数のローカスの集団調査が報告されてきていると共に，一部のローカスには市販のX-STR検査キットも適用されており，今後の研究の進展を考慮に入れながら，目的に合わせた応用が可能である。

(2)-4 ミトコンドリアDNA多型

ミトコンドリアDNA多型はHV1，HV2領域のデータが中心であるが，全塩基配列情報も増加してきており，日本人におけるそれぞれの現状の調査データの範囲内で利用可能である。ミトコンドリアDNAは1細胞当たりのコピー数が多く，核DNAに比べて微量な資料や高度に変性した資料等からの検出成功率が高い。得られた型判定結果は，塩基配列の違いにハプログループを表す一定の特徴があることに注意しながらデータベースと比較し，検査データを確認する必要がある。

(2)-5 検査ローカスの選択について

その他のローカスの検査を必要とする場合は，そのローカスの構造が明らかにされ，日本人における出現頻度が調査され，公表されているものについて，その研究の進展度合いに応じた利用が可能である。

現在，法医学領域でDNA鑑定に用いられている検査ローカスは，たんぱく質に翻訳され

ないいわゆる非コード領域にあるものが多く，遺伝性疾患との関連はほとんど認められていないものである。コード領域にあるローカスの検査は，その有用性と必要性がある場合には施行する。ただし，遺伝病や感染症に関連したローカスなど，その情報が社会的に個人の差別につながる可能性のある DNA 検査は，通常の鑑定には用いない。

3) 検査手技

　検査手技については，検査ローカスの検出に適した条件を使用する必要がある。キットを用いる場合はプロトコールに準じるが，検出に影響を与え得る変更点は記載する。

　キットなどによらず，鑑定人が必要性から独自に選択したローカスの検出については，同じ方法が追試可能な検査手順を記載する。また，用いる試薬や検出方法は充分に検討されたものであり，陽性対照や陰性対照を検査して試薬の品質を確認したものを使用する。

4) 検査者の知識および技術の確認

　DNA 鑑定を実施する機関および鑑定人は，その検査に関する充分な知識を持ち，しかも検査法に熟達していなければならない。そして，法廷の求めがあれば検査内容についての根拠を提示，説明しなければならない。

5) 型判定の基準

　法医資料から得られる DNA は，汚染ないし低分子化している場合も多いので，検査ではローカスごとに再現性のある結果が得られている必要がある。

　現在，DNA 鑑定における検査ローカスは，主としてマイクロサテライト（STR）と塩基の違いによる多型に分けられる。

　常染色体のマイクロサテライト（STR）多型検査は，Multiplex PCR 産物をキャピラリー電気泳動装置を用いて電気泳動し，泳動像の解析結果から型判定される場合が一般的である。その際には，一定量のコントロール DNA を用いた一定回数の PCR で，ローカスごとに再現性のある安定した高さのピークが得られる PCR 条件を基準とする。その結果，確立された PCR 条件で，各ローカスのアリルのピークが充分な高さを持ち，ヘテロ個体のピークが均等に近い場合，PCR 条件に適した高分子 DNA が含まれていて正しい結果が得られたものと推定できる。法医資料はコントロール DNA と比較し変性の影響が表れ得るため，ピーク高およびスタターピークとの区別を考慮に入れ，再現性を含めて判定する。

　塩基の違いによる多型の検出は，様々な方法が考案され実施されているため，それぞれの検出法に応じた型判定の基準がある。これらの方法については，型判定に際し，汚染，低分子化，PCR 阻害物質の影響などを考慮の上で法医資料に応用した実績があることが重要である。

6) 微量な資料，高度に変性した資料，PCR 阻害物質などへの配慮

　資料の量が少なく繰り返し PCR を行うために充分な DNA が回収されていない場合，高度に変性して低分子化した DNA しか得られない場合，PCR 混合液に PCR 阻害物質の量が多い場合などに行った PCR 反応では，不安定な PCR 増幅を引き起こすことがある。

　キャピラリー電気泳動によるマイクロサテライト（STR）検査において，不安定な PCR 増幅とは，バランスの良いアリルピークを持った再現性のある結果が得られない場合の泳動像のことを示す。つまり，一部のローカスのアリルピークの高さが極度に不均衡になる，アリルドロップアウトが生じる，ローカスが増幅されない，スタターピークが高くなる，過剰なアリルが増幅されることなどが生じたり，これらの再現性が得られないことが起こり得る。特に資料の変性により，DNA の低分子化の程度が進むにつれ，僅かな汚染の影響も大

きくなり得るため，過剰なアリルが増幅された場合は，ヒトの汚染による影響が加わった可能性も考える必要がでてくる。これらの現象は，すべてのケースに共通の統一された型判定基準は作りえないため，個々のケースで，再現性，アリルピークの高さ，スタターピークとの区別，テンプレートの状態などの情報を踏まえ，その型判定結果を考察する必要がある。

塩基の違いによる多型は，検出法により検査結果の表れ方は異なるが，微量な資料，高度に変性した資料，PCR阻害物質の量が多い場合などは，2つのアリルが均等にPCR増幅されない現象も起こり得ることも考慮のうえ，PCR増幅結果の意味を考察する必要がある。

7) 混合資料への配慮

法医鑑定資料の採取に当たっては，資料採取時のみでなく採取後にも関係者による汚染を防ぐ必要があるが，検査の結果，関係者による汚染の可能性がある場合にはその対象者と区別するための対策が必要となる。さらに，状況によっては資料採取前から複数のヒト由来の細胞が混在した混合資料である可能性も考慮しなければならないこともある。

Multiplex PCR法によるマイクロサテライト（STR）多型の検出時に，非特異的な微弱ピークやスタターピークを除いても1ローカスに3本以上のピークが検出されるなど，混合資料であることが疑われた場合，検査結果のみから混合前の各資料の型を特定することは困難である。例えば，検査結果から被疑者のDNAに由来するピークが含まれる予想が説明できたとしても，それは数多くの組み合わせの中の一解釈であることを考察する必要がある。混合資料と考えられる場合の泳動像の解釈は，現状ではすべてのケースに共通の統一された基準は存在しないため，ケースごとに適切な表現をするよう努めなければならない。

8) 血縁者との比較による身元確認について

身元不明者の身元を確認する目的でDNA鑑定を行う際に，該当者と考えられる人物のDNAが回収できる資料が入手できない場合には，その血縁者との血縁関係を調べる必要が出てくる。その際は，次項の「血縁鑑定について」の指針に沿って，適切に資料の提供を受け，検査し，その結果を評価する。

9) 鑑定書の記載について

鑑定書の作成を求められる場合，鑑定の日時，場所，資料の性状，検査方法・経過，検査結果，考察，結論等を非専門家である関係者にも理解できるように，簡潔平明に記載するよう努力する。必要に応じて表現および記載項目を限定することも可能であるが，詳細な説明や検査記録の提供を求められれば適切に対処する。

4. 血縁鑑定について

本指針において血縁鑑定とは，複数の人物由来のDNAの検査結果を比較し，生物学的に期待される血縁関係を示すか否かを検討する方法をよぶ。常染色体多型であればメンデル遺伝の法則に合致するか否か，Y染色体多型，X染色体多型，ミトコンドリアDNA多型であればそれぞれの遺伝様式に合致するか否かを検討しその確率から血縁の有無を判定する。

血縁鑑定の場合，生体から直接採取した資料であれば高分子のDNAが得られると考えられるところから，法医資料の鑑定で示したようなPCR増幅の成否に関する問題点は基本的に考える必要はない。ただし，身元不明者の個人識別や死亡した人間との血縁鑑定など，遺体から得た資料を検査する場合，DNAの状態によっては，法医資料のPCR増幅における問題点に準じた注意が必要となる。

1) 資料収集

生体から資料を採取する場合は，検査の内容や目的について資料提供者に充分な説明を行い，文書でインフォームド・コンセントを得るなどの，適切な手続きをとる．15歳以下の未成年者に関しては，親権者等の同意を文書で得てから実施する．刑事事件で強制的に検査する必要がある場合は，裁判所が発付した身体検査令状や鑑定処分許可状を提示して行う．

生体からの鑑定資料採取は，血液資料のみでなく，口腔粘膜擦過資料等の生体にとって低侵襲性の収集方法でも，適切な取り扱いがなされていれば，多くの場合，前記「(2)検査ローカス」の項で示した一般的な多型検査が可能である．資料採取の際には，資料が提供者のものであることを証明できる状況を残す．

対象者が死亡していたり，行方がわからない場合，対象者に由来する在宅資料，組織標本など，保存されていた体の一部の細胞や組織も利用可能であるが，これらは変性によりDNAの低分子化が生じているため，法医資料の検査に準じたPCR増幅における注意が必要であることを考慮に入れる．

資料の取り扱いは，前項の法医資料の鑑定に準じて慎重に実施する．

2) 検査ローカス，検査法について

検査に用いるローカス，検査手技などは前項の法医資料の鑑定に準じ，常染色体上のローカス，性染色体上のローカス，ミトコンドリアDNAのいずれの多型も血縁関係の証明に利用できる．一般的な親子鑑定に代表される血縁鑑定および法医資料を対象とした血縁鑑定のいずれにおいても，現状ではミトコンドリアDNA多型検査を除きマイクロサテライト（STR）多型が利用されることが多いが，塩基の違いによる多型も必要に応じて利用が可能である．

常染色体上の多型は男女の区別無く親から子に遺伝するため，一般的には，多数の常染色体STR多型検査を基本に血縁関係を検討する．その中で，男性を介した系統の血縁関係の確認にはY染色体STRハプロタイプが利用可能で，女性を介した系統の血縁関係の確認にはミトコンドリアDNA多型が利用できる．多数のローカスのX染色体STR多型は父から女児にはX染色体の一部を除く，ほぼ全体がハプロタイプとして伝わり，母から子には相同染色体間の組み換えを考慮したハプロタイプが伝わる可能性があり，それぞれに合致するケースに応用できる．

これらの多型の検査法は，法医資料の鑑定の検査手技の項の記載に準じる．

3) 血縁関係の判断について

常染色体多型を用いた血縁関係の判定は，多数のローカスのそれぞれの検査結果がメンデル遺伝の法則に合致しているか否かを検討し，血縁関係の有無を評価する．

親子間で血縁関係に矛盾のある場合，真の親子間でありながらローカスの突然変異が生じた可能性もあるため，一般的に1ローカスでのアリル不一致（孤立否定）で血縁関係は否定されない．このような場合には，突然変異率を考慮したり，検査ローカスを増やしたり，性染色体・ミトコンドリアDNA多型の検査を併用するなどの対応を考慮する．これらの検討の結果，矛盾があれば血縁関係は否定される．現状で多用されているSTR多型の場合，ローカスごとの妥当な突然変異の出現率が示された際には，それらを加えて検討されていくことが望ましい．

親子間で血縁関係に矛盾がない場合は，排除率や尤度比・肯定確率を計算し，その結果から血縁の存在の確実性を評価する．評価の方法にはHummelの解釈が広く知られているが，

これは DNA 多型を想定していない時期に提唱された父権肯定確率の評価法であり，現状で行われている多数のローカスを用いた STR 検査では，Hummel の最高度の確率よりはるかに高い値が得られるため，今後適切な判断基準が示されていくことが望ましい。肯定確率や尤度比による評価で，理論上，血縁関係を 100％肯定することは不可能なので鑑定結果の表現には配慮する。

同胞や半同胞，隔世代の血縁鑑定の場合，常染色体多型の検査で充分に高い尤度比・肯定確率が得られた場合，適切な表現で評価する。充分に高い値が得られなかった場合，性染色体の多型やミトコンドリア DNA 多型検査を併用し，その結果から考察する。

血縁鑑定で性染色体上のローカスおよびミトコンドリア DNA を検査した場合，現状のデータベースの出現頻度を示す必要があるが，その判断は常染色体多型検査による尤度比・肯定確率と区別して評価する。

5. 生物種の鑑定について

本指針において生物種の鑑定とは，ヒト DNA 鑑定においてヒト以外の生物との区別や生物種を知ることが必要と想定した場合を意味する。ヒト以外の動植物等の識別を主目的にした DNA 鑑定については，目的に適した指針が作成されることが望ましいが，いずれの場合も現状で種が判明した場合，可能であれば標準和名に学名を併記するなど，種の同定などに際し関連学会や研究機関に照会し，研究の進展に即した表現にすることが望ましい。

＊本指針内の使用法における用語の説明

クロスコンタミネーション：DNA 抽出時の外来の DNA による汚染。

ローカス：Locus。染色体上の特定の座。

Multiplex PCR 法：多数ローカスの同時 PCR 増幅法。

STR：Short Tandem Repeat。マイクロサテライトと同義。法医学では主として 3-5 塩基の直列反復配列のこと。

CODIS の 13 ローカス：Combined DNA Index System。CODIS とはアメリカ連邦捜査局（FBI）により管理されている，DNA プロファイルとして検索可能な DNA データベースシステム。コアになる 13 の常染色体上の STR ローカスが提唱され，世界的に広く応用されている。

ミニサテライト：十数塩基～数十塩基の直列反復配列のこと。MCT118（D1S80）は代表例。

アリル：Allele。対立遺伝子。

ハプロタイプ：Haploid genotype。1 本の染色体上の複数のローカスの型を組み合わせて表した型。

ハプログループ；Haplogroup。共通する多型を持つものをグループ化したもの。Y 染色体多型の場合は共通する一塩基多型を主体とした特定のマーカーを持つことでグループ化されており，ミトコンドリア DNA 多型は共通する塩基置換の組み合わせでハプログループが推定できる。

HV1，HV2：Hypervariable region 1，Hypervariable region 2。ミトコンドリア DNA の配列のうち遺伝子をコードせず，個人的変異が大きい領域につけられた名称。16569 塩基からなるミトコンドリア DNA のうち，HV1 は 16025 番目から 16400 番目付近を含

む領域を呼び，HV2 は概ね 73 番目から 315 番目の間を含む領域を呼ぶことが多い。
核 DNA：細胞核の中にある染色体の DNA。
スタターピーク：Stutter peak。STR の本来のアリルピークの通常 1 リピート前に現れる小さなピークで，本来のアリルの副産物。

付3−2　日本DNA多型学会の鑑定指針（1997年）決定に至る経過

DNA鑑定についての指針（1997年）決定に至る経過

平成9年12月5日
日本DNA多型学会
DNA鑑定検討委員会

　DNA鑑定検討委員会は，日本DNA多型学会（当時DNA多型研究会）の運営委員会の要請で平成6年5月13日に発足したヒトのDNA鑑定を検討する委員会である。現在の委員は今回の指針末尾に記した13名である。本委員会は財政基盤の弱い学会内の委員会であり，当初から運営に苦労し，関連学会の開催に合わせて開催するなどなかなか委員会が開催できず，手紙，ファクス等による意見交換，資料配布等も実施した。平成6年の2回の委員会を経た後，幸いにも平成7年度は文部省科学研究費総合研究（B）の「DNA鑑定に関する包括的研究」が認められ，230万円の予算がついたため，DNA鑑定検討委員会の活動を拡大した形の研究班が委員会の活動を引き継いだ。具体的には1回の予備会議のほか，3回の班会議を開催し，また平成7年11月30日には一般市民に向けた公開シンポジウム「DNA鑑定の日本の現状」を高槻市で開催した。

　平成7年度の総合研究終了後は，再び日本DNA多型学会のDNA鑑定検討委員会としての活動に戻った。そして，平成8年12月に開催された日本DNA多型学会第5回学術集会において，これまでの委員会活動を報告すると共に，我が国の専門学会からの"DNA鑑定のあるべき姿"についての勧告を提案することとし，検討にはいった。委員長が文章化した「DNA鑑定についての勧告（案）」をもとに各委員が意見を出して修正する作業を数回繰り返し，さらに平成8年12月5日の委員会で最終調整した「DNA鑑定についての勧告（案）」を翌12月6日に日本DNA多型学会で発表し，会員に12月末までに意見を寄せるよう要請した。

　12月末までに科学警察研究所の委員等からのものを含め，いくつかの意見が寄せられた。それらの意見をもとに委員会でさらに修正が試みられたが，主として微量な資料を用いる際の再鑑定の保証をどこまで求めるかをめぐって調整が難航した。しかしながら，専門学会のDNA鑑定についての意見表明が遅れている我が国の現状を憂慮する関係者の真摯な努力のもとで，委員会として最終的に「DNA鑑定についての指針（1997年）」をまとめることができた。平成8年12月6日の案からの主な変更点はタイトルの"勧告"が"指針"となったこと，及び一般的注意の一項である"検査の再現性の保証"が"再鑑定への配慮"となったことである。そして，この指針は日本DNA多型学会運営委員会で了承され，本日，日本DNA多型学会第6回学術集会において会員に公表される運びとなったものである。本委員会のこれまでの活動経過は，委員会委員名簿，平成8年12月6日の日本DNA多型学会での委員会報告資料「DNA鑑定検討委員会の検討経過，同委員会資料リスト，DNA鑑定についての勧告（1996年）（案）」，及び各回の議事要旨等の資料に詳述されている。関心のある方は参照されたい。

　なお，DNA鑑定に関する技術は急速に進歩しており，近い将来この指針は適切に改訂さ

れていくべきものであることを示すため,指針に(1997年)を付した。また,この指針はさまざまなバックグランドを持つ各委員の意見を調整した結果生まれたものであり,各委員や一般会員のDNA鑑定についての自由な意見の表明を縛るものではないことを付言する。

以　上

付3−3 日本DNA多型学会有志による親子鑑定についての声明

ヒトDNA情報を利用した親子鑑定についての声明

平成9年12月5日
日本DNA多型学会
DNA鑑定検討委員会委員有志

勝又　義直（委員長）　　石津日出雄　　勾坂　馨
佐藤　元　　鈴木　廣一　　玉置　嘉廣　　長沼　範良
鯰越　溢弘　　佐藤　博史　　谷村正太郎

　近年の分子生物学の著しい発展に伴って，ヒトDNA情報を直接読み取り，血縁関係の推定に利用することが可能となってきており，我が国でもすでに親子鑑定等に応用され始めている。親子鑑定はとりわけ米国では多く，アメリカ血液銀行協会のガイドラインに沿って多くの民間会社が実施している。我が国では親子鑑定は主として大学の法医学教室が担当し，民間会社としては一社が英国の会社と提携してDNA鑑定を実施しているところである。これらの機関では一般的には裁判所又は弁護士からの要請により実施されており，個人からの私的な依頼に応ずることはほとんどないのが実情である。
　DNA検査技術の進歩発展は著しく，最近は簡便な検査キットがいくつかの会社から発売されるようになり，分子生物学の基礎的な技術や機器さえあれば検査そのものはどこでも誰でも簡単に実施できるようになってきている。このため，血縁関係を不用意に調査する危険性も増えてきている。検出された個々のDNA情報は，あくまで血縁関係に矛盾するかしないかを示すものであり，矛盾しない場合には血縁関係のない人が偶然矛盾しない確率を綿密なデータにもとづいてできるだけ科学的に評価しなければならない。また，逆に矛盾した場合でも，突然変異によって真の血縁関係の人が矛盾してしまう確率を評価しなければならない。
　ヒトDNA情報はもともと人類共有の財産であるといえるが，とりわけ血縁者とはかなりの部分を共有している。だからこそ親子鑑定が成立するのであるが，このことは，個人のDNA情報の検査が，必然的に血縁者のDNA情報の検査となりうることを示している。親子鑑定は病気と関わりない部分の情報をみているので，遺伝性疾患の遺伝子診断のような社会差別に通ずる深刻な問題をはらんではいないが，本来個人のプライバシーであるDNA情報を調べる，すなわち血縁関係にある人の情報の一部を調べてしまうことには変わりがない。従って，親子鑑定を含め，ヒトDNA情報の検査が安易に実施されないよう，これらの検査に対して社会が何らかの規制をすることが必要な時期にきている。たとえばフランスでは1994年に成立した生命倫理法において，医療目的や医学研究目的以外のヒトDNA情報の検査は政府が指定した鑑定人に限るとの条項を設け，厳しく規制している。
　前述したように我が国の親子鑑定はかなり限定的に実施されてきたという経過があり，個人の私的な検査要請に十分応えていなかったという問題はあったが，検査の濫用の問題はほとんどなかったといえるであろう。多くの親子鑑定の検査機関では，これまで私的な親子鑑定の依頼があった場合，関係者間の真剣な話し合いが先行すべきこと，家庭裁判所のカウン

セラーや法律の専門家等と相談することなどをアドバイスしてきており，関係者の同意のもとに親子鑑定が実施されるよう努めてきた。また，実際の鑑定にあたっては，日本人における頻度をもとに科学的な評価に努めると共に鑑定結果が事実認定に適切に用いられるよう十分に説明するよう努めてきた。

　DNA鑑定は，本来前述のように法医学や人類遺伝学に精通した検査者や機関によってできるだけ科学的に評価されてはじめて実効性を有するのであって，単にDNA検査を実施し，その結果を短絡的に解釈するだけではむしろ弊害が大きいことに注意しなければならない。もちろん，これまでの我が国の検査機関が親子鑑定に関する社会のニーズに十分応えきれていなかった点は否めないので，親子鑑定のあるべき姿についての検討は早急に進めなければならない。日本DNA多型学会は，DNA鑑定が適切に実施されるためにDNA鑑定検討委員会を設置して検討してきており，本日，DNA鑑定についての指針（1997年）を発表した。この指針を第一歩として，我が国のDNA鑑定が親子鑑定を含めて適切に実施されていくことを切に望むものであり，また我々はそのために引き続き努力していくつもりである。

以　上

付3−4　日本法医学会による親子鑑定についての指針

親子鑑定についての指針（1999年）

平成11年6月12日
日本法医学会
親子鑑定についてのワーキンググループ

提言

　種々の理由で複数の人の間における血縁関係を定めなければならない場合がある。血縁関係を特定するにあたり，各種遺伝マーカーの検査は客観的な根拠を与える事ができるので汎用されている。もとより，遺伝マーカーの検査は血縁関係を絶対的に特定するものではなかったが，近年の分子生物学及び集団遺伝学の進歩により，極めて高い確度で血縁関係の存否を示すことができるようになってきた。よく問題とされる父子鑑定の場合，ある男性が問題となっている子供の父親として遺伝的に排除されることは，メンデルの法則に矛盾する遺伝関係として示すことができる。もし，矛盾しなければ，ある集団における父親らしさを確率として示すことができる。

　従来，我が国では年間300件程度の親子鑑定が主として裁判所や弁護士の依頼により実施されてきた。そして，数が少ないこともあり，主に大学の法医学教室が受託していたが，DNA鑑定が用いられるようになって以降民間の一社も受託するようになっていた。しかし，平成9年5月に新たな民間会社が米国の会社に検査を依託する形の親子鑑定サービスを開始して以来，我が国の親子鑑定の状況が大きく変化してきている。すなわち，同種のサービスを提供する会社が数社出現すると共に，我が国でDNA検査を実施する会社も出現してきたのである。米国では約20万件とも言われる多数の親子鑑定が行われているが，我が国でも，親子鑑定を受託する会社が増えるにつれ，件数も大幅に増加してきている。なお，これらの会社の多くは，個人からの郵送による資料についても検査を行っている。そのような資料では採取状況を確認できない点が憂慮され，検査結果を報告することで個人や家族に害をもたらす可能性があることを指摘しておきたい。

　親子鑑定は各種遺伝マーカーの検査により生物学的血縁関係を鑑定するので，その情報は単に資料を提供した個人にとどまらず，家族の遺伝情報にも踏み込んでしまうことになる。また，鑑定結果は家族関係に大きな影響を及ぼすことに注意しなければならない。従って，親子鑑定は個人や家族の福祉を重んじ，できるだけ害をもたらさないことが大切である。とりわけ，発言力の小さいことが多い子供の福祉には最大限の注意を払うべきである。ただ，我が国はこれまで親子鑑定そのものについての指針やマニュアルがなく，平成9年12月に日本DNA多型学会でまとめられた"DNA鑑定に関する指針（1997年）"で親子鑑定について一部言及されているのみであった。そこで，日本法医学会は平成10年に"親子鑑定についてのワーキンググループ"を発足させ，親子鑑定についての指針や手続きについての検討を開始するに至った。その活動の一環として，米国のAmerican Association of Blood Bank（AABB）の基準（第3版，1997）を参考にし，ここに"親子鑑定についての指針（1999年）"がまとめられたものである。

この指針は日本法医学会会員に向けたものであるが，遺伝マーカーの検査によって血縁関係を確認するという行為の重大性は普遍的なものであることを強調したい。このことが日本社会において充分認識され，適切な親子鑑定が実施されていくことを切に願うものである。

1. 倫理的配慮
1) 鑑定人は学会で認められた手法を用い，最新の注意を払って適正な結果が得られるよう努めなければならない。
2) 鑑定人は，検査結果を保証しうる施設を有し，用いられる手法に熟達している必要があり，求めがあれば，その根拠を示さねばならない。
3) 鑑定人は鑑定結果について責任を持ち，必要があれば疑問点について答えねばならない。
4) 鑑定人は，個人や家族の福祉を重んじ，鑑定ができるだけ害をもたらさないよう注意しなければならない。そのため，鑑定の直接の当事者，すなわち想定された父母と子や資料の提供者等の間に鑑定実施について異論がないことに留意しなければならない。
5) 鑑定人は資料の採取状況が確認されているものについてのみ鑑定を実施し，資料の採取状況が不明確な資料については鑑定をしてはならない。
6) 鑑定人はプライバシーの保護に努めなければならない。

2. 検査の品質の保証
1) 鑑定機関は，検査結果を保証しうる施設を有し，用いられる手段について充分な経験を有する検査者が責任を持って運営しているものでなければならない。
2) 鑑定人は，裁判所の求めがあれば，検査の手法や結果について証言しなければならない。
3) 鑑定機関は，用いられる手法の具体的手順を記載したマニュアルを準備しなければならない。また，そのマニュアルは，適切に改訂されなければならない。
4) 試薬は品質が保証され，適切に保存されているものを用いねばならない。
5) 検査は必要に応じて独立して複数回実施し，結果を確認するものとする。
6) 繰り返し採取が困難な資料については，再鑑定の可能性を考慮し，一部を残すよう努めなければならない。
7) 人の血液や組織等の資料は検査が終了した後にプライバシーに配慮し，適切に処理されなければならない。

3. 資料の採取や保管及び記録の管理
1) 検査のため資料を提供した人については，その人であることを証明する根拠（写真，指紋，本人または保護者の署名等）が記録として残されなければならない。
2) 資料採取には鑑定人または鑑定補助者が立ち会うものとする。資料採取にあたって作成される記録には，少なくとも提供者の氏名，生年月日，血縁関係（想定されるものを含む），採取場所，採取日が明記され，立ち会った鑑定人または鑑定補助者の署名が含まれねばならない。
3) 骨髄移植の既往や最近三ヶ月以内の輸血歴は明記されなければならない。
4) 想定された父母の一方が資料を提供できない場合には，そうせざるをえない事由が資

料採取記録に明記されなければならない．
5) 採取された資料は，適切に保管され，資料の変性，取り違え，汚染が防がれねばならない．
6) 親子鑑定検査に関するすべての記録は，資料採取後少なくとも5年間は保管されねばならない．

4. 古典的血液型検査
1) 赤血球抗原型
(1) 検査に用いる抗体は十分な力価を有していなければならない．
(2) 検査にあたっては既知の型の対照を用いるべきである．
2) 赤血球酵素型及び血清タンパク型
(1) 検査にあたっては，少なくとも2種の異なった型の対照を用いるべきである．
(2) まれな変異型がみられる場合には，別の検査機関で確認されるべきである．
3) 免疫グロブリン多型
(1) 検査にあたっては，陽性対照と陰性対照を用いるべきである．
(2) 6ヶ月未満の乳児には免疫グロブリン型を適用してはならない．
4) HLA抗原の血清学的検査
(1) HLA抗原の名称は最新のWHOの命名法に従うべきである．
(2) 検査に用いる抗体の特異性は型の明確なパネル細胞によって示されていなければならない．
(3) 検査機関で作成された抗体を用いる場合は，少なくとも1カ所の別の検査機関で特異性を確認されなければならない．
(4) リンパ球細胞毒試験を用いる場合には，陰性対照は80％以上の生存率がなければならない．

5. DNA検査
1) 制限酵素断片長多型
(1) メンデル遺伝が確認されていて，突然変異の少ないローカスもしくはプローブを用いるべきである．
(2) 文献に検査法が明記され，当該鑑定機関が検査に習熟しているローカスもしくはプローブを用いるべきである．
(3) 制限酵素の活性が維持されていることが確認されねばならない．
(4) 資料の断片長は十分な範囲をカバーするサイズマーカーにより適切に評価されねばならない．
(5) 既知の断片長の対照が用いられねばならない．
(6) 同じ断片長であることを確認するには，原則として資料を混合し，同じレーンで電気泳動すべきである．また，資料の混合が不可能な場合には，同じ断片長と判断する基準を明確にし，隣り合ったレーンで断片長を比較すべきである．
(7) 鑑定書には，用いたローカス名もしくはプローブ名，制限酵素名，アリールのサイズもしくは観察された数が記載されねばならない．

2) PCRを用いたDNA多型

(1) メンデル遺伝が確認されていて，突然変異の少ないローカスを用いるべきである。
(2) 文献に検査法が明記され，当該鑑定機関が検査に習熟しているローカスを用いるべきである。
(3) PCR前の資料に別のPCR産物が混入することを防ぐ対策がとられていなければならない。そのためには試薬や機器を含め，PCR前の操作とPCR後の操作を物理的に分離する必要がある。
(4) DNAの抽出，PCR等の操作には陽性対照と陰性対照を用い，操作が適切に実施された事を確認しなければならない。
(5) 鑑定書には，用いたローカス名，サイズに基づいたアリール名が記載され，市販のキットを用いない場合はプライマーの種類が明記されねばならない。

6. 鑑定書と確率計算

1) 検査終了後には，文書による鑑定書が作成され，嘱託者に渡さねばならない。
2) 鑑定書には少なくとも以下の事項が記載されねばならない。
(1) 資料採取日
(2) 資料提供者の氏名と相互の関係
(3) 資料提供者が日本人でない場合の民族
(4) それぞれの資料の検査結果
(5) 想定された血縁関係についての判断
(6) 鑑定に責任を持つ者の署名
3) 擬父と子の血縁関係に否定的な判断を下すときは，その根拠を明確に示さねばならない。一般に一つのローカスの結果でのみ血縁関係が否定される場合（孤立否定）には突然変異の可能性を考慮し，否定的な判断を下すべきではない。
4) 擬父と子の血縁関係が否定されない場合には以下の情報が有用である。
(1) 個々のローカスにおける擬父の父権を肯定する指標（paternity index あるいは Y/X）。
(2) すべてのローカス指標をもとに計算された総合的な指標。
(3) 総合的な指標と事前確率から計算される父権肯定確率。一般に事前確率は中立的な値である0.5を用いるが，そうでない場合を含めて採用した事前確率は明記されるべきである。
5) 確率計算の結果は複数のスタッフで確認されねばならない。
6) 確率計算で用いる特定の集団の頻度は適切なサイズのサンプル集団で調査され，統計学的に検定されたものでなければならない。また，使用した頻度の出典が明記されねばならない。
7) 父子関係以外の血縁関係について鑑定する場合は，文献により検査法が確立されたものを用い，本指針に従って鑑定されるべきである。
8) 結論が不明確な場合は，その理由を詳細に記載しなければならない。

ワーキンググループ構成メンバー：青木康博，石津日出雄，梶井英治，勝又義直（座長），鈴木廣一，押田茂實，橋本良明，平岩幸一，福島弘文，松木孝澄（50音順）

付3-5　米国DNA鑑定法

H. R. 3355
1994年暴力犯罪規制及び法執行法
(Violent Crime Control and Law Enforcement Act of 1994)

※左端に線のある部分は本法以外の法律への挿入部を示す。

第C章：DNA鑑定

§ 210301：略称
　本章は，「1994年DNA鑑定法」として引用される。

§ 210302：法執行の鑑定目的のためのDNA分析の質と有効性の改善への助成金
　(a)薬物管理とシステム改善助成プログラム：本法§150003の改正によって1968年総合犯罪防止・安全市街地法（Omnibus Crime Control and Safe Streets Act of 1968）§501(b)を以下のように改正する。
　　(1)㉓の後ろの「and」を削除する。
　　(2)㉔の後ろの「and」を削除する。
　　(3)以下に示す新たな項を付け加える。
　　　㉕犯罪科学研究所における個人識別目的でのDNA分析能の開発と改善
　(b)州の申請：1968年総合犯罪防止・安全市街地法§503(a)に以下のような新たな項を付け加え，改正する。
　　⑿本法の下でなされる助成から受ける資金が，犯罪科学研究所においてDNA分析能の開発や改善に用いられる場合，
　　　(A)犯罪科学研究所で実施されるDNA分析が，1994年DNA鑑定法§210303の下で，FBI長官によって発されたDNA分析のための品質保証プログラムの現在の基準を満たす，ないしは上回ること。
　　　(B)犯罪科学研究所によって得られたDNAサンプルや行われたDNA分析は，以下に示す場合にアクセス可能である。
　　　　(i)法執行の識別目的で，犯罪捜査機関に
　　　　(ii)準拠する制定法や規則に従って，それらの方法でも証拠能力がある場合，裁判手続において
　　　　(iii)訴追されている被告人の事件に関連して実施されたサンプル収集と分析に，刑事防御の目的で，被告人に
　　　　(iv)個人識別可能な情報が取り除かれている場合，集団統計データベースの構築目的，個人識別研究とそのプロトコル作成目的，または品質管理目的で
　　　(C)DNA分析を行う研究所と分析官は，180日を超えない一定間隔で，1994年DNA鑑定法§210303に従って発された基準を満たすDNA技能検定プログラムによる

外部の技能検定を受ける。
(c)DNA鑑定助成
　(1)総則：本法§210201(a)によって，1968年の総合犯罪防止・安全市街地法・第I編は，以下のように改正される。
　　(A)第X部を第Y部と読み替える。
　　(B)§2401を§2501と読み替える。
　　(C)第W部の後ろに，以下の新たな規定を挿入する。

第X部　DNA鑑定の助成金

§2401：助成権限
　司法長官は，犯罪科学研究所でDNA分析能の開発または改善を意図したプログラム，または事業の全てあるいは重要な部分を実施するために，本規定の下で，州と地方行政区，あるいはその双方に資金援助をする。

§2402：申請
　本規定に従い助成金を要求する場合，州または地方行政区の長は，司法長官が求める形式の申請書を提出しなければならない。

§2403：申請の要件
　申請書が司法長官に提出され，その申請書が以下のことを明らかにしなければ，本法の下で助成はされない。
　(1)犯罪科学研究所で実施されるDNA分析が，1994年DNA鑑定法§210303の下で，FBI長官によって発されたDNA分析のための品質保証プログラムの現在の基準を満たす，ないしは上回ること。
　(2)犯罪科学研究所によって得られたDNAサンプルや行われたDNA分析は，以下の目的でのみ利用できる。
　　(A)法執行の識別目的で，犯罪捜査機関に
　　(B)準拠する制定法や規則に従って，それらの方法でも証拠能力がある場合，裁判手続において
　　(C)訴追されている被告人の事件に関連して実施されたサンプル収集と分析に，刑事防御の目的で，被告人に
　　(D)個人識別可能な情報が取り除かれている場合，集団統計データベースの構築目的，個人識別研究とそのプロトコル作成目的，または品質管理目的
　(3)DNA分析を行う研究所と分析官は，180日を超えない一定間隔で，1994年DNA鑑定法§210303に従って発された基準を満たすDNA技能検定プログラムによる外部の技能検定を受けなければならない。

§2404：運営上の規定
　(a)規制の権限：司法長官は，本項の目的を実施するために，必要に応じて，各会計年度の助成数の限度，申請の提出と審査，採択の判断基準，助成の拡大と継続を含むガイドライン，規則，手順を公布する。

(b)裁定の権限：本項の下で，司法長官は全ての助成への最終的な権限がある。
(c)技術面での援助：本規定の下で，助成されたプログラムと活動の有効性と遂行能力を援助し，評価するために，司法長官は求めに応じて技術面での援助を提供する。

§ 2405：助成金の利用に関する制限
(a)連邦の比率：本法の下でなされる助成，契約，または協力協定の連邦の比率は，計画が援助を受ける会計年度に提出される申請に記される計画の全費用のうち，75%を超過できない。
(b)運営の費用：州または地方行政区は，本項により，受け取る助成金の10%を超過して，運営費として利用できない。

§ 2406：報告書
(a)司法長官への報告書：本規定の下で，助成を受ける各州と地方行政区は，本規定で受ける助成から資金を利用する年ごとに，司法長官が合理的に要求する時期と方式で，報告書を提出しなければならず，それは以下の事柄を含む。
　(1)助成の下で実施された活動の要約と，その活動が§ 2402 の下で提出された申請書に記載された要求を満たしているかどうかの判断
　(2)司法長官が要求するその他の情報
(b)議会への報告書：本規定の下で助成がなされた会計年度の最終日から 90 日以内に，司法長官は下院議会議長と上院議会臨時議長に報告書を提出しなければならず，その報告書は以下の事柄を含む。
　(1)本規定の下で，州または地方行政区に助成された助成額の総計
　(2)(a)(1)に従い提出された情報の要約

§ 2407：経費の記録
(a)記録：本規定の下で助成がなされた各州と地方行政区は，効率的な会計検査を促進するために，司法長官が要求するように，記録を保持しなければならない。
(b)アクセス：司法長官，会計監査官，またはそれらが指定した機関が，会計検査と調査の目的で，州と地方行政区の書籍，文書，記録にアクセスしなければならない。
(2)目次：1968 年総合犯罪防止・安全市街地法の第 I 編の目次は，第 X 部に関連する項目を削除することにより改正され，以下の文を挿入する。

第 X 部：DNA 鑑定助成金

§ 2401：助成権限
§ 2402：申請
§ 2403：申請の要件
§ 2404：運営上の規定
§ 2405：助成金の利用に関する制限
§ 2406：報告書
§ 2407：経費の記録

第Y部：施行日と廃止日

§ 2501：規則，権限，手順の継続

(3)出資予算の権限：1968年総合犯罪防止・安全市街地法§1001は，§210201の改正に伴い，以下のように改正される。
　(A)第(3)項の「～と第W部」を削除し，「第W部と第X部」を挿入する。
　(B)その後に，以下に示す新たな項を付け加える。
(22)第X部を実施するために，支出することが認められる。
　(1)1996年の会計年度には，100万ドル
　(2)1997年の会計年度には，300万ドル
　(3)1998年の会計年度には，500万ドル
　(4)1999年の会計年度には，1,350万ドル
　(5)2000年の会計年度には，1,750万ドル
(4)施行日：本条でなされた改正は，本法が制定されてから60日で施行される。

§ 210303：品質保証と技術技能検定の基準

(a)品質保証と技術技能検定の基準の公表
　(1)
　　(A)本法が施行されてから180日以内に，連邦捜査局（FBI）長官は，国立科学アカデミー（NAS）の長官と犯罪研究の専門職団体によって任命された者の中から，DNA品質保証の方法に関する諮問委員会（advisory board on DNA quality assurance methods）を任命しなければならない。
　　(B)諮問委員会のメンバーは，州，地方行政区，民間の犯罪科学研究所の科学者と，犯罪科学研究所と関連のない分子遺伝学者と集団遺伝学者，米国商務省標準技術局（NIST：national institute of standards and technology）の代表者を含まなければならない。
　　(C)諮問委員会は，品質保証の基準（DNAの分析を実施する際の犯罪科学研究所や分析官の技術技能検定の基準も含む）を作成し，必要に応じて定期的に改正し，勧告を行わなければならない。
　(2)FBI長官は，勧告された基準を考慮した後，品質保証の基準（DNAの分析を実施する際の犯罪科学研究所や分析官の技術技能検定の基準も含む）を発しなければならない。
　(3)(1)，(2)で記した基準は，犯罪科学研究所によって用いられるDNA分析の様々なタイプに適用できるように，品質保証と技術技能検定に対して，条件を明示しなければならない。また，その基準は，研究所がそれを満たしているかどうかを判定するための，格付け技能検定のシステムも含まなければならない。
　(4)諮問委員会がFBI長官に勧告し，長官が勧告に基づいて行動するまで，DNA分析方法に関する技術作業部会（TWGDAM：technical working group on DNA analysis methods）によって採用された品質保証ガイドラインは，本条の目的で長官の基準と見なさなければならない。
(b)諮問委員会の運営

(1)運営上の目的で，(a)の下で任命された諮問委員会は，FBI 長官に諮問を行う委員会と見なさなければならない。
(2)連邦諮問委員会法（Federal Advisory Committee Act）第 14 条は，本条の(a)の下で任命された諮問委員会に適用されてはならない。
(3)本条の下で設置された DNA 諮問委員会は，FBI によって運営されるその他の諮問委員会とは区分，区別され，別に運営される。
(4)FBI 長官によって諮問委員会の存続が延長されない限り，委員会は任命されてから 5 年以内に存続を中止しなければならない。
(c)技術技能検定プログラム
　(1)本法が施行されてから 1 年以内に，米国司法研究所長官は，上下両院の司法委員会（Committee on Judiciary of the House and Senate）に，以下のことを明らかにしなければならない。
　　(A)本法の施行日から 2 年以内に，米国司法研究所が，犯罪 DNA 分析を実施する公的または民間の研究所に利用可能な DNA 分析に対する盲検的で外部の技術技能検定プログラムを創設するための適切な団体と契約しているか，または補助を行うか，あるいはすでに創設されていることを保証する適切なその他の行動をとっている。
　　(B)DNA 分析についての盲検的で外部の技術技能検定プログラムは，すでに犯罪 DNA 分析を実施する公的または民間の研究所に，すぐに利用可能である。
　　(C)DNA 分析についての盲検的で外部の技能検定は，実行可能ではない。
　(2)本条で用いた「盲検的で外部の技能検定（blind external test）」という用語は，第三者機関を通して，犯罪科学研究所に示され，通常証拠にするために分析官に出すテストを意味する。
　(3)いかなるその他の法律の規定にも関わらず，本条を実施するために，司法長官は，1968 年総合犯罪防止・安全市街地法・第 I 編・第 X 部の下で利用可能となる資金から 25 万ドルまでを，会計予算の初年度の間に，米国司法研究所の局長に利用可能にしなければならない。

§ 210304：DNA 識別情報の法執行の交換を容易にするインデックス
(a)インデックスの創設：FBI 長官は以下のインデックスを創設する。
　(1)有罪確定犯罪者の DNA 識別記録
　(2)犯行現場から採取される DNA サンプルの分析
　(3)識別できない人組織の残遺から採取される DNA サンプルの分析
(b)情報：(a)で記されたインデックスは，以下の DNA 識別記録と DNA 分析に関する情報のみを含まなければならない。
　(1)§ 210303 の下で，FBI の長官によって発された DNA 分析の品質保証プログラムに対するガイドラインを満たす，または上回る公的に利用可能な基準に従って，犯罪捜査機関によって行われた分析，または行為に基づく，DNA 識別記録と DNA 分析に関する情報
　(2)§ 210303 の下で発された基準を満たす DNA 技能技術検定プログラムによる外部の技術技能検定を，180 日を超えない一定間隔で受けた実施研究所（と DNA 分析官）によって準備される DNA 識別記録と DNA 分析に関する情報

(3)以下の目的でのみ，DNA サンプルと DNA 分析の公開を認める規則に従って，連邦，州，地方行政区の犯罪捜査機関によって維持される DNA 識別記録と DNA 分析に関する情報
　(A)法執行の識別目的で，犯罪捜査機関に
　(B)準拠する制定法や規則に従って，それらの方法でも証拠能力がある場合，裁判手続において
　(C)訴追されている被告人の事件に関連して実施されたサンプル収集と分析に，刑事防御の目的で，被告人に
　(D)個人識別可能な情報が取り除かれている場合，集団統計データベースの構築目的，個人識別研究とそのプロトコル作成目的，または品質管理目的
(c)遵守の不履行：(b)で記された品質管理とプライバシー要件が満たされていない場合，(a)によって創設されたインデックスへのアクセスは取り消しの対象となる。

§ 210305：連邦捜査局（Federal Bureau of Investigation：FBI）
(a)技術技能検定の要件
　(1)総則
　　(A)DNA 分析を行う FBI の職員は，180 日を超えない一定間隔で，§ 210303 の下で発された基準を満たす DNA 技術技能検定プログラムによる，外部の技術技能検定を受けなければならない。
　　(B)本法の施行日から 1 年以内に，FBI 長官は FBI 研究所で実施された DNA 分析の技術を測定するために，定期的な盲検的で外部の技能検定を準備しなければならない。
　　(C)本項での「盲検的で外部の技能検定」は，第三者機関を通して，犯罪科学研究所に示され，そして通常証拠にするために分析官に出すテストを意味する。
　(2)報告書：本法の施行日から 5 年以内に，FBI 長官は，上下両院の司法委員会に，(1)で記された各検定の結果について年次報告書を提出しなければならない。
(b)プライバシー保護の基準
　(1)総則：(2)の規定を除いて，法執行目的で，連邦政府の捜査機関に対してなされた検定の結果は，以下に示す場合にのみ公開される。
　　(A)法執行の識別目的で，犯罪捜査機関に
　　(B)準拠する制定法や規則に従って，それらの方法でも証拠能力がある場合，裁判手続において
　　(C)訴追されている被告人の事件に関連して実施されたサンプル収集と分析に，刑事防御の目的で，被告人に
　(2)除外規定：個人識別可能な情報が取り除かれる場合，検定結果は，集団統計学的データベース，個人識別の研究とプロトコルの作成目的，または品質管理の目的で公開される。
(c)刑事罰
　(1)以下に示す者は，10 万ドル以下の罰金を科する。
　　(A)雇用あるいは職務上の立場の力で，連邦政府の捜査局によって構築，あるいは運営されているデータベースに登録されている個人識別可能な DNA 情報を所有またはア

クセスし，
　(B)いかなる方法でも，そのような情報を得ることが許可されていない者や機関に意図的に公開した者。
　(2)連邦の捜査機関によって構築あるいは維持されているデータベースで，登録されているDNAサンプルや個人識別可能なDNA情報を得る権限がないが，意図的にそれを得る者は，10万ドル以下の罰金を科する。

§ 210306：出資予算の権限
　§ 210303, 210304, 210305を実行するために，FBIに支出することが認められる。
　(1) 1996年の会計年度には550万ドル
　(2) 1997年の会計年度には800万ドル
　(3) 1998年の会計年度には800万ドル
　(4) 1999年の会計年度には250万ドル
　(5) 2000年の会計年度には100万ドル

（科学文明研究所訳）

付3−6　経済産業省による個人遺伝情報保護ガイドライン

経済産業分野のうち個人遺伝情報を用いた事業分野における
個人情報保護ガイドライン

平成 16 年 12 月 17 日
経済産業省

前　文

　ヒトゲノム・遺伝子解析研究の進展は，個人遺伝情報を用い，情報技術を駆使した幅広い医療・健康サービスによる人々の健康や福祉の向上，さらには新しい医療・健康サービス産業の育成に重要な役割を果たそうとしている。
　一方，個人遺伝情報解析は，本人及びその血縁者の遺伝的素因を明らかにし，また本人を識別することができるなど，その取扱いによっては，倫理的，法的又は社会的問題を招く可能性があるため，人権を尊重し，社会の理解と協力を得て，個人遺伝情報の厳格な管理の下で適正に事業を実施することが不可欠である。
　本ガイドラインは，そうした要請に基づき，個人遺伝情報を安全に保護するために事業者が遵守すべき措置を明らかにするものである。

I.　目的及び適用範囲

　このガイドラインは，個人情報の保護に関する法律（平成 15 年法律第 57 号。以下「法」という。）第 7 条第 1 項に基づき平成 16 年 4 月 2 日に閣議決定された「個人情報の保護に関する基本方針」を踏まえ，「個人情報の保護に関する法律についての経済産業分野を対象とするガイドライン」（平成 16 年厚生労働省・経済産業省告示第 4 号。以下「経済産業分野ガイドライン」という。）を基礎として，また，法第 6 条及び第 8 条に基づき，経済産業省が所管する分野のうち個人遺伝情報を用いた事業分野における個人情報について保護のための格別の措置が講じられるよう必要な措置を講じ，及び当該分野における事業者が行う個人情報の適正な取扱いの確保に関する活動を支援する具体的な指針として定めるものである。
　また，個人遺伝情報の持つ倫理的，社会的側面を考慮し，研究分野における倫理指針である「ヒトゲノム・遺伝子解析研究に関する倫理指針」（平成 13 年文部科学省・厚生労働省・経済産業省告示第 1 号）も踏まえて規定した。
　本ガイドラインは，「個人遺伝情報取扱事業者」が「個人遺伝情報」を，及び「遺伝情報取扱事業者」が「遺伝情報」を取り扱う場合に講じるべき措置について定めたものであり，本ガイドラインにおいて特に定めのない部分については，経済産業分野ガイドラインが適用される。
　また，本ガイドラインは，対象となる事業者の従業者の個人情報については適用しない。本ガイドラインにおいて，「しなければならない」と記載されている規定については，それに従わなかった場合は，経済産業大臣により，法の規定違反と判断され得る。一方，「こととする」と記載されている規定については，それに従わなかった場合でも，法の規定違反と判断されることはないが，「こととする」と記載されている規定についても，個人情報は，

個人の人格尊重の理念の下に慎重に取り扱われるべきものであることに配慮して適正な取扱いが図られるべきとする法の基本理念（法第3条）を踏まえ，また，個人遺伝情報の適正な取扱いの厳格な実施を確保する観点から，社会的責務としてできる限り取り組むよう努めなければならないものである。もっとも，個人情報の保護に当たって個人情報の有用性に配慮することとしている法の目的（法第1条）の趣旨に照らし，公益上必要な活動や正当な事業活動等までも制限するものではない。

なお，本分野における認定個人情報保護団体，個人遺伝情報取扱事業者，遺伝情報取扱事業者においては，本ガイドライン等を踏まえ，各事業の実態等に応じて個人情報の適正な取扱いを確保するためのさらなる措置を自主的なルールとして定めることとする。

「個人遺伝情報を用いた事業」とは，個人遺伝情報に係る検査，解析及び鑑定等を行う事業のことであり，塩基配列・一塩基多型，体質検査等の遺伝子検査，DNA鑑定及び親子鑑定等のサービス，遺伝子受託解析等がある。個人からの依頼を受けて自ら遺伝情報を取得する場合と，医療機関や他の事業者からの受託により検査，解析，鑑定等のみを行う場合がある。これらの事業のうち，他にガイドラインや指針がある場合の本ガイドラインの適用範囲は以下のとおりである。

個人から直接試料を取得する場合には，体質検査，DNA鑑定及び親子鑑定等がある。それらのうち，医療機関等が遺伝情報を用いた検査を行う場合には，「医療・介護関係事業者における個人情報の適切な取扱いのためのガイドライン」の対象である。また，研究において実施される個人遺伝情報解析は，「ヒトゲノム・遺伝子解析研究に関する倫理指針」の対象である。また薬事法（昭和35年法律第145号）に基づき実施される医薬品の臨床試験及び市販後調査についても，同法に基づき，既に「医薬品の臨床試験の実施の基準に関する省令（平成9年厚生省令第28号）」及び「医薬品の市販後調査の基準に関する省令（平成9年厚生省令第10号）」により規制されている。薬事法の規定による医療用具の製造，輸入承認申請のために実施される臨床試験及び市販後調査についても同様である。これらに当たらない検査，解析，鑑定等が，原則として本ガイドラインの対象となる。

医療機関等からの受託により試料を取得し，検査，解析，鑑定等を行う場合は，本ガイドラインの対象とする。なお，検査会社，解析会社が研究機関等との共同研究の一端を担う場合は「ヒトゲノム・遺伝子解析研究に関する倫理指針」の対象となる。

また，衛生検査所が行う業務は厚生労働省が所管する分野として，本ガイドラインの対象としない。

なお，「体質検査」を行う場合には，本ガイドラインに従うほか，その意義が客観的なデータとして明確に示されていることが必要である。

DNA鑑定及び親子鑑定等の法医学的背景に基づく事業は，本ガイドラインの対象となるが，その特殊性にかんがみて，関係学会等が定める独自のガイドラインにも従うこととする。

なお，法の適用から除外されている個人遺伝情報，遺伝情報の数が5000人を超えない事業者についても，個人遺伝情報の特殊性にかんがみ，本ガイドラインの遵守に努めることとする。

II. 法令解釈指針・事例

1. 定義（法第2条関連）
1−1. 情報の性質に関連する用語
(1)「個人情報」（法第2条第1項関連）
以下の事項の他は経済産業分野ガイドラインの例による。
(6)「匿名化」に記載されているとおり，連結可能匿名化された情報は，符号又は番号と個人情報との対応表を保有している当該法人内にあるときは，解析等実施者が所有する匿名化情報と対応表を連結させることで，法人全体として，匿名化されている情報についても個人を識別できるものと整理され，「個人情報」に該当する。

(2)「遺伝情報」
　一般には，試料等を用いて実施される個人遺伝情報を用いた事業の過程を通じて得られ，又は既に試料等に付随している情報で，ヒトの遺伝的特徴やそれに基づく体質を示す情報をいう。ただし，本ガイドラインにおいては個人を識別することが不可能であるが遺伝的特徴やそれに基づく体質を示す情報のみを「遺伝情報」と定義し，個人を識別することが可能で遺伝的特徴やそれに基づく体質を示す情報は，(3)に規定する「個人遺伝情報」と定義する。

(3)「個人遺伝情報」
(1)に定める「個人情報」のうち，個人の遺伝的特徴やそれに基づく体質を示す情報を含み，個人を識別することが可能なものをいう。

(4)「試料等」
個人遺伝情報を用いた事業に用いようとする血液，組織，細胞，体液，排泄物及びこれらから抽出したヒトDNA等の人の体の一部並びに本人の診療情報をいう。

(5)「診療情報」
診断及び治療を通じて得られた疾病名，投薬名，検査結果等の情報をいう。

(6)「匿名化」
　ある人の個人情報が法令，本ガイドライン又は事業計画に反して外部に漏洩しないように，その個人情報から個人を識別する情報の全部又は一部を取り除き，代わりにその人と関わりのない符号又は番号を付すことをいう。試料等に付随する情報のうち，ある情報だけでは特定の人を識別できない情報であっても，各種の名簿等の他で入手できる情報と組み合わせることにより，その人を識別できる場合には，組合せに必要な情報の全部又は一部を取り除いて，その人が識別できないようにすることをいう。
　匿名化には以下のように二つの方法がある。連結可能匿名化された情報は，符号又は番号と個人情報との対応表を保有している当該法人内にあるときは，解析等実施者が所有する匿名化情報と対応表を連結させることで，法人全体として，匿名化されている情報についても個人を識別できるものと整理され，個人情報に該当する。一方，対応表を保有していない法人においては，個人情報に当たらない。
　　a 連結可能匿名化
　　　必要な場合に個人を識別できるように，その人と新たに付された符号又は番号の対応表を残す方法による匿名化
　　b 連結不可能匿名化
　　　個人を識別できないように，上記aのような対応表を残さない方法による匿名化

(7)「個人情報データベース等」(法第2条第2項関連)
　法では特定の個人情報を体系的に構成したものと定義するが、体系的に構成していない情報も本ガイドラインを遵守することとするため、本ガイドラインにおいてこの用語は使用しない。
(8)「個人データ」(法第2条第4項関連)
　法では「個人情報データベース等」を構成する個人情報と定義するが、体系的に構成していない情報も本ガイドラインを遵守することとするため、本ガイドラインにおいては「個人遺伝情報」として扱う。
(9)「保有個人データ」(法第2条第5項関連)
　法では「個人データ」の一部集合として位置づけるが、体系的に構成していない情報も本ガイドラインを遵守することとするため、本ガイドラインにおいては「個人遺伝情報」として扱う。

1-2. 本人と事業者に関連する用語
(10)「本人」(法第2条第6項関連)
(11)「個人情報取扱事業者」(法第2条第3項関連)
　経済産業分野ガイドラインの例による。ただし、本ガイドラインは、「個人遺伝情報取扱事業者」が、「個人遺伝情報」を取り扱う場合に講ずるべき措置について定めたものである。
(12)「個人遺伝情報取扱事業者」
　「個人遺伝情報取扱事業者」とは、「個人情報取扱事業者」のうち、「個人遺伝情報」を用いた事業を行う事業者（業務の一部としてこれを行う事業者を含む）をいう。本人から直接試料等を取得する事業者がこれに当たる。なお、その事業の用に供する個人遺伝情報の数が過去6月のいずれの日においても5000人を超えない者であっても、本ガイドラインを遵守することとする。
(13)「遺伝情報取扱事業者」
　「遺伝情報取扱事業者」とは、個人が識別不可能な遺伝情報のみを用いた事業を行う事業者（業務の一部としてこれを行う事業者を含む）をいい、匿名化した情報のみを受託し、解析等を行う事業者がこれに当たる。法の対象外であるが本ガイドラインを遵守することとする。なお、その事業の用に供する遺伝情報の数が過去6月のいずれの日においても5000人を超えない者であっても、本ガイドラインを遵守することとする。

1-3.「個人遺伝情報」の扱いに関連する用語
(14)「インフォームド・コンセント」
　本人が、個人遺伝情報取扱事業者から事前に個人遺伝情報を用いた事業に関する十分な説明を受け、その事業の意義、目的、方法、予測される結果、不利益及び精度を理解し、自由意思に基づいて、試料等の取得及び取扱いに関して文書により同意を与えることをいう。
(15)「匿名化管理者」
　個人遺伝情報取扱事業者において、本人の個人情報がその事業者の外部に漏洩しないように個人情報を管理し、かつ、匿名化する責任者をいう。
(16)「個人遺伝情報取扱審査委員会」
　個人遺伝情報を用いた事業内容の適否その他の事項について、倫理的、法的、社会的観点から調査審議するため、事業者の代表者の諮問機関として置かれた合議制の機関をいう。
(17)「遺伝カウンセリング」

十分な遺伝医学的知識・経験及びカウンセリングに習熟した医師もしくは医療従事者，または十分な臨床遺伝学の専門的知識・経験を持ち，本人及び家族等の心理的，社会的支援を行うことができる者により，当該遺伝子検査とそれを含む事業全般に関する疑問や，遺伝性の体質等をめぐる本人の不安又は悩みにこたえることによって，今後の生活に向けて自らの意思で選択し，行動できるように支援し，又は援助すること．

1-4. 本人への対応に関する用語
(18)「本人に通知」
本ガイドラインにおいては，法で規定する「通知」は，文書による説明と同意を含む「インフォームド・コンセント」によることとする．ただし，法第24条第2項，第3項に規定するものは経済産業分野ガイドラインの例による．

(19)「公表」
経済産業分野ガイドラインの例によらず，以下のとおりとする．
本ガイドラインにおいては，法で規定する「公表」は，すべて文書による説明と同意を含む「インフォームド・コンセント」によることとする．

(20)「本人に対し，その利用目的を明示」
経済産業分野ガイドラインの例によらず，以下のとおりとする．
利用目的の明示は，文書による説明と同意を含む「インフォームド・コンセント」によることとする．

(21)「本人の同意」
経済産業分野ガイドラインの例によらず，以下のとおりとする．
本ガイドラインにおいては，法で規定する「本人の同意」は，すべて文書による説明と同意を含む「インフォームド・コンセント」によることとする．

(22)「本人が容易に知り得る状態」
経済産業分野ガイドラインの例による．

(23)「本人の知り得る状態（本人の求めに応じて遅滞なく回答する場合を含む．）」
経済産業分野ガイドラインの例による．

(24)「提供」
経済産業分野ガイドラインの例による．

2. 個人遺伝情報取扱事業者の義務等
(1) 個人遺伝情報の利用目的関係（法第15～16条関連）
①利用目的の特定（法第15条第1項関連）
以下の事項の他は経済産業分野ガイドラインの例による．
個人遺伝情報取扱事業者は，個人遺伝情報を取り扱うに当たっては，インフォームド・コンセントの一環として，その利用の目的を特定しなければならない．
具体的には，経済産業分野ガイドラインの例示よりも厳密に，検査の対象となる遺伝子を明確にする程度の目的の特定を行わなければならない．
また，遺伝情報取扱事業者も，遺伝情報を取り扱うに当たっては，その利用の目的を経済産業分野ガイドラインの例により特定することとする．

②利用目的の変更（法第15条第2項，法第18条第3項関連）
経済産業分野ガイドラインの例による．

③利用目的による制限（法第16条第1項関連）
以下の事項の他は経済産業分野ガイドラインの例による。
個人遺伝情報取扱事業者は，利用目的の達成に必要な範囲を超えた個人遺伝情報の取扱い（法第16条第1項関連）は，原則として行わないこととする。ただし，以下のように，適切かつ明確な目的と，試料の取扱い方法等についてインフォームド・コンセントを得た場合は，この限りではない。
【事例】
ⅰ：DNA鑑定及び親子鑑定のためにとった試料を鑑定技術向上に向けた研究のために保管，利用する場合は，適切かつ明確な目的（「鑑定技術の向上」等），第三者に提供する場合はその相手方，保管方法，講ずる安全管理措置，研究終了後の試料の廃棄方法等についてインフォームド・コンセントを得る。
④事業の承継（法第16条第2項関連）
経済産業分野ガイドラインの例による。
⑤適用除外（法第16条第3項関連）
経済産業分野ガイドラインの例による。
(1-2) 機微（センシティブ）情報
個人遺伝情報取扱事業者は，事業に用いる個人遺伝情報を除き，政治的見解，信教（宗教，思想及び信条をいう．），労働組合への加盟，人種及び民族，門地及び本籍地，保健医療及び性生活，並びに犯罪歴に関する情報等については，法令等に基づく場合を除き，取得又は利用を行わないこととする。
(2) 個人遺伝情報の取得関係（法第17条～第18条関連）
①インフォームド・コンセントの実施
個人遺伝情報取扱事業者は，以下に示す項目について，本人に事前の十分な説明をし，本人の文書による同意を受けて，個人遺伝情報を用いた事業を実施することとする。
また，DNA鑑定及び親子鑑定など，鑑定結果が法的な影響をもたらす場合においては，その法的効果についても適切かつ十分な説明を行った上で，文書により対面で同意をとることとする。
インフォームド・コンセントの撤回に関しては，契約で定めることとする。ただし，個人遺伝情報の特殊性にかんがみ，本人が撤回を依頼してきた場合は応じることが望ましく，またその際は本人が廃棄以外の処置を希望する場合を除き，当該本人に係る試料等及び検査結果を匿名化して廃棄することとする。その場合には，必要なコストを本人に要求することも契約において定められることとする。
【インフォームド・コンセントの文書に盛り込む内容】
・事業の意義，目的及び方法（対象とする遺伝的要素，分析方法，精度等。将来の追加，変更が予想される場合はその旨。特に，体質検査を行う場合には，その意義が客観的なデータとして明確に示されていること．），事業の期間，事業終了後の試料の取扱方法，予測される結果や不利益（社会的な差別等社会生活上の不利益も含む．）等
・インフォームド・コンセントの撤回をする場合の方法と，撤回の要件，撤回への対応（廃棄の方法等も含む．），費用負担等
・事業者名称，住所，電話番号，代表者の氏名及び職名
・試料等の取得から廃棄に至る各段階での情報の取扱いについて，匿名化，安全管理措置

の具体的方法
・解析等を他の事業者に委託する場合，また共同利用する場合は，委託先，共同利用先の名称及び委託，共同利用に際しての個人遺伝情報の匿名化，安全管理措置の具体的方法
・個人遺伝情報取扱審査委員会により，公正かつ中立的に事業実施の適否が審査されていること
・個人遺伝情報の開示に関する事項（受付先，受け付ける方法，開示に当たって手数料が発生する場合はその旨を含む。）
・遺伝カウンセリングの利用に係る情報
・問い合わせ（個人情報の訂正，同意の撤回等），苦情等の窓口の連絡先等に関する情報
② 適正取得（法第17条関連）
経済産業分野ガイドラインの例による。
③ 利用目的の通知又は公表（法第18条第1項関連）
経済産業分野ガイドラインの例によらず，以下のとおりとする。
　個人遺伝情報を取得した後でその利用目的を通知，公表するのではなく，インフォームド・コンセントにより書面であらかじめその利用目的を明らかにした上で同意をとって取得することとする。
④ 直接書面等による取得（法第18条第2項関連）
以下の事項の他は経済産業分野ガイドラインの例による。
利用目的の明示は，インフォームド・コンセントによることとする。
⑤ 利用目的の変更（法第18条第3項関連）
経済産業分野ガイドラインの例による。
⑥ 適用除外（法第18条第4項関連）
経済産業分野ガイドラインの例による。
(3) 個人遺伝情報の管理（法第19条～第22条関連）
1) 個人遺伝情報の正確性の確保（法第19条関連）
以下の事項の他は経済産業分野ガイドラインの例による。
　遺伝情報取扱事業者は，利用目的の達成に必要な範囲内において，遺伝情報を正確かつ最新の内容に保つよう努めることとする。
2) 安全管理措置（法第20条関連）
以下の事項の他は経済産業分野ガイドラインの例による。
　個人遺伝情報の取扱いについては，情報の漏えい，滅失又はき損の防止その他の情報の安全管理のため，組織的，人的，物理的，技術的安全管理措置を講じなければならない。その際，以下に定める匿名化をした上で，経済産業分野ガイドラインの【講じることが望まれる事項】を参考に供し，適切な措置を講じるよう努める。
　また，遺伝情報についても，安全管理のため，組織的，人的，物理的，技術的安全管理措置を講じることとする。その際，本人の情報が漏えい，滅失又はき損をした場合に本人が被る権利利益の侵害の大きさを考慮し，匿名化等の情報の取扱い状況等に起因するリスクに応じ，必要かつ適切な措置を講じることとする。
匿名化
　　個人遺伝情報取扱事業者は，匿名化管理者を設置し，原則として試料等を入手後速やかに，また委託，第三者提供の場合にはその前に，必ず試料等を匿名化することとす

る．
　匿名化管理者は，匿名化作業の実施のほか，インフォームド・コンセントの書面，匿名化作業にあたって作成した対応表等の管理，廃棄を適切に行い，個人遺伝情報が漏えいしないように厳重に管理することとする．
　遺伝情報取扱事業者が，委託元において匿名化されていない試料等を取得した場合は，匿名化をした上で，個人遺伝情報として取り扱うこととする．
3）従業者の監督（法第21条関連）
経済産業分野ガイドラインの例による．
4）委託先の監督（法第22条関連）
経済産業分野ガイドラインの例による．
(4) 第三者への提供（法第23条関連）
①原則（法第23条第1項関連）
以下の事項の他は経済産業分野ガイドラインの例による．
　第三者への提供（法第23条第1項）は，原則として行わないこととする．ただし，以下のように，明確な目的と，試料の取扱い方法等についてインフォームド・コンセントを得た場合は，この限りではない．
【事例】
ⅰ：DNA鑑定及び親子鑑定のためにとった試料を鑑定技術向上に向けた研究のために保管，利用する場合は，適切かつ明確な目的（「鑑定技術の向上」等），相手方，保管方法，講ずる安全管理措置，研究終了後の試料の廃棄方法等についてインフォームド・コンセントを得る．
②オプトアウト（法第23条第2項関連）
個人遺伝情報取扱事業者は，オプトアウトを行わないこととする．
　※オプトアウト（経済産業分野ガイドラインを引用）
　　オプトアウトとは，本項①の原則に対して例外的に選択できる措置として，個人データの第三者への提供に当たりあらかじめ，以下のⅰ～ⅳに定める事項を，本人に通知し，又は本人が容易に知り得る状態に置いておくとともに，本人の求めに応じて第三者への提供を停止することを条件として，本人の同意なく個人データを第三者に提供することができることをいう．法第23条2項においては，これを行っている場合には，個人情報取扱事業者は，本人の同意なく，個人データを第三者に提供することができるとしている．
　ⅰ第三者への提供を利用目的とすること．
　ⅱ第三者に提供される個人データの項目
　ⅲ第三者への提供の手段又は方法
　ⅳ本人の求めに応じて当該本人が識別される個人データの第三者への提供を停止すること．
③第三者に該当しないもの（法第23条第4項関連）
以下の事項の他は経済産業分野ガイドラインの例による．
委託の事例として，「医師，医療従事者等に遺伝カウンセリングを依頼する場合」がある．
④雇用管理に関する個人データ関連
経済産業分野ガイドラインの例による．

(5) 個人遺伝情報に関する事項の公表，個人遺伝情報の開示・訂正・利用停止等（法第24条〜30条関連）

1) 個人遺伝情報に関する事項の公表等（法第24条関連）
①個人遺伝情報に関する事項の本人への通知（法第24条第1項関連）
経済産業分野ガイドラインの例による。
②個人遺伝情報の利用目的の通知（法第24条第2項，第3項関連）
経済産業分野ガイドラインの例による。

2) 個人遺伝情報の開示（法第25条関連）
以下の事項の他は経済産業分野ガイドラインの例による。
個人遺伝情報取扱事業者は，本人に遺伝情報を開示する際には，以下2-2) に記載する遺伝カウンセリングの方法を遵守することとする。

2-2) 遺伝カウンセリング
個人遺伝情報取扱事業者は，遺伝情報を開示しようとする場合には，医学的又は精神的な影響等を十分考慮し，必要に応じ，自社で実施，或いは適切な施設の紹介等により，本人が遺伝カウンセリングを受けられるような体制を整えることとする。

遺伝カウンセリングは，十分な遺伝医学的知識・経験及びカウンセリングに習熟した医師もしくは医療従事者，または十分な臨床遺伝学の専門的知識・経験を有し，本人及び家族等の心理的，社会的支援を行うことができる者により実施する必要がある。医師または医療従事者以外の者がこのカウンセリングを行う場合には，遺伝カウンセリングに習熟した医師，医療従事者等が協力して実施することとする。

遺伝カウンセリングは，当該遺伝子検査とそれを含む事業全般に関する疑問や，遺伝性の体質等をめぐる本人の不安又は悩みにこたえることによって，今後の生活に向けて自らの意思で選択し，行動できるように支援し，又は援助することを目的とする。

遺伝カウンセリングは，出来る限り正確で最新の関連情報を本人に提供するように努めることとする。また本人が理解できる平易な言葉を用い，本人が十分理解していることを常に確認しながら進め，本人が望んだ場合は，継続して行うこととする。

2-3) DNA鑑定及び親子鑑定における留意事項
DNA鑑定及び親子鑑定においては，鑑定結果が及ぼす法的効果について，十分な法的知識・経験を有する者が協力して情報を提供し，助言を行うこととする。

親子鑑定においては，個人や家族の福祉を重んじることが大切であり，以下の点に配慮することとする。

i 未成年者，とくに発言力の小さいことが多い乳幼児の福祉には最大限の注意を払うこと。
ii 鑑定の効果が直接に及ぶ者，すなわち鑑定された父母と子や試料の提供者等の間に鑑定実施について異論がないことに留意すること。

3) 個人遺伝情報の訂正等
経済産業分野ガイドラインの例による。

4) 個人遺伝情報の利用停止等
経済産業分野ガイドラインの例による。

5) 理由の説明（法第28条関連）
経済産業分野ガイドラインの例による。

6）開示等の求めに応じる手続き（法第 29 条関連）

以下の事項の他は経済産業分野ガイドラインの例による。

個人遺伝情報取扱事業者は，開示等の求めをする者が本人又は代理人であることの確認の方法を定めるにあたっては，十分かつ適切な確認手続きとするようにしなければならない。

なお，個人情報の保護に関する法律施行令（平成 15 年政令第 507 号）第 8 条第 2 項の代理人による開示等の求めに対して，個人遺伝情報取扱事業者が本人にのみ直接開示等することは妨げられない。

7）手数料（法第 30 条関連）

経済産業分野ガイドラインの例による。

(6) 苦情の処理（法第 31 条関連）

経済産業分野ガイドラインの例による。

(7) 経過措置（法附則第 2 条～第 5 条関連）

経済産業分野ガイドラインの例による。

(8) 個人遺伝情報取扱審査委員会

個人遺伝情報取扱事業者は，個人遺伝情報を用いた事業実施の適否等を審査するため，個人遺伝情報取扱審査委員会を設置することとする。ただし，個人遺伝情報取扱審査委員会の設置が困難である場合には，共同事業者，公益法人，学会又は業界団体によって設置された個人遺伝情報取扱審査委員会をもってこれに代えることができる。なお，事業者に既に設置されている類似の委員会を本ガイドラインに適合する審査委員会に再編成すれば，名称の如何を問わない。

個人遺伝情報取扱審査委員会は，本ガイドラインに基づき，事業実施の適否等について，科学的，倫理的，法的，社会的，技術的観点から審査し，個人遺伝情報取扱事業者に対して文書により意見を述べることができる。

個人遺伝情報取扱審査委員会は，個人遺伝情報取扱事業者に対して，実施中の事業に関して，その事業計画の変更，中止その他，適正な事業実施のために必要と認める意見を述べることができる。

個人遺伝情報取扱審査委員会は，独立の立場に立って，多元的な視点から，様々な立場からの委員によって，公正かつ中立的な審査を行えるよう，適切に構成し運営することとする。

個人遺伝情報取扱審査委員会の議事の内容は，それが具体的に明らかとなるように公開することとするが，提供者等の人権，研究の独創性，知的財産権の保護，競争上の地位の保全に支障が生じる恐れのある部分は，個人遺伝情報取扱審査委員会の決定により非公開とすることができる。この場合，個人遺伝情報取扱審査委員会は非公開とする理由を公開することとする。

個人遺伝情報取扱審査委員会の委員は，職務上知り得た情報を正当な理由なく漏らしてはならないこととする。その職を辞した後も，同様である。

(9) 個人遺伝情報取扱事業者の事業計画

個人遺伝情報取扱事業者は，事業計画書の作成に当たり，実施しようとしている個人遺伝情報の特殊性に十分配慮し，事業に伴い本人等に予想される様々な影響等を踏まえ，事業の必要性，本人等の不利益を防止するための事業方法等を十分考慮した，事業計画書を作成することとする。

個人遺伝情報取扱事業者は，試料等の保存期間が事業計画書に定めた期間を過ぎた場合には，本人又は代理人の同意事項を遵守し，廃棄することとする。
　個人遺伝情報取扱事業者は，個人遺伝情報を利用する事業計画の策定又はその変更について，個人遺伝情報取扱審査委員会の意見を尊重して決定することとする。
【事業計画書に記載する事項】
・インフォームド・コンセントの手続及び方法
・個人情報の保護の方法
・事業により予測される結果及びその開示の考え方
・試料等の保存及び使用の方法
・遺伝カウンセリングの考え方及びDNA鑑定及び親子鑑定におけるカウンセリングの考え方

3. 民間団体附属の研究機関等における個人情報の取扱いについて
　以下の事項の他は経済産業分野ガイドラインの例による。
　本ガイドラインは，個人遺伝情報を用いた「事業分野」における個人情報の保護のために定めるものであり，「研究分野」については，「ヒトゲノム・遺伝子解析研究に関する倫理指針」を適用することとする。

III. 「勧告」，「命令」及び「緊急命令」についての考え方

　経済産業分野ガイドラインの例による。

IV. ガイドラインの見直し

　経済産業分野ガイドラインの例による。

V. 個人遺伝情報取扱事業者がその義務等を適切かつ有効に履行するために参考となる事項・規格

　以下の事項の他は経済産業分野ガイドラインの例による。
　個人遺伝情報取扱事業者は，それぞれの行う事業内容に応じ，次に掲げるガイドライン等の遵守に努めることとする。
　「遺伝学的検査に関するガイドライン」（平成15年8月，遺伝医学関連学会，日本遺伝カウンセリング学会，日本遺伝子診療学会，日本産科婦人科学会，日本小児遺伝学会，日本人類遺伝学会，日本先天異常学会，日本先天代謝異常学会，日本マススクリーニング学会，日本臨床検査医学会，家族性腫瘍研究会）
　「DNA鑑定についての指針」（平成9年12月，日本DNA多型学会DNA鑑定検討委員会）
　「親子鑑定についての指針」（平成11年6月，日本法医学会親子鑑定についてのワーキンググループ）
　「ヒト遺伝子検査受託に関する倫理指針」（平成13年4月，社団法人日本衛生検査所協会遺伝子検査倫理検討委員会）

索　引

A-Z

A_2B_3 型　214
AABB　179, 216
AABB の報告書　184
ABA　216
ABI　99
ABO 式血液型　8, 183
ACTBP2　121
AMA　216
Amelogenin　86, 99
Bm 型　214
carry over　127
ceiling principle　102, 139
CODIS システム　97, 107, 140
control region　59
D ループ　59
D14S299　128
D1S8　64
Do-It-Yourself paternity test　218
DNA 型記録取扱規則　161
DNA 鑑定会社　223
DNA 鑑定検討委員会　148
DNA 鑑定についての指針　149, 223, 273
DNA 鑑定についての指針決定に至る経過　149, 281
DNA 鑑定法　103, 138, 153, 289
DNA 強制採取違憲判決　159
DNA 合成酵素　16
DNA 指紋　3, 42, 243
DNA 諮問委員会　139
DNA 多型学会　218
DNA 定量法　65
DNA の精製　90
DNA の断片化　87
DNA の抽出　44, 89
DNA の分解　93
DNA プロファイル　135
DNA リガーゼ　45
EDNAP　135
ELSI　230

F_{ST}　102
G-T's exact test　74, 104
HLA 型　8
HLADQA1　17
Home Paternity Test　224
homozygosity test　75
H-W 平衡　68, 100, 120
Identifiler　99, 106, 195
ISFG　110, 135
LCN　85, 131
LCN についての勧告　133, 138
MCT118　48, 118
MI　197
MLP　42, 243
mtDNA　20, 58, 186, 202
mtDNA についての勧告　110, 137
MVR-PCR　64
nested PCR　48
non-legal test　224
NRC I　100
NRC II　100, 104
O. J. シンプソン事件　i, 89
Parents Index　198
Paternity Index　177
Paternity test by Post　218
PCR　14, 47
PCR 多型利用についての勧告　137
PI　177
Pi 値　106
PM　17
PSE　199
PSI　198
RFU　52
RMNE　125, 193
semi-nested PCR　48
SGM　97
SGM Plus　97
SI　200
Sibship Index　200
slippage　206
SLP 法　45

索引

SNP　38, 62, 158, 206
stochastic effect　131
STR　17, 38, 50, 243
STRマルチプレックスキット　98, 126
STR利用についての勧告　137
subpopulation　75, 101
TH01　98, 205
WTC事件　62, 83, 178
Y染色体　55
Y染色体STR　56, 113, 186, 202
Y染色体STRについての勧告　113, 137

ア行

赤ちゃんの取り違え　215
アガロースゲル　43
足利事件　120, 145
アデニン　24
アプライドバイオシステム社　99
アフリカ由来説　19
アポトーシス　92
アリール　18
アリールドロップアウト　131, 207
アリールドロップイン　131
アリール頻度　69
アレリックラダー　48, 119
アンダーソン配列　59
アンプリタイプDQα　50
アンプリタイプPM　50
アンフルスタープロファイラーキット　195
鋳型DNA　47
閾値　52
イギリス　151
移住　70
イソヘアー　90
遺伝子解析研究に付随する倫理問題等に対応するための指針　226
遺伝子型頻度　69
遺伝子工学　41
遺伝子座　11
遺伝子頻度　69
遺伝相談　214
遺伝的浮動　70
イネの品種識別　18
イノセンス・プロジェクト　143
陰性対照　48
インターネット　219, 230
インターポル標準ローカス　98, 157
イントロン　32
ウォーランド効果　75
ウラ試験　214
エクソン　32
エッセンメラー　188
塩基置換多型（SNP）　38
塩基対　28
冤罪　142
大分みどり荘事件　146
オモテ試験　10, 214
親子鑑定検査所基準　217
親子鑑定についての指針　223, 285
オランダ　138, 156

カ行

χ^2検定法　71, 120
χ^2検定法における5の法則　73
科学警察研究所　108, 148
核酸　24
核タンパク　125
確率計算　175
確率的効果　131
カストロ事件　136
カナダ　155
関係者の同意　220
観察値　71, 96
鑑定書　81
キーレックス法　89
擬父　176
キャピラリーカラム　52
キャピラリー電気泳動装置　126
吸光度法　65
9.3アリール　205
強制採取　138
頬粘膜採取　93
キンケード裁判　159
銀染色　50, 205
グアニン　24
グジェルストン　207
クリーンベンチ　23, 91, 127
クリック　26
クリのDNA　20
クローン細胞　95
蛍光法　65
経済産業省の個人遺伝情報保護ガイドライン

索引　309

228, 296
刑事訴訟法第218条2項　161
血液型検査　204
血液型判定紙　210
血液型判定の血痕　82
欠失　114, 206
減数分裂　34, 206
ケンブリッジ配列　59
コアシークエンス　42
考古学的試料　19
交差試験　10
厚生労働省　226
高熱菌　16
コード配列　32
国際法医血液遺伝学会　135
個人識別　88
個人情報保護法　160
子供の福祉　220
コドン　30
コファイラーキット　195
小松の式　188
孤立否定　204, 236
コリン・キャンベル　221
混合斑痕　125
混合斑痕についての勧告　126, 138
コンセンサス・シークエンス　60
コンタミネーション　21, 126
混入DNA　23

サ 行

再鑑定への配慮　150
再構成検査　211
サザン・ブロッティング　43
酸加水分解　169
三省指針　227
サンプル集団　67
残余資料　157, 212
シークエンス　42
シータス社　16
ジーンスキャン　52
ジーンマッパー　52
ジェノタイパー　52
ジェフリーズ　3
死刑制度　142
時効　143
事後確率　177

自己負罪拒否特権の原理　141
シスAB型　214
事前確率　177
自然抗体　9
死体検案書　81
シトシン　24
指紋　81
指紋照合システム　160
指紋取扱規則　161
社会的利用　212
シャルガフの経験則　26
熟達度試験　153
熟練者の養成　117
ジュラシックパーク　20
証拠保全　89
常染色体　33
常染色体STR　76, 108, 203
縄文人　67
ジョン・ドゥDNA起訴　143
人類の起源　19
スイス　156
水素結合　28
スタッターバンド　123
制御配列　32
制限酵素　43
脆弱X症候群　39
性染色体　33
正の選択交配　69
セルマーク・ダイアグノスティック社　7
セレラ社　36
染色体　33
選択　70
相対蛍光強度　52
想定事例　163, 233
相同染色体　33
挿入　114, 206
測定誤差　135
存在確率　95

タ 行

第1度血縁関係　5, 182
大規模災害　82
体細胞分裂　34
第2度血縁関係　5, 182
対立遺伝子　11
代理母　225

310　索　引

大量検査　156
多型　9, 11, 37
多施設共同研究　138
多地域進化説　19
伊達家3代の藩主　21
短腕　33, 105
父親確認の基準　216
父親の母子遺棄　216
チミン　24
着床前診断　88
超高感度PCR　48
超低温フリーザー　94
長腕　33, 105
デオキシリボース　24
デュオ　180
テロメア　35
電気泳動　3, 43
ドイツ　138, 222
東電OL殺人事件　147
同胞関係　181
ドーバート基準　122
突然変異　31, 204, 207
突然変異率　70, 208
トリオ　176
トリプレットリピート病　40
努力義務　229

ナ　行

名古屋バラバラ殺人事件　146
二重らせん構造モデル　27
2倍体集団　69
2倍体生物　11
日本　144, 160
日本DNA多型研究会　147
日本弁護士連合会　148
日本法医学会　223
任意交配　69
認定機関　217
ヌクレオソーム　93
ヌクレオチド　24
ネアンデルタール人　19, 59

ハ　行

ハーディ・ワインベルグの平衡　68
薄切標本　168
バックログ　154

歯ブラシ　83, 210
ハプロタイプ　57
バミューダ原則　36
パラフィンブロック　168
バルディングとニコルスの補正　103, 112, 202
犯罪者DNAデータベース　151
犯罪捜査規範　150
ハンチントン病　39
半同胞関係　213
反復単位　7
半保存複製　29
非コード領域　32
ヒストン　27, 92
ピッチフォーク・ケリー事件　6
ヒトDNA情報を利用した親子鑑定についての声明　149, 283
ヒト遺伝データについての国際宣言　161, 231
ヒトゲノム　33
ヒトゲノム・遺伝子解析研究に関する倫理指針　226
ヒトゲノム解析研究　226
ヒトゲノム研究に関する基本原則について　226
ヒトゲノムと人権に関する宣言　231
ヒト多型現象　9
ヒト特異的プローブ　66
123ベースラダー　49, 118
表現型　12
標識試薬　3
ピリミジン環　25
微量試料　131
品質管理・品質保証システム　117
品質管理プログラム　217
品質保証基準　138
フェードアウト　120
フェノール/クロロホルム法　44, 89
不規則アリール　147
父権肯定確率　177
父権否定確率　180
父子鑑定　176
負の選択交配　69
フライ基準　122, 136
プライマー　16
プライマー結合部位のSNP　207

索　引　311

ブラインドテスト　14
ブラインドの試料　116
フラグメント解析法　52
ブラッズワース　142
フランキング領域　83
フランス　154, 222
プリン環　25
ブレンナー　208
プローブ　8, 44
プロタミン　6
フンメルの基準　179, 237
米国　153
ベイズの定理　177, 187
ヘイフリック限界　35
へその緒　82, 210
ヘテロ接合体　11
ヘテロ接合度　76
ヘテロプラスミー　60
変異型　214
変性ポリアクリルアミドゲル　119
ベンター　36
法医学鑑定　82
母系遺伝　58
ホモ接合体　11
ポリグラフ　122
ホルマリン　94

マ行

マイクロサテライト　17
マニュアル方式　205
マリス　16
マルチプレックス法　18, 51
稀なアリールについての5の法則　101, 140
ミーシェル　24
ミトコンドリア　58

ミトコンドリアDNA（mtDNA）　20, 58
水戸地裁下妻支部判決　145
ミニサテライト　7, 38, 42, 116
未変性ポリアクリルアミドゲル　119
ミレニアムプロジェクト　226
民族的出自　63
メラニン　90
メンデルの遺伝の法則　3, 11
毛髪　90, 111, 210
毛髪毛幹部　21, 91
目的限定　153
持ち込み試料　219

ヤ行

弥生人　67
有意水準　72, 179
有罪後DNAテスト　142
優性　11
有性生殖　35
尤度比　97, 181, 211
ユネスコ　231
陽性対照　48
4塩基リピートユニット　123, 205

ラ・ワ行

ランドスタイナー　8
リピートユニット　7, 37
理論値　71, 96
リンカーDNA　93
倫理的配慮　2, 21
倫理的，法的，社会的諸問題　230
劣性　12
連鎖　105, 193
ローカス　18
ワトソン　26

《著者紹介》

勝又 義直
かつまた よし なお

1943年，名古屋市に生まれる。1969年，名古屋大学医学部卒業。1972-74年，米国スタンフォード大学留学。1986-2006年，名古屋大学医学部教授（法医学）。2006-08年，科学警察研究所長。現在，名古屋大学名誉教授，名古屋医専校長。その間，名古屋大学医学部倫理委員会委員長（1991-99），名古屋大学医学部長（1999-2003），日本法医学会理事長（2003-06）などを歴任。
現在までに行った司法解剖は約870体，その他の鑑定約50件（半数がDNA鑑定）にのぼる。専門は，DNA鑑定，生命倫理学，法医病理学，法医中毒学。

最新 DNA鑑定

2014年8月15日　初版第1刷発行

定価はカバーに
表示しています

著　者　勝　又　義　直

発行者　石　井　三　記

発行所　一般財団法人　名古屋大学出版会
〒464-0814　名古屋市千種区不老町1 名古屋大学構内
電話(052)781-5027 / FAX(052)781-0697

ⓒ Yoshinao KATSUMATA, 2014　　　　　　Printed in Japan
印刷・製本 ㈱クイックス　　　　　　ISBN978-4-8158-0777-1
乱丁・落丁はお取替えいたします。

Ⓡ〈日本複製権センター委託出版物〉
本書の全部または一部を無断で複写複製（コピー）することは，著作権法上の例外を除き，禁じられています。本書からの複写を希望される場合は，必ず事前に日本複製権センター（03-3401-2382）の許諾を受けてください。

菅沼信彦著
最新 生殖医療
―治療の実際から倫理まで―
A5・242 頁
本体3,600円

島本佳寿広編
新版 基礎からの臨床医学
―放射線診療に携わる人のために―
B5・284 頁
本体3,700円

西澤邦秀編
詳解テキスト 医療放射線法令
B5・218 頁
本体4,600円

野澤 謙著
動物集団の遺伝学
A5・336 頁
本体6,500円

在来家畜研究会編
アジアの在来家畜
―家畜の起源と系統史―
B5・494 頁
本体9,500円

エリオット・ソーバー著 松王政浩訳
科学と証拠
―統計の哲学 入門―
A5・256 頁
本体4,600円

伊勢田哲治・戸田山和久・調麻佐志・村上祐子編
科学技術をよく考える
―クリティカルシンキング練習帳―
A5・306 頁
本体2,800円

小林傳司著
誰が科学技術について考えるのか
―コンセンサス会議という実験―
四六・422 頁
本体3,600円

森際康友編
法曹の倫理 [第2版]
A5・426 頁
本体3,800円

水野幸治著
自動車の衝突安全
B5・320 頁
本体5,800円